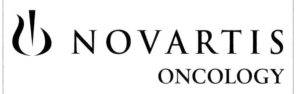

Medikamentöse Therapie des Mammakarzinoms

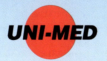

UNI-MED Verlag AG
Bremen - London - Boston

Elling, Dirk:
Medikamentöse Therapie des Mammakarzinoms/Dirk Elling.-
2. Auflage - Bremen: UNI-MED, 2006
(UNI-MED SCIENCE)
ISBN 3-89599-950-4
ISBN 978-3-89599-950-5

© 2003, 2006 by UNI-MED Verlag AG, D-28323 Bremen,
International Medical Publishers (London, Boston)
Internet: www.uni-med.de, e-mail: info@uni-med.de

Printed in Germany

Das Werk ist urheberrechtlich geschützt. Alle dadurch begründeten Rechte, insbesondere des Nachdrucks, der Entnahme von Abbildungen, der Übersetzung sowie der Wiedergabe auf photomechanischem oder ähnlichem Weg bleiben, auch bei nur auszugsweiser Verwertung, vorbehalten.

Die Erkenntnisse der Medizin unterliegen einem ständigen Wandel durch Forschung und klinische Erfahrungen. Die Autoren dieses Werkes haben große Sorgfalt darauf verwendet, daß die gemachten Angaben dem derzeitigen Wissensstand entsprechen. Das entbindet den Benutzer aber nicht von der Verpflichtung, seine Diagnostik und Therapie in eigener Verantwortung zu bestimmen.

Geschützte Warennamen (Warenzeichen) werden nicht besonders kenntlich gemacht. Aus dem Fehlen eines solchen Hinweises kann also nicht geschlossen werden, daß es sich um einen freien Warennamen handele.

UNI-MED. Die beste Medizin.

In der Reihe UNI-MED SCIENCE werden aktuelle Forschungsergebnisse zur Diagnostik und Therapie wichtiger Erkrankungen "state of the art" dargestellt. Die Publikationen zeichnen sich durch höchste wissenschaftliche Kompetenz und anspruchsvolle Präsentation aus. Die Autoren sind Meinungsbildner auf ihren Fachgebieten.

Vorwort und Danksagung

In den letzten zwei Jahren sind eine Fülle von Studien publiziert worden, die einen substantiellen Einfluß auf Entscheidungen für die Therapie des Brustkrebses hatten und haben. Das betrifft sowohl die antihormonelle Therapie mit Aromataseinhibitoren, also auch die Etablierung der Therapie mit Herceptin. Das hatte zur Folge, daß die Empfehlungen nach dem St. Gallen-Meeting von Anfang 2005 zur antihormonellen Therapie zu einem Umdenken geführt hat.

Die Publikation der frühen Daten zur Herceptintherapie auf dem ASCO-Meeting 2005 führte zu einer Flut von Patientenklagen vor dem Sozialgericht, die darin kumulierten, daß sich diese Therapie auch gerichtlich durchgesetzt hat und beginnt, sich auch in der adjuvanten Situation bei entsprechender Indikation zu etablieren. Auf dem SABC-Meeting im Dezember 2005 konnten diese Daten in der Bond 006-Studie bestätigt werden. Das ist ein weiterer Schritt auf dem Weg zu einer individualisierten Therapie des Brustkrebses, an dem in Deutschland mehr als 55.000 Frauen jährlich neu erkrankten. Aus all diesen Gründen war es notwendig, dieses Buch zu aktualisieren. Auch in der Hochdosistherapie hat es neue Erkenntnisse gegeben und das Problem der Prognosefaktoren ist durch neue Daten qualifiziert worden. Dieser Herausforderung hat sich das Autorenkollektiv gestellt und dieses erweiterte Wissen zum Teil völlig neu bearbeitet.

Die hier vorliegende Publikation von ausgewiesenen Vertretern unseres Faches regt zur kritischen Wichtung an, erhebt den Status quo und gibt bei aller Objektivität auch die individuelle Sicht des Referenten wider. Das Buch gibt Orientierungshilfe durch das Labyrinth von Studien und Therapieansätzen, gibt Gesichertes und weiterführende Ansätze zur Diskussion und erlaubt sich zur Standardisierung der Therapie beizutragen, wobei man sich gerade in Zeiten der Therapieumbrüche von starren Schemata vor dem Begriff "Standard" hüten sollte. M. Piccart hat in St. Gallen 2001 sehr salomonisch gesagt "...*there is not one standard chemotherapy*".

Die vorliegende Publikation wird nur einen Aspekt der Therapie des Mammakarzinoms, nämlich die medikamentöse Therapie, behandeln. Man wird operative und strahlentherapeutische Aspekte ebenso vermitteln, wie genetische Abhandlungen, die Tumormarkerproblematik und die Nachsorge.

Dieses Buch soll entsprechend der Notwendigkeit ständig aktualisiert werden, um so den modernen Anforderungen einer entsprechenden Informationsvermittlung gerecht zu werden.

Berlin, im September 2006 *Prof. Dr. med. D. Elling*

Autoren

Prof. Dr. med. Jens-Uwe Blohmer
Chefarzt der Frauenklinik
Sankt Gertrauden-Krankenhaus GmbH
Paretzer Str. 12
10713 Berlin
Kap. 3.

Dr. med. Dipl.-Chem. Georg-Peter Breitbach
Chefarzt der Abteilung für Gynäkologie und Geburtshilfe
Krankenhaus Neunkirchen/Saarland gGmbH
Brunnenstr. 20
66538 Neunkirchen
Kap. 9.

Dr. med. Raihanatou Diallo
Gerhard-Domagk Institut für Pathologie
Universitätsklinikum Münster
Domagkstr. 17
48149 Münster
Kap. 5.

Prof. Dr. med. Dirk Elling
Chefarzt der Frauenklinik
Sana Klinikum Lichtenberg
Fanninger Str. 32
10365 Berlin
Kap. 1., 4.

Prof. Dr. med. Bernd Gerber
Chefarzt der Universitätsfrauenklinik
am Klinikum Südstadt Rostock
Südring 81
18975 Rostock
Kap. 6.

Prof. Dr. med. Nadia Harbeck
Frauenklinik der Technischen Universität München
Klinikum Rechts der Isar
Ismaninger Straße 22
81675 München
Kap. 2.

Petra Henschke
Medizinische Klinik mit Schwerpunkt Onkologie und Hämatologie
Charité Campus Mitte
Humboldt-Universität Berlin
Schumannstr. 20/21
10117 Berlin

Kap. 7.

Prof. Dr. med. Christian Jackisch
Chefarzt der Klinik für Gynäkologie und Geburtshilfe
Klinikum Offenbach
Starkenburgring 66
63069 Offenbach

Kap. 5.

Dr. med. Sherko Kümmel
Frauenklinik des
Universitätsklinikums Essen
Hufelandstr. 55
45122 Essen

Kap. 4.

Dr. med. Jutta Krocker
Leiterin des Brustzentrums
des Sana Klinikums Lichtenberg
Fanninger Str. 32
10365 Berlin

Kap. 3.

Priv.-Doz. Dr. med. Diana Irina Lüftner
Medizinische Klinik mit Schwerpunkt Onkologie und Hämatologie
Charité Campus Mitte
Humboldt-Universität Berlin
Schumannstr. 20/21
10117 Berlin

Kap. 7.

Prof. Dr. med. Kurt Possinger
Direktor der Medizinischen Klinik
mit Schwerpunkt Onkologie und Hämatologie
Charité Campus Mitte
Humboldt-Universität Berlin
Schumannstr. 20/21
10117 Berlin

Kap. 7., 8.

Dr. med. Achim Rody
Klinik und Poliklinik für Frauenheilkunde und Geburtshilfe
Universitätsklinikum Münster
Albert-Schweitzer-Str. 33
48129 Münster

Kap. 5.

Cathrin Scheller
Medizinische Klinik mit Schwerpunkt Onkologie und Hämatologie
Charité Campus Mitte
Humboldt-Universität Berlin
Schumannstr. 20/21
10117 Berlin

Kap. 7.

Dr. med. Peter Schmid
Department of Medical Oncology
Charing Cross Hospital and Hammersmith Hospital
Imperial College London
Fulham Palace Road
W6 8RF
London
United Kingdom

Kap. 8.

Prof. Dr. Christoph Thomssen
Direktor der Frauenklinik
der Martin-Luther-Universität
Ernst-Grube-Str. 40
06047 Halle

Kap. 2.

Inhaltsverzeichnis

1.	**Einleitung**	**14**
1.1.	Einige Aspekte zur Epidemiologie	14
1.2.	Allgemeine Konsensusprinzipien zur Behandlung des Mammakarzinoms	16
1.2.1.	Bestrahlung verbessert lokale Kontrolle	16
1.2.2.	Tamoxifen: exzellentes Nutzen/Risiko-Profil	16
1.3.	Neue Leitlinien zur adjuvanten Therapie	17
1.3.1.	LHRH-Analoga: verträgliche Alternative zur Chemotherapie	18
1.3.2.	Aromatasehemmer - als neue Option in der adjuvanten Therapie!	20
1.3.3.	Antiestrogene der neuen Generation	21
1.4.	Metastasiertes Mammakarzinom (Therapieoptionen)	21
1.5.	Prinzipien der medikamentösen Therapie	21
1.5.1.	Chemotherapie intensivieren?	22
1.5.2.	Dosisdichte Therapie in der adjuvanten Behandlung des Mammakarzinoms	23
1.5.3.	Sequentielle Therapie beim Mammakarzinom	25

2.	**Prognostische und prädiktive Faktoren bei Mamma-, Zervix- und Ovarialkarzinom**	**28**
2.1.	Einleitung	28
2.2.	Beispiel nodalnegatives Mammakarzinom: Generelle Therapieempfehlung versus individuell indizierte Therapie	28
2.2.1.	Traditionelle Prognosefaktoren: ausreichend prognostische Information?	29
2.2.2.	Entwicklung neuer Prognosefaktoren	31
2.2.3.	Prädiktive Faktoren	34
2.2.3.1.	Empfehlungen AGO-Organgruppe Mamma	35
2.3.	Zervixkarzinom	37
2.4.	Ovarialkarzinom	38
2.5.	Zusammenfassung	39
2.6.	Literatur	39

3.	**Präoperative (primäre, neoadjuvante) Chemotherapie des Mammakarzinoms**	**46**
3.1.	Entwicklung der primären Chemotherapie beim nicht inflammatorischen, operablen Mammakarzinom	47
3.1.1.	NSABP-B-18-Studie	47
3.1.2.	Rolle der Taxane	51
3.1.3.	Die präoperative Hormontherapie	56
3.1.4.	Studien zur primären Chemotherapie in Deutschland	57
3.2.	Literatur	59

4.	**Adjuvante Chemotherapie des Mammakarzinoms**	**62**
4.1.	Grundlagen	62
4.2.	Einführung	62
4.3.	Die Rolle von CMF in der adjuvanten Therapie des Mammakarzinoms	62
4.4.	Die Rolle der Anthrazykline in der adjuvanten Therapie des Mammakarzinoms	63
4.4.1.	Dosierung der Anthrazykline	64
4.4.1.1.	Doxorubicin	64
4.4.1.2.	Epirubicin	64

4.5.	Dosisintensivierung durch Intervallverkürzung und Dosiseskalation	70
4.5.1.	Dosiseskalation	71
4.5.2.	Intervallverkürzung	72
4.6.	Sequenzierung	74
4.7.	Die Rolle der Taxane in der adjuvanten Therapie des Mammakarzinoms	75
4.7.1.	Paclitaxel	75
4.7.2.	Docetaxel	76
4.7.3.	Zusammenfassung	77
4.8.	Metaanalyse der EBCTCG	77
4.9.	Therapieempfehlungen	78
4.9.1.	Internationale Konsensuskonferenz zur adjuvanten Therapie des Mammakarzinoms in St. Gallen 2005	78
4.10.	Literatur	82

5. Hormontherapie des Mammakarzinoms und des DCIS — 88

5.1.	Einleitung	88
5.2.	Pathologisch-molekulare Kriterien für ein endokrines Tumoransprechen	88
5.3.	Adjuvante endokrine Therapie des Mammakarzinoms	89
5.3.1.	Adjuvante endokrine Therapie in der Prämenopause	90
5.3.1.1.	Ovarielle Ablation	90
5.3.1.2.	Bedeutung der therapieinduzierten Amenorrhoe	91
5.3.1.3.	Reduktion des kontralateralen Mammakarzinoms	92
5.3.1.4.	Aromatasehemmer in der adjuvanten Therapie des hormonempfindlichen Mammakarzinoms in der Prämenopause	92
5.3.1.5.	Schlußfolgerungen für die Praxis	92
5.3.2.	Adjuvante endokrine Therapie in der Postmenopause	93
5.3.2.1.	Schlußfolgerungen für die Praxis	97
5.4.	Endokrine Therapie des metastasierten Mammakarzinoms	97
5.4.1.	Ovarielle Ablation beim metastasierten Mammakarzinom	98
5.4.2.	Antiestrogentherapie beim metastasierten Mammakarzinom	99
5.4.3.	Einsatz von Antiaromatasewirkstoffen beim metastasierten Mammakarzinom	100
5.5.	Chemoprävention des Mammakarzinoms	102
5.6.	Ductales Carcinoma in situ (DCIS)	103
5.6.1.	Allgemeine Pathomorphologie	103
5.6.2.	Medikamentöse Therapie des DCIS	108
5.7.	Literatur	108

6. Systemische Therapie des metastasierten Mammakarzinoms — 114

6.1.	Lebensqualität	114
6.2.	Auswahlkriterien für eine endokrine Therapie	115
6.3.	Endokrine Behandlung	116
6.3.1.	Postmenopause	117
6.3.2.	Prämenopause	118
6.4.	Chemotherapie	118
6.4.1.	1st-line Therapie	119
6.4.2.	Dosiseskalation und Hochdosistherapie	123
6.4.3.	Erhaltungstherapie	123
6.4.4.	*Second-* und *third line* (Salvage-) Chemotherapie	125
6.4.5.	Zytostatika-Protektiva	125

6.5.	Herceptin®	125
6.6.	Bisphosphonate	126
6.7.	Literatur	127

7. Immuntherapie des Mammakarzinoms mit dem humanisierten Antikörper Trastuzumab (Herceptin®)   132

7.1.	Grundlagen	132
7.2.	Ergebnisse der für die Initialzulassung relevanten Studien	133
7.3.	Nebenwirkungen von Trastuzumab	139
7.4.	Literatur	140

8. Hochdosis-Chemotherapie beim Mammakarzinom   144

8.1.	Einleitung	144
8.1.1.	Der Fall Bezwoda	144
8.1.2.	Rationale der HDCT	144
8.1.3.	Strategien zur HDCT	145
8.1.4.	Auswahl geeigneter Zytostatika	145
8.1.5.	Tolerabilität von HDCT	146
8.2.	Adjuvante HDCT	146
8.2.1.	Konsolidierende HDCT vs Beobachtung bzw. konventionelle Chemotherapie	149
8.2.2.	Konsolidierende HDCT vs dosisintensivierte Therapie	149
8.2.3.	HDCT vs sequentielle Therapie	150
8.2.4.	Cochrane Metaanalyse	151
8.3.	HDCT beim metastasierten Mammakarzinom	151
8.3.1.	Späte Intensivierung vs konventionelle Chemotherapie	151
8.3.2.	Frühe Intensivierung vs konventionelle Chemotherapie	154
8.3.3.	Konsolidierungs-HDCT vs HDCT bei erneuter Progression	154
8.3.4.	Cochrane Metaanalyse	155
8.4.	Schlußfolgerung	155
8.5.	Literatur	156

9. Behandlung von chemotherapieinduzierten Nebenwirkungen - Begleittherapien   160

9.1.	Antiemetische Behandlung	160
9.2.	Behandlung chemotherapieinduzierter Leukopenien mit hämatopoetischen Wachstumsfaktoren	163
9.3.	Antibiotische Therapie bei neutropenischem Fieber - Richtlinien für die Behandlung von febrilen Neutropenien	166
9.4.	Behandlung von therapie- und tumorbedingten Anämien	168
9.5.	Das Problem: Alopezie	169
9.6.	Begleittherapie bei bestimmten zytostatischen Medikamenten	169
9.6.1.	Cisplatin	169
9.6.2.	Methotrexat	170
9.6.3.	Ifosfamid und Cyclophosphamid	170
9.6.4.	Begleittherapie bei Taxanen	171
9.7.	Literatur	171

Index   173

Einleitung

1. Einleitung

1.1. Einige Aspekte zur Epidemiologie

Die Häufigkeit für eine Frau an einem Mammakarzinom im Laufe ihres Lebens zu erkranken liegt bei 10 %. Konkrete Zahlen, sowohl für Inzidenz, Prävalenz und Mortalität liegen nicht vor. Die Zahl der jährlichen Neuerkrankungen nicht nur für das Mammakarzinom sind Schätzungen auf der Basis der Häufigkeitsbeobachtungen der Vergangenheit. Diese Schätzungen werden konkretisiert an den Trends der Neuerkrankungen des Saarlandes sowie einiger anderer regionaler Tumorregister und werden für die einzelnen Altersgruppen für Deutschland extrapoliert (☞ Abb. 1.1).

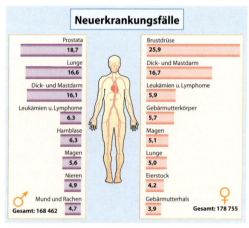

Abb. 1.1: Neuerkrankungen bösartiger Neubildungen in Deutschland 2000. Angaben in Prozent.

> Man geht aktuell davon aus, daß in Deutschland jährlich etwa 52.000 Frauen neu an Brustkrebs erkranken. Damit ist das Mammakarzinom mit 26 % der Neuerkrankungen in Deutschland das häufigste Organmalignom der Frau.

Es ist für ca. 18 % der Krebstodesfälle der Frau verantwortlich (☞ Abb. 1.2). Das mittlere Erkrankungsalter wird mit 63,5 Jahre angegeben, ca. ein Drittel der Frauen ist jünger als 60 Jahre. Die mittlere Lebenserwartung für Frauen in diesem Alter liegt bei ca. 25 Jahren. Es ist zu erwarten, daß u.a. aufgrund der steigenden Lebenserwartung die Häufigkeit der Neuerkrankungen am Mammakarzinom weiter zunehmen wird.

Für die Bundesländer Mecklenburg-Vorpommern, Brandenburg, Berlin, Sachsen-Anhalt, Thüringen und Sachsen liegt seit geraumer Zeit ein gemeinsames Krebsregister vor mit einer über 90 %igen Erfassung der Neuerkrankungen am Mammakarzinom. Daraus ist ersichtlich, daß es zu einem hohen Anstieg der erfaßten Neuerkrankungen nach dem 60. Lebensjahr kommt, was etwa 2/3 der Neuerkrankungen entspricht. Trotz der steigenden Inzidenz seit Beginn der Erfassung 1960 (inklusive Krebsregister der DDR) ist ein Rückgang der Mortalität seit 1995 zu vermerken. Trotzdem sind es immer noch ca. 17.500 Frauen, die jährlich in Deutschland an dieser bösartigen Neubildung versterben. Ab dem 30. Lebensjahr ist der Brustkrebs die Haupttodesursache an bösartigen Neubildungen der Frau.

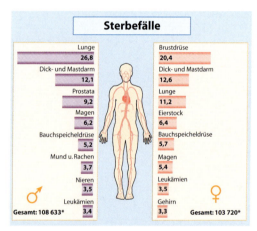

Abb. 1.2: Krebstodesfälle 2000 in Deutschland. Angaben in Prozent. * Gesamtwerte = Zahlen von 1998.

Es gilt als gesichert, daß hormonelle Faktoren auch im Zusammenhang mit reproduktiven Vorgängen, aber auch genetischen Faktoren (für 5-10 % der Krebsfälle verantwortlich) ursächlich für die Brustkrebserkrankung verantwortlich zeichnen.

Schlaglichtartig sollen ein höheres Alter bei der ersten Geburt, Kinderlosigkeit, funktionelle und generative Ovarialinsuffizienz, frühe Menarche und späte Menopause gepaart mit Anovulation, aber auch einseitige Ernährungsgewohnheiten wie hy-

1.1. Einige Aspekte zur Epidemiologie

perkalorische Ernährung, Alkoholkonsum ursächlich für die Erkrankung am Mammakarzinom bedeutend sein. Die Einnahme von Kontrazeptiva haben ihre ursächliche Verantwortlichkeit offenbar nicht bestätigen können. Für die Hormonersatztherapie gibt es eine gering erhöhte Erkrankungswahrscheinlichkeit.

Abb. 1.3 gibt die Neuerkrankungen nach Alter von 1987-1996 im Saarland wider. Danach ist der deutliche Anstieg in Korrelation zum Lebensalter abzusehen.

	Frauen	
	Inzidenz	Mortalität
Bis unter 45	20,8	4,1
45 bis unter 60	186,7	47,3
60 bis unter 75	238,5	86,0
75 und älter	274,7	172,5
Insgesamt	**112,9**	**42,3**

Tab. 1.1: Mortalität und geschätzte Inzidenz beim Mammakarzinom von 1996-1998 in der Bundesrepublik Deutschland nach Altersgruppen.
* Europa-Standard

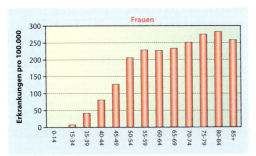

Abb. 1.3: Schätzung der altersspezifischen Inzidenz in Deutschland 2000 (Fälle pro 100.000).

Während in Deutschland eine steigende Inzidenz festzustellen ist, ist in den letzten Jahren ein geringer Abschwung in der Mortalität zu registrieren (☞ Abb. 1.4).

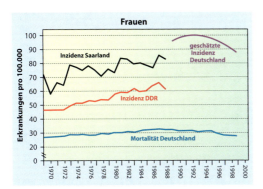

Abb. 1.4: Altersstandardisierte Inzidenz und Mortalität in Deutschland 1970-2000 (Fälle pro 100.000).

Die 5-Jahres-Überlebensrate liegt heute bei 77 %, trotzdem sterben heute noch ca. 17.500 jährlich an dieser heimtückischen Krankheit. In einzelnen Ländern, wie in Großbritannien kann hinsichtlich der Mortalität ein nicht unerheblicher Abwärtstrend festgestellt werden. Er betrug in den letzten 10 Jahren rund 30 %.

Auch in den USA nahm die Mortalität um ca. 25 % ab. Im Jahre 2000 wurden in den USA 182.800 Neuerkrankungen am Brustkrebs diagnostiziert, wobei ca. 40.800 Frauen in den Vereinigten Staaten im selben Jahr daran verstarben. Die Inzidenz ist höher in der weißen Population, wobei prozentual mehr Frauen der schwarzen Rasse als weiße Frauen starben. In den Jahren 1983-1995 verdoppelte sich die Rate der Patientinnen im Stadium I wobei sich dieselbe für die Stadien III und IV um 20 % verringerte. Diese Rate korreliert nach Ergebnissen des NCI mit den gestiegenem Untersuchungsgrad mittels Mammographie und der Verbesserung der therapeutischen Optionen. Ein gleicher Trend ist für Österreich zu beobachten. Nach Peto ist das nicht so sehr ein Ausdruck auf einen Durchbruch in der Therapie des Organkarzinoms, sondern Resultat vieler kleiner Fortschritte. So ist das auf ein höheres Brustkrebsbewußtsein, eine forcierte Kampagne gegen den Krebs, aber auch auf effektive hormonelle und chemotherapeutische Therapien zurückzuführen. Nach Untersuchungen von M. Morrow ist in den letzten 5 Jahren in den USA die durchschnittliche Größe des Mammakarzinoms von 2,4 auf 2,1 cm zurückgegangen; Ursache von Selbstuntersuchung und verstärkt eingesetzter Mammographieuntersuchung. Der Wert der Mammographie als Screeningmethode wird immer noch kontrovers diskutiert. In Deutschland ist ein generelles Brustkrebsscreening für Frauen zwischem dem 50. und 70. Lebensalter beschlossen worden. Die Umsetzung ist in den einzelnen Bundesländern unterschiedlich. Am Anschluß sollen die vielen kleinen und größeren Schritte aufgezeigt werden, die zu der Verbesserung der Ergebnisse geführt haben.

1.2. Allgemeine Konsensusprinzipien zur Behandlung des Mammakarzinoms

1.2.1. Bestrahlung verbessert lokale Kontrolle

Peto stellte auf der Konferenz von St. Gallen im Jahr 2001 die Metaanalyse der Early Breast Cancer Trialists` Collaborative Group vor, in welche die Daten von 300 Studien zur adjuvanten Brustkrebstherapie mit insgesamt 200.000 Frauen eingingen. Sie belegen den eindeutigen Nutzen der verschiedenen adjuvanten Therapieformen: Allein durch die postoperative Radiatio läßt sich die Rate lokaler Rezidive während der jetzt 25-jährigen Nachbeobachtung im Vergleich zu nicht bestrahlten Frauen um absolut 20 % reduzieren (10 % vs. 30 %). Die verbesserte lokale Kontrolle geht mit einer Abnahme Brustkrebs-bedingter Todesfälle um absolut 5 % (50 % vs. 55 %) einher. Allerdings ergab die Metaanalyse ein erhöhtes Mortalitätsrisiko durch Gefäßkrankheiten für bestrahlte Patientinnen. "*Fairerweise sollte jedoch zwischen älteren und neueren Studien differenziert werden*", erklärte Peto. Mit den modernen Techniken der Bestrahlungsplanung ist es heute sehr viel besser möglich, umliegendes Gewebe zu schützen. Entsprechend hat sich in den neueren Studien zum Stellenwert der Radiatio nach brusterhaltender Operation eine Steigerung der tumorspezifischen Überlebensrate um absolut 5 % ergeben, ohne daß sich für die bestrahlte Frau bislang ein erhöhtes Risiko abzeichnet.

Studien an insgesamt 50.000 Patientinnen liegen zum Nutzen einer Polychemotherapie mit dem CMF-(Cyclophosphamid, Methotrexat, 5-Fluoruracil)Regime und anthrazyklinhaltigen Regimen vor. Durch CMF ließ sich eine Senkung der Rezidivrate um absolut 6,4 % und der 15-Jahres-Mortalitätsrate um absolut 4,4. % im Vergleich zu unbehandelten Frauen erreichen. Dank der Intensivierung der Chemotherapie durch anthrazyklinhaltige Regime kam es zu einer weiteren Abnahme von Rezidiven um absolut 3,5 % und von Todesfällen um absolut 4,6 %. Diese Effekte sind additiv, d.h. insgesamt wurde die Mortalitätsrate um 9 % gesenkt.

1.2.2. Tamoxifen: exzellentes Nutzen/Risiko-Profil

Der Effekt einer Zytostatikatherapie ist unabhängig von einer sich anschließenden endokrinen Behandlung: "*Tamoxifen und Polychemotherapie wirken additiv*". Die Datenfülle zur adjuvanten Tamoxifen-Gabe ist mit Studien an insgesamt 80.000 Frauen enorm. 33.000 Patientinnen wurden ein bis zwei Jahre, 15.000 Patientinnen 5 Jahre lang mit dem Antiestrogen behandelt. Es besteht kein Zweifel mehr, daß die fünfjährige der zweijährigen Therapie überlegen ist. Bei estrogenrezeptorpositiven Frauen führt Tamoxifen im fünfjährigen Behandlungszeitraum zu einer Halbierung der Rezidivrate; dieser Effekt bleibt auch in den nächsten 5 behandlungsfreien Jahren erhalten (☞ Abb. 1.5).

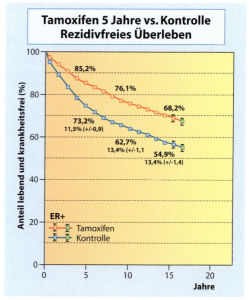

Abb. 1.5: Halbierung der Rezidivrate bei rezeptorpositiven Frauen durch adjuvante Gabe von Tamoxifen (nach Peto).

Die Reduktion der tumorspezifischen Mortalität tritt verzögert ein, ist jedoch mit einem Unterschied von absolut 9 % in der 15-Jahres-Überlebensrate eindrucksvoll: Nach 15 Jahren sind nur 64 % der Kontrollen, aber 73 % der mit Tamoxifen behandelten Frauen noch am Leben. Tamoxifen wird sequentiell nach einer Chemotherapie oder Strahlentherapie gegeben

"*Die Risiken der Tamoxifen-Therapie werden demgegenüber oft stark übertrieben*". Es gibt keinen Hinweis auf ein erhöhtes Schlaganfallrisiko, auch die Inzidenz tödlicher Lungenembolien und Endometriumkarzinome ist nur minimal erhöht (0,2 %). Der Nutzen der adjuvanten Tamoxifen-Therapie ist unabhängig vom Alter der Patientinnen und dem Nodalstatus. Lediglich rezeptornegative Frauen profitieren nicht. Ob der Effekt von Tamoxifen durch eine auf 10 Jahre verlängerte Therapiedauer verstärkt werden kann, wird zur Zeit in zwei Studien geprüft. Eine Antwort auf diese Frage wird nicht vor dem Jahre 2010 erwartet.

1.3. Neue Leitlinien zur adjuvanten Therapie

Im Jahr 2005 wurde auf dem Sankt Gallen Meeting ein neuer Konsens für die adjuvante Therapie des Mammakarzinoms gefunden. Grundlage dafür sind die Ergebnisse großer Studien, besonders die Hormontherapie mit Aromatasehemmer, auf die unten speziell eingegangen wird. Es gibt wieder eine dreiteilige Risikoeinstufung und eine Einteilung nach der endokrinen Antwort des Tumors auf eine entsprechende Therapie. Obwohl nochmals abgehandelt, sei diese schon hier kurz dargestellt (☞ Tab. 1.2-1.4).

Risikokategorie	
Niedriges Risiko [a]	**Nodalnegativ UND alle** folgenden Kriterien: pT ≤ 2 cm, und Grading 1 [b] **UND** keine peritumorale vaskuläre Invasion [c] **UND** keine Überexpression oder Amplifizierung von HER2/neu [d] **UND** Alter ≥ 35 Jahre
Mittleres Risiko [e]	**Nodalnegativ UND zumindest eines** der folgenden Kriterien: pT > 2 cm, **ODER** Grading 2-3 [b], **ODER** Vorhandensein einer peritumoralen vaskulären Invasion [c], **ODER** Überexpression oder Amplifizierung von HER2/neu [d], **ODER** Alter< 35 Jahre **Nodalpositiv (1-3 befallene Lymphknoten) UND** keine Überexpression oder Amplifizierung von HER2/neu
Hohes Risiko	**Nodalpositiv (1-3 befallene Lymphknoten) UND** Überexpression oder Amplifizierung von HER2/neu [d] **Nodalpositiv (4 oder mehr befallene Lymphknoten**

Tab. 1.2: Risikokategorien für Brustkrebs-Patientinnen nach OP.
a) Einige Panel mitglieder rechnen pT1a- und pT1b-Tumoren (pT < 1 cm) bei nodalnegativem Status auch bei einem höheren Grading und/oder jüngerem Alter zur Niedrigrisiko-Gruppe.
b) Histologisches und/oder nukleäres Grading.
c) Eine peritumorale vaskuläre Invasion wurde kontrovers im Hinblick auf ein erhöhtes Risiko beurteilt; bei einer nodalnegativen Erkrankung führte sie zu einer Einstufung in die mittlere Risikokategorie, bei nodalpositiver Erkrankung hatte sie keine Auswirkung auf die Risikoeinstufung.
d) Eine Überexpression oder Amplifizierung von HER2/neu muß durch qualitätskontrollierte immunohistochemische Analyse oder FISH (fluoreszente In-situ-Hybridisierung) bestimmt werden.
e) Die mittlere Risikokategorie beinhaltet sowohl eine nodalnegative als auch nodalpositive Erkrankung (1-3 befallene Lymphknoten).
pT = pathologische Tumorgröße (Größe des invasiven Anteils).

Risikokategorie [a]	Endocrine responsive [b]	Endocrine response uncertain [bc]	Endocrine non-responsive [b]
Niedriges Risiko	ET Nil [d]	ET Nil [d]	"not applicable" (entfällt)
Mittleres Risiko	ET allein, oder CT→ET (CT+ET) [e]	CT→ET (CT+ET) [e]	CT
Hohes Risiko	CT→ET (CT+ET) [e]	CT→ET (CT+ET) [e]	CT

Tab. 1.3: Behandlungsmodalitäten.
a) Siehe Tab. 1.2 zur Definition der Risikokategorien.
b) Das Ansprechen auf eine Hormontherapie wird in Kap. 5. erläutert.
c) Ein hoher Spiegel an Plasminogenaktivator vom Urokinasetyp (uPA) und seinem Inhibitor, Plasminogen-Aktivator-Inhibitor Typ 1 (PAI-1), mittels ELISA an Gewebeauszügen gemessen, korreliert mit einem ungewissen Ansprechen auf eine endokrine Therapie.
d) Bei Kontraindikation oder einem abweichenden Behandlungswunsch auf Seiten der Patientin oder des Arztes ist eine alternative Behandlungsoption angezeigt.
e) Klinische Studiendaten weisen darauf hin, daß eine CT und Tamoxifen sequentiell gegeben werden sollten; für Aromataseinhibitoren oder GnRH-Analoga zur ovariellen Suppression liegen keine entsprechenden Daten vor. Daher muß die gleichzeitige Anwendung von CT und ausgewählten endokrinen Therapien eine Option sein. Insbesondere bei prämenopausalen Frauen ist die gleichzeitige Verordnung eines GnRH-Analogons und CT möglich.
ET = endokrine Therapie; Nil = keine adjuvante systemische Therapie; CT = Chemotherapie.

1.3.1. LHRH-Analoga: verträgliche Alternative zur Chemotherapie

Die Revision des vor 3 Jahren erarbeiteten Konsensus war wegen der positiven Ergebnisse mehrerer Studien zur adjuvanten Therapie mit LHRH-Agonisten nötig geworden. Sie haben deutlich gemacht, daß Goserelin als Monotherapie oder in Kombination mit Tamoxifen bei prämenopausalen, rezeptorpositiven Patientinnen mindestens ebenso effektiv ist wie die Chemotherapie mit CMF. Auch scheint es sinnvoll zu sein, das LHRH-Analogon mit einer Chemotherapie zu kombinieren.

Erstmals erfolgte in der ZEBRA-(Zoladex Early Breast Cancer Research Association) Studie an 1640 prä- oder perimenopausalen Patientinnen mit nodalpositivem Mammakarzinom ein direkter Vergleich eines LHRH-Analogons mit dem CMF-Schema (6 Zyklen). Bei rezeptorpositiven Frauen erwies sich Goserelin als ebenso effektiv wie die Chemotherapie, berichtete Walter Jonat, Kiel. Nach median 6 Jahren war das krankheitsfreie Überleben in beiden Studienarmen identisch (☞ Abb. 1.6).

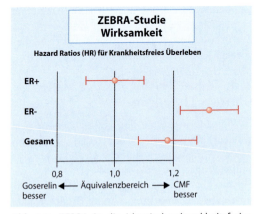

Abb. 1.6: ZEBRA-Studie: Identisches krankheitsfreies Überleben unter der Behandlung mit CMF oder Goserelin bei rezeptorpositiven Frauen.

Auch für das Gesamtüberleben zeichnet sich Äquieffektivität ab.

Der große Vorteil von Goserelin im Vergleich zu CMF ist die wesentlich bessere Verträglichkeit. Typische Zytostatika-Nebenwirkungen wie Übelkeit, Erbrechen, Alopezie und Infektionen waren bei Frauen der CMF-Gruppe häufig, blieben in der Goserelin-Gruppe dagegen fast völlig aus. Die Häufigkeit von Hitzewallungen und Trockenheit der Vagina nahm am Ende der zweijährigen Goserelin-Therapie wieder rasch ab, blieb in der CMF-Gruppe hingegen konstant. Das LHRH-Analogon führte rascher und in einem höheren Prozentsatz zur Amenorrhoe als das CMF-Regime. Nach Beendigung der Goserelin-Therapie traten jedoch bei rund zwei Drittel der Patientinnen wieder Monatsblutungen auf, während die Mehrzahl der Frauen in der CMF-Gruppe amenorrhoisch blieb. Die Wirksamkeit des LHRH-Analogons wurde durch die Reversibilität der Amenorrhoe jedoch nicht geschmälert. Auch nahm die Knochenmasse nach

1.3. Neue Leitlinien zur adjuvanten Therapie

Risikogruppe	Niedriges Risiko	Mittleres Risiko [d]	Hohes Risiko
Endocrine responsive			
prämenopausal	Tam oder Nil [c] oder GnRH-Analoga [c]	Tam (± OFS [e]) (± CT [f]) oder CT [f] →Tam [e] (± OFS) oder Tam alleine oder OFS [g]	CT [f] →Tam e oder CT [f] →Tam e + OFS oder CT [f] →(AI + OFS) [c]
postmenopausal	Tam oder AI oder Nil [c]	Tam oder AI oder CT →Tam [e] oder CT →AI Indikation um nach Tam auf AI zu wechseln; Exemestan oder Anastrozol nach 2-3 J., und Letrozol nach 5 J.	CT [f] →Tam e oder CT [f] →AI Indikation um nach Tam auf AI zu wechseln; Exemestan oder Anastrozol nach 2-3 J., und Letrozol nach 5 J.
Endocrine response uncertain			
prämenopausal	Tam oder Nil [c] oder GnRH-Analoga [c]	CT [f] →Tam [e] ± OFS oder Tam [e] ± OFS (± CT [f]) oder CT [f] →(AI + OFS) [c] OFS [g]	CT [f] →Tam [e] oder CT [f] →Tam [e] + OFS oder CT [f] →(AI + OFS) [c]
postmenopausal	Tam oder AI oder Nil [c]	CT [f] →AI oder CT [f] →Tam [e] (± CT [f]) oder Indikation um nach Tam auf AI zu wechseln; Exemestan oder Anastrozol nach 2-3 J., und Letrozol nach 5 J.	CT [f] →AI oder CT [f] →Tam [e] Indikation um nach Tam auf AI zu wechseln; Exemestan oder Anastrozol nach 2-3 J., und Letrozol nach 5 J.
Endocrine non-responsive			
prämenopausal oder postmenopausal	"not applicable" (entfällt)	CT Regime: AC [d], CMF [d]; AC oder A →CMF FEC (Tag 1, alle 21 Tage); (Taxanhaltige Regime; AC oder A →Paclitaxel, FEC$_{100}$ →Docetaxel, TAC)	CT Regime: AC oder A →CMF; CEF oder CAF (Tage 1 und 8, alle 28 Tage); FEC (Tag 1, alle 21 Tage); Taxanhaltige Regime; AC oder A →Paclitaxel, FEC$_{100}$ →Docetaxel, TAC; (Dosisintensivierte Regime)

Tab. 1.4: Adjuvante systemische Regime zur Behandlung von Patientinnen mit operablem Brustkrebs [a]. Diese Tabelle liefert keine Information zur adjuvanten Behandlung mit Trastuzumab von Patientinnen mit einer Überexpression oder Amplifizierung von HER2/neu. Diese Behandlung sollte mit den Betroffenen auf der Basis von Studienergebnissen diskutiert werden, die auf dem ASCO 2005 präsentiert wurden, sowie vor dem Hintergrund, inwieweit Trastuzumab für die adjuvante Behandlung zur Verfügung steht. Angaben in Klammern weisen darauf hin, dass zu diesen Fragen noch klinische Studien laufen.

[a] Fragen zur Operation, Strahlentherapie, präoperativen system ischen Therapie, biologischen Therapie sowie zu speziellen CT-Regimen werden in Kap. 4. behandelt
[b] Das Ansprechen auf eine endokrine Therapie wird in Kap. 5. erläutert.
[c] Bei Kontraindikation oder einem abweichenden Behandlungswunsch auf Seiten der Patientin oder des Arztes ist eine alternative Behandlungsoption angezeigt
[d] Einige Panelmitglieder empfehlen, dass alle Patientinnen mit nodalpositiver Erkrankung (ungeachtet der Zahl der befallenen Lymphknoten) entsprechend der Empfehlungen für Hochrisiko-Patientinnen behandelt werden sollten, und dass AC und CMF von der Liste der für eine Chemotherapie geeigneten Regime gestrichen werden sollten
[e] Patientinnen unter Chemotherapie sollten Tamoxifen erst nach Beendigung der CT erhalten
[f] Ab wann eine Chemotherapie zusätzlich zur Hormontherapie in Erwägung gezogen werden sollte, hängt von dem Erfolg ab, den man sich von der endokrinen Therapie verspricht. Fakten wie ein verhältnismäßig niedriges Risiko, Alter, toxische Wirkung, sozioökonomische Aspekte und Informationen darüber, was die Patientin bevorzugt, können unter Umständen eine ausschließliche Hormontherapie rechtfertigen
[g] Wird eine Ausschaltung der Ovarfunktion in Erwägung gezogen, kann die Gabe von Tamoxifen das Ergebnis zumindest nach einer Chemotherapie verbessern. Der Einsatz eines GnRH-Analogons alleine hat sich als ebenso effektiv wie eine Chemotherapie erwiesen und kann in der adjuvanten Behandlung eine Alternative für Tamoxifen darstellen, falls dieses kontraindiziert oder nicht erwünscht ist.

Tam = Tamoxifen; AI = Aromatasehemmer (Anastrozol, Exemestan, Letrozol); CT = Chemotherapie (A=Anthrazyklin, entweder Adriamycin oder Epirubicin; Eprirubicin kommt auch als E in den Regimen CEF und FEC vor); GnRH = Gondotropin releasing Hormon (die Studien erfolgten mit Goserelin); OFS = Ausschaltung der Ovarfunktion; AC = Doxorubicin oder Epirubicin plus Cyclophosphamid; CMF = Cyclophosphamid, Methotrexat und 5-Fluorouracil; FEC = 5-Fluorouracil, Epirubicin und Cyclophosphamid; FEC$_{100}$ = 5-Fluorouracil, Epirubicin 100 mg/m^2 und Cyclophosphamid; CAF = Cyclophosphamid, Adriamycin und 5-Fluorouracil

Ende der Goserelin-Therapie wieder zu, während sich in der CMF-Gruppe ein zunehmender Knochenmasse-Verlust bemerkbar machte.

In zwei Studien (Austrian Breast Cancer Study Group, Italian Breast Cancer Adjuvant Study Group) wurde die Kombination Goserelin/Tamoxifen mit CMF bei Patientinnen mit rezeptorpositiven Tumoren verglichen. In der österreichischen Studie führte die kombinierte Therapie zu einer signifikanten Verlängerung des rezidivfreien Überlebens im Vergleich zur Chemotherapie; in der italienischen Studie waren Gesamt- und krankheitsfreies Überleben in beiden Studienarmen vergleichbar. Diese Studien, vor Jahren geplant und begonnen, berücksichtigen nicht den Fortschritt, der sich aus der standardisierten Einführung der Anthrazykline in die antineoplastische Chemotherapie nachweisen lassen, so daß eine Überlegenheit lediglich für das CMF Regime resultiert. Hier sind Trials für eine EC-Kombination, FEC-Kombination mit Dosisintensivierung, evtl. auch mit Intervallverkürzungen angezeigt. Das Dilemma besteht auch hierbei in der Diskrepanz zwischen geplantem theoretischem Ansatz und realisierter Studie, wobei eine relevante Zahl von Patienten nötig sind, um ein für die klinische Praxis rechtzufertigendes Ergebnis vorweisen zu können. Die ZIPP-(Zoladex in Premenopausal Patients) Studie demonstriert den Nutzen des LHRH-Analogons mit und ohne Tamoxifen: Die knapp 2.700 Patientinnen wurden einer Goserelin- oder einer Tamoxifen-Monotherapie, der Kombination beider Substanzen oder keiner adjuvanten Therapie zugeteilt. Die Gabe des LHRH-Analogons führte im Vergleich zu den beiden anderen Studienarmen zu einer signifikanten Verlängerung des rezidivfreien Überlebens. Möglich ist auch die Kombination von Goserelin - mit oder ohne Tamoxifen - mit einer anthrazyklinhaltigen Chemotherapie (CAF): In der Studie INT-0101 führte die zusätzliche Gabe von Goserelin immer zu einer Verlängerung des krankheitsfreien Überlebens, die in Kombination mit Tamoxifen signifikant ausfiel.

> "*Die Ergebnisse verdeutlichen, daß prämenopausalen Frauen mit rezeptorpositiven Tumoren mit GnRh-Analoga heute eine äquieffektive, aber besser verträgliche Alternative zur CMF-Chemotherapie zur Verfügung steht*".

1.3.2. Aromatasehemmer - als neue Option in der adjuvanten Therapie!

Die nichtsteroidalen und steroidalen Aromatasehemmer haben sich bei postmenopausalen Frauen mit fortgeschrittenem Brustkrebs als effektiv und verträglich erwiesen. Die Substanzen aus dieser Wirkgruppe haben in der Second-Line-Therapie postmenopausaler Patientinnen einen signifikanter Überlebensvorteil gegenüber dem damaligen Standard Megestrolazetat gezeigt. Die hohe Selektivität - die Steroidsynthese in der Nebennierenrinde bleibt unbeeinflußt - und die gute Verträglichkeit: Thromboembolien und vaginale Blutungen sind nur halb so häufig wie mit Tamoxifen.

Daher sind Aromatasehemmer auch eine attraktive Option in der adjuvanten Therapie des frühen Mammakarzinoms. In den zur Zeit laufenden Studien in der adjuvanten Situation bei postmenopausalen Patientinnen sind die Vorteile gegenüber Tamoxifen belegt. Untersucht wird daher der Effekt der verschiedenen Hormontherapien auf rückfallfreies und Gesamtüberleben. In aktuellen Studien bei postmenopausalen Patientinnen in der adjuvanten (BIG 1-98 und ATAC) bzw. erweiterten adjuvanten Situation (MA 17) sind die Vorteile der nichtsteroidalen Aromatasehemmer Femara und Anastrozol gegenüber Tamoxifen bzw. Placebo belegt. Für beide Aromatasehemmer wurde in der adjuvanten Therapie des primären Mammakarzinoms hinsichtlich des krankheitsfreien Überlebens eine signifikante Überlegenheit gegenüber Tamoxifen belegt. In der erweiterten adjuvanten Therapie, d.h. nach 5 Jahren Tamoxifen-Therapie, konnte in der MA-17 Studie mit Femara versus Placebo für Nodal-positive Patientinnen, für Patientinnen mit und ER und PR positiven Tumoren und für Patientinnen mit verlängertem therapiefreien Intervall im Anschluß an die Tamoxifen-Therapie sogar ein signifikanter Überlebensvorteil gezeigt werden. In verschiedenen Substudien wurde außerdem der Effekt der Aromatasehemmer auf die Knochendichte, Lipidparameter und Endometrium untersucht. Andere Aromatasehemmer wie der steroidale Aromatasehemmer Exemestan haben ebenfalls ihre deutliche Überlegenheit gegenüber Tamoxifen belegt. Ergebnisse zu einem direkten Vergleich der drei Aromatasehemmer in der adjuvanten Therapie des Mammakarzinoms stehen noch aus. In der von Novartis initiierten

FACE-Studie werden die beiden nichtsteroidalen Aromatsehemmer Femara und Anastrozol bei postmenopausalen Patientinnen mit primärem, Hormonrezeptor-positivem, Nodal-positivem Mammakarzinom miteinander verglichen. In der Anwendung der einzelnen Substanzen spielen die Erfahrungen des Anwenders sowie die registrierten Nebenwirkungen eine wesentliche Rolle.

1.3.3. Antiestrogene der neuen Generation

Als innovatives Antiestrogen mit völlig neuem Wirkmechanismus wurde mittlerweile Fulvestrant auch klinisch erfolgreich geprüft. Fulvestrant ist ein Estrogenrezeptor-Downregulator. Die Substanz bindet an beide Untereinheiten des Rezeptors, inaktiviert sie und leitet den Rezeptorabbau ein. Damit wird die über den Rezeptor vermittelte Transkription Estrogen-abhängiger Gene verhindert.

Klinisch wurde das neue Antiestrogen in zwei Phase III-Studien bei über 800 postmenopausalen Patientinnen mit fortgeschrittenem Brustkrebs, die nach vorheriger Hormontherapie in den Progreß gekommen waren, im Vergleich zu Anastrozol evaluiert. In der doppelblinden nordamerikanischen Studie konnte durch Fulvestrant eine Verdopplung der Ansprechdauer gegenüber dem Aromatasehemmer erreicht werden (19,3 Monate vs. 10,5 Monate). In der zweiten Studie zeigte sich für Fulvestrant ein Trend zu einer Überlegenheit bei der Gesamtansprechrate (20,7 % vs. 15,3 %). Beide Substanzen wurden ähnlich gut vertragen. In der Phase III-Studie wird Fulvestrant zur Zeit mit Tamoxifen in der Primärtherapie des fortgeschrittenen Mammakarzinoms verglichen. Aufgrund der präklinischen Daten erwartet man eine Überlegenheit der neuen Substanz gegenüber dem bisherigen Goldstandard.

1.4. Metastasiertes Mammakarzinom (Therapieoptionen)

Auch hier sollen nur einige Prinzipien der medikamentösen Therapie angeführt werden (detailliert ☞ Kapitel Therapie des metastasierten Mammakarzinoms).

In einer Zusammenfassung von Piccart aus dem Jahre 2000 (Sem. Oncol. 27, 2000, 3) werden die Therapieoptionen beim metastasierten Mammakarzinom zusammengefaßt (insgesamt 17.523 Patientinnen). Danach ergibt sich eine Verbesserung der Responserate für eine Polychemotherapie gegenüber einer Monotherapie, einer Polychemotherapie gegenüber CMF, einer intensivierten gegenüber einer weniger intensiven und einer Kombination von Chemotherapie plus Hormontherapie gegenüber einer alleinigen Chemotherapie. Für die Überlebensrate konnte für alle möglichen Kombinationen keine Verbesserung gesehen werden (☞ Kap. 6.).

In dieser retrospektiven Analyse gehen allerdings alle Metastasierungen ein ohne Differenzierung nach hohem und niedrigem Risiko positiven oder negativen Rezeptorstatus oder der Form der Vortherapie (☞ Tab. 1.5).

1.5. Prinzipien der medikamentösen Therapie

- Akzeptierte prädiktive und prognostische Parameter sind die Tumorgröße, das Lebensalter, der axilläre Lymphknotenbefall, der histologische Tumortyp, der Differenzierungsgrad des Tumors und der Hormonrezeptorstatus

	Studien	Patientinnen	Response OR (95 % CI)	> Grad 2 WHO-Toxizität	Überleben
PCT vs. Einzelsubstanz	15	2442	↑ 1,8 (1,5-2,1)	↑	0,8 (0,7-0,90)
PCT+A vs. PCT - A	30	5241	↑ 1,3 (1,2-1,5)	↑	1,0 (0,9-1,03)
sonstige PCT vs. CMF	17	3041	↑ 1,2 (1,1-1,4)	↑	1,0 (0,9-1,04)
intensive CT vs. nicht-intensive	19	3193	↑ 1,7 (1,4-2,0)	↑	0,9 (0,8-0,97)
CT-HT vs. CT allein	25	3606	↑ 1,6 (1,4-1,8)	↑	1,0 (0,99-1,0)

Tab. 1.5: Behandlung des mestastasierten Mammakarzinoms: retrospektive Analyse von Daten aus den Jahren 1975-1997.

- Eine Hormontherapie wird ausschließlich bei E-rezeptorpositiven Karzinomen gegeben (Tamoxifen, Aromatasehemmer, SERM)
- In gut designten Studien sollten prädiktive und prognostische Faktoren zur differenzierten adjuvanten Therapie beitragen (Risikogruppendifferenzierung)
- Prävention von Endometriumkarzinom unter Tamoxifen durch Sonographie und Curettage
- Aromatasehemmer sind für die adjuvante Therapie einzusetzen
- Eine antineoplastische Chemotherapie muß bei prämenopausalen Patienten effektiv die Regelblutung als äußeres Merkmal des ovariellen Zyklus unterdrücken
- Eine Polychemotherapie ist in der adjuvanten Situation der Monotherapie überlegen
- Für eine adjuvante Therapie sind 6 Zyklen einer Dreierkombination optimal
- Anthrazykline sind substantieller Bestandteil einer adjuvanten Chemotherapie bzw. sind in Abhängigkeit von der kardialen Situation abzuwägen
- Taxankombinationen sind in der Adjuvanz für rezeptornegative und lymphknotenpositive Karzinome effektiv (evtl. auch bei rezeptorpositiven Karzinomen)
- Eine Kombination von Hormontherapie (TAM) und Chemotherapie ist effektiv bei rezeptorpositiven Patientinnen mit einer Indikation zur Chemotherapie
- Individuelle Entscheidung für Patientinnen mit kleinem Mammakarzinom (< 1 cm) mit rezeptorpositivem Tumormuster
- Auch alte Patientinnen über 70 Jahre profitieren von einer antineoplastischen Chemotherapie. Allerdings ist die Comorbidität, der Stoffwechsel und die Toxizität zu berücksichtigen. Studien zur Optimierung der Therapie im Alter sind unabdingbar. Neu zu planende Studien dürfen Patientinnen > 65 Jahre nicht ausschließen
- Die Beurteilung der Lebensqualität innerhalb von Studien muß garantiert werden
- Präoperative (primäre, neoadjuvante) Therapieansätze wurden in Studien untersucht. Besonders das operative Vorgehen nach präoperativer Chemotherapie bedarf der studiengerechten Überprüfung. Effektive Therapieschemata sind zu evaluieren. Es gibt keine Standardchemotherapie im präoperativen Setting. Das betrifft sowohl die Substanzen, die Intensivierung und die Dauer

1.5.1. Chemotherapie intensivieren?

Zunächst bewegt die Frage nach der klinischen Relevanz des alten originalen CMF-Regimes in Korrelation zu anthrazyklinhaltigen Substanzkombinationen. In St. Gallen wurde dieses als "alt" aber immer noch "gut genug" bezeichnet. Die Ergebnisse der EBCTCG, vorgestellt von Peto zeigen aber einen deutlichen Trend in den retrospektiven Analysen, der in den letzten 3 Jahren deutlicher wurde. So zeigen anthrazyklinhaltige Regime ein ca. 4 % besseres Gesamtüberleben als reines CMF-Regimes. Inwiefern das durch eine Erhöhung der Anthrazyklindosis (☞ Kapitel 4. Adjuvante Therapie) noch zu verbessern ist, müssen sie Resultate der nächsten Jahre dieser Analyse zeigen. In einer Hochrisikogruppe rezeptornegativer Patientinnen mit karzinomatös befallenen Lymphknoten könnte die Kombination anthrazyklinhaltiger Regime mit einem Taxan vorteilhaft sein; der routinemäßige Einsatz von Taxanen in der adjuvanten Therapie wurde jedoch eindeutig als verfrüht bezeichnet. Dennoch sind die Zwischenergebnisse der von Nabholtz auf dem ASCO 2002 vorgestellten BCIRG 001-Studie zur adjuvanten Therapie mit Docetaxel in Kombination mit Doxorubicin und Cyclophosphamid (TAC-Regime) äußerst vielversprechend: konnte doch im Vergleich zum FAC-Regime (5-FU, Doxorubicin, Cyclophosphamid) eine Reduktion des Rezidivrisikos um 32 % erzielt werden (Quelle Nabholtz Lit.-Nr. 58, ☞ Kap. 4.). Diese Frage wird derzeit in großen Trials in den USA, aber auch in Deutschland bearbeitet. Die 4. Konsensuskonferenz der National Institutes of Health zur adjuvanten Brustkrebs-Therapie im November 2000 hatte sich zwar hinsichtlich der Taxane ebenfalls noch zurückhaltend geäußert. Dagegen war das Votum zugunsten der Anthrazykline eindeutig: Bei Patienten mit nodalpositiven Tumoren von mehr als 1 cm sprachen sich die US-Experten für eine Chemotherapie mit 4-6 Zyklen AC (Doxorubicin, Cyclophosphamid) oder ein anderes anthrazyklinhaltiges Regime aus, ohne daß dieses durch Studien zu belegen ist (4x vs. 6x). Allerdings zeigt die Studie von Lewin, daß FEC als

1.5.2. Dosisdichte Therapie in der adjuvanten Behandlung des Mammakarzinoms

Die Literatur zur dosisdichten und sequentiellen medikamentösen Therapie des Mammakarzinoms sowohl in der primären, adjuvanten und metastasierten Situation sind vielfältig und kaum noch zu übersehen. Zumeist sind es Phase I- bzw. Phase II-Studien zur Ermittlung der Toxizitäten und damit zur Möglichkeit der Planung einer weiterführenden Testung. Vergleichende Untersuchungen zwischen einer etablierten Standardtherapie und einer Therapie mit einer Intervallverkürzung bzw. sequentielle Schemata sind dagegen rar. Dabei existiert zum gegenwärtigen Zeitpunkt in Deutschland lediglich die Studie von Untch und Thomssen (publiziert 1998 und 2000) für das Mammakarzinom. Das Studiendesign ist in Abb. 1.7 dargestellt.

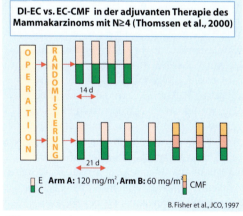

Abb. 1.7: Studiendesign: DI-EC vs. EC → CMF in der adjuvanten Therapie des Mammakarzinoms mit N ≥ 4 (Thomssen et al., 2000).

Die Dosisintensität in einer 14-tägigen Abfolge einer EC-Kombination mit 120 mg/m^2 (4 x), diese wird getestet gegen eine Standard EC-Kombination (4 x), 90 mg/m^2 gefolgt von einer 3maligen CMF Standardkombination. Diese Ergebnisse sind in Tab. 1.6 dargestellt.

	DI-EC	EC → CMF	p
4-y-DFS*	63,7 %	47,3 %	0.0729
4-y-OS*	80,9 %	68,5 %	0.0487

Tab. 1.6: Ergebnisse: DI-EC vs. EC → CMF in der adjuvanten Therapie des Mammakarzinoms mit N ≥ 4 (Thomssen et al., 2000). Ergebnisse (n=180).
*In der Subgruppenanalyse bei n > 10 keine signifikanten Unterschiede.

In dieser Studie, die eine signifikante Überlegenheit des intensivierten Armes gegenüber dem Standardintervallarm gefolgt von CMF ergab, ist die Frage nach einer Überlegenheit der Intensivierung gegenüber einer Standard positiv zu beantworten.

Die amerikanische Studiengruppe CALGB prüft in einem 2x2 faktoriellen Studiendesign in ihrem Protokoll 9741 die Bedeutung der dosisdichten Therapie bei insgesamt 2005 Patientinnen in 4 Studienarmen. Die Probandinnen erhielten entweder

- alle 3 Wochen A - C - T über 36 Wochen
  - dosisdicht alle 2 Wochen AC - T über 24 Wochen

bzw.

- AC-T über 24 Wochen alle 3 Wochen
  - dosisdicht über 16 Wochen alle 2 Wochen

Im dosisdichten Bereich wurde obligat zusätzlich G-CSF gegeben. Die Dosierung für Paclitaxel lag bei 175 mg/m^2, für Doxorubicin bei 60 mg/m^2 und für Cyclophosphamid bei 600 mg/m^2.

In den dosisdichten Armen resultierte eine signifikante Reduktion des Rezidivrisikos um 24 % (☞ Abb. 1.8a) und eine relative Reduktion des Mortalitätsrisikos um 31 %. Das krankheitsfreie Überleben lag nach 4 Jahren im dosisdichten Arm bei 82 % gegenüber 75 % unter konventionellen Bedingungen (☞ Abb. 1.8b). Durch die Applikation von G-CSF kam es im dosisdichten Arm zu keiner gesteigerten hämatologischen Toxizität, neutropenisches Fieber trat seltener auf.

Diesem Prinzip ist auch die Studie der NOGGO gefolgt, die diesen dosisdichten Ansatz in der Situation bei 1-3 positiven Lymphknoten beim Mammakarzinom hat.

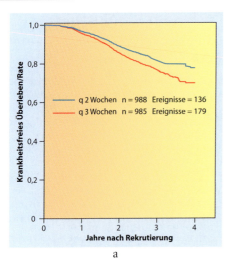

a

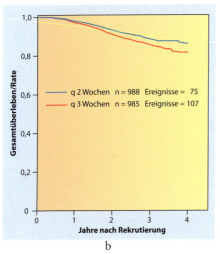

b

Abb. 1.8a+b: CALGB-Protokoll 9741. **a:** Krankheitsfreies Überleben nach Dosisdichte; **b:** Gesamtüberleben nach Dosisdichte.

Die folgenden Studien konnten beim Blasenkarzinom, SCLC, Ovarialkarzinom und NHC bei über 60jährigen einen Überlebensvorteil im intensivierten Arm zeigen (☞ Tab. 1.7).

Ein Überlebensvorteil durch eine dosisdichte Therapie konnte bisher gezeigt werden:	
NHL > 60 Jahre	Pfreundschuh et al, 2000
Blasen-Ca (PFS)	Sternberg et al., 2000
SCLC	Thatcher et al., 2000
Mamma-Ca (adj. 4-9 LK)	Untch et al., 1998; Thomssen et al., 2000
Ovarial-Ca	Cocconi et al., 1999

Tab. 1.7: Studien mit Überlebensvorteil bei dosisdichter Chemotherapie. **PFS** = progressionsfreies Überleben.

Weitere Studien sind abgeschlossen (☞ auch V. Möbus 4-9 pos. LK) bzw. in der Auswertung (Elling 4-9 pos. LK).

Fizazi setzt sich kritisch mit der Intervallverkürzung in der adjuvanten Chemotherapie solider Tumore auseinander. In seiner Analyse verschiedener Studien fand er einen geringen aber signifikanten Unterschied zugunsten intervallverkürzter Schemata bei unterschiedlicher Tumorlokalisation. Auch im neoadjuvanten Therapieansatz scheinen dosisintensivierte Therapien beim Mammakarzinom bessere Resultate zu zeigen, wobei beim metastasierten Brustkrebs dieser Effekt nicht belegbar ist. Auch aus der Analyse der Nebenwirkungen wird geschlußfolgert, daß dosisintensivierte Therapien der Patientin zuzumuten sind, wobei allerdings die Rate der Neutropenien und fieberhafter Verläufe deutlich über den Standardtherapien liegen. Diese sind aber durch zahlreiche Supportiva kupierbar (☞ Kapitel dort). Die dosisintensive antineoplastische Chemotherapie setzt Erfahrungen in diesem Metier insbesondere in der Therapie der Nebenwirkungen voraus, wobei gelegentlich auch intensivmedizinische Behandlungen notwendig sind. Aus den Studien zur dosisintensivierten Therapie beim Ovarialkarzinom kann man schlußfolgern, daß je geringer der Tumorrest bzw. eine okkulte Metastasierung ist, desto größer ist der Effekt für eine Dosisintensivierung. Für das Mammakarzinom ist die Rate bei höheren Lymphknotenbefall eine Metastasierung deutlich höher als bei negativen Lymphknotenstatus, so daß für jene Patienten einer Hochrisikogruppe solche intensivierten Schemata zwingend zu diskutieren sind.

Es gibt Hinweise, daß eine weitere Verkürzung der Intervalle auf eine wöchentliche Applikation erfolgen kann. Gerade in diesem Konzept der Intervallverkürzung ist das kürzest mögliche Therapieintervall mit reduzierten Dosen zu finden, die Dosisintensität derart zu erhöhen, daß die antineoplastische Substanz ein Maximum an Wirkung auf die Zellkinetik erzielt. Dabei ist auch wichtig, neue Substanzen in diese Konzepte einzubeziehen. Gerade die Taxane eignen sich für diese Strategie. Dadurch ist es möglich, die hämatologischen Nebenwirkungen zu reduzieren und die optimale Dosis pro Zeiteinheit zu applizieren. Gerade von den Anthrazyklinen wissen wir, daß eine Dosis von 33 mg/m^2 Epirubicin pro Woche ein Optimum an Wirkung erzielt, jede Dosisreduktion einen Wirkungsverlust bedeutet. Durch die Kombination von nicht kreuzresistenten Substanzen eröffnet die intervallverkürzte Therapie gute Möglichkeiten zur Steigerung der Effektivität. Das konnte auch Adeland sowie van Toorn beim metastasierten Mammakarzinom zeigen. In einem Vergleich zwischen einer Standardtherapie mit CMF bzw. eine Intensivierung von FEC bzw. von einer FEC Standarddosierung vs. einer intensivierten Therapie konnte in beiden Studien eine signifikante Verlängerung des rezidivfreien Überlebens, aber keine Lebensverlängerung erreicht werden. Daß das Konzept für eine Lebensverlängerung in allen metastasierten Studien nicht signifikant ausfällt, mag an der Heterogenität der Zellinien bzw. einer Resistenzentwicklung liegen.

In Deutschland ist die Studie von V. Möbus im April 2003 mit über 1.200 Patientinnen beendet worden. Sie randomisierte den an Henderson adaptierten Arm EC → Paclitaxel gegen ein sequentielles 14-tägiges Regime (E_{150} [4x] - T_{250} [4x] - $C_{2400\,mg}$ [4x] ± Epo.). Elling und Mitarbeiter (ASG-Studie der NOGGO) randomisierten ebenfalls EC - T gegen ein E_{150} [4x] - T_{175} [4x] sequentielles intervallverkürztes Protokoll. Beide Studien sind abgeschlossen und in der Nachbehandlung.

Eine bereits abgeschlossene Studie (publiziert von Hudis San Antonio Meeting 2005) aus den USA konnte eine signifikante Überlegenheit der intervallverkürzten Arme gegenüber konventioneller Applikation zeigen (☞ unten).

1.5.3. Sequentielle Therapie beim Mammakarzinom

Die Norton-Hypothese, die der sequentiellen Therapie zugrunde liegt besagt, daß der Tumor aus verschiedenen Zellinien mit unterschiedlicher Sensitivität besteht. Die Effektivität zur Zellvernichtung wird erhöht durch eine Sequenz tumorwirksamer Substanzen in einer höheren und effizienten Dosis mit einer entsprechenden Intervallverkürzung. Dadurch sollte entsprechend dieser Hypothese es möglich sein, den Tumor in logarithmischen Kurven zu eliminieren.

Im Kapitel 4. sind aktuelle Studien zur sequentiellen Therapie in der Behandlung des Mammakarzinoms aus der aktuellen Literatur dargestellt.

Eine Applikation im sequentiellen Setting ist besonders geeignet für Substanzen mit hoher Wirksamkeit aber mit sich überlappender Toxizität. Dadurch konkurrieren häufig solche Substanzen und schließen sich in der Kombinationstherapie aufgrund der dann nicht tolerablen Nebenwirkungen aus. Eine der ersten Studien zur sequentiellen Therapie ist die von Hudis und Mitarbeiter. Er kombinierte Doxorubicin (90 mg/m^2), Paclitaxel (250 mg/m^2) und Cyclophosphamid (300 mg/m^2). Durch die Sequenzierung unter G-CSF-Schutz war ein Intervall von 2 Wochen mit 9 Zyklen mit einer geplanten Gesamtdosis von 98 % für alle drei Substanzen möglich.

Moderne Therapiekonzepte sowohl in der präoperativen und in der adjuvanten antineoplastischen Chemotherapie beinhalten und prüfen heute sowohl

- sequentielle Therapie
- Intervallverkürzungen
- dosiseskalierte Therapie

Der Dosiseskalation sind deutliche Grenzen gesetzt. Sie ist aufgrund der HD-Chemotherapie (☞ dort) in die zweite Reihe gerückt. Es geht hierbei aber um die Festlegung der optimal wirksamen Dosis.

Im Folgenden werden die einzelnen Situationen in der medikamentösen Therapie des Mammakarzinoms detailliert dargestellt.

Prognostische und prädiktive Faktoren bei Mamma-, Zervix- und Ovarialkarzinom

2. Prognostische und prädiktive Faktoren bei Mamma-, Zervix- und Ovarialkarzinom

2.1. Einleitung

Prognosefaktoren und prädiktive Faktoren werden gebraucht, um Therapieentscheidungen individuell treffen zu können: Patientinnen zu behandeln, wenn es notwendig und nutzbringend erscheint, und - getreu dem Leitsatz "nihil nocere" - Therapien zu vermeiden, wenn es überflüssig oder wenig erfolgversprechend erscheint.

In der gynäkologischen Onkologie sind diese Faktoren von großer klinischer Bedeutung. Therapieentscheidungen bei Mammakarzinom, Ovarialkarzinom, und Zervixkarzinom sollen unter Beachtung der Prognose und des wahrscheinlichen Therapieerfolges getroffen werden.

■ Prognose und Prädiktion

Die Wahrscheinlichkeit eines Ereignisses hängt von der Kenntnis der einflußnehmenden Faktoren ab. Wissen wir viel um die möglichen Einflußfaktoren, so ist es möglich, eine exakte Voraussage für die einzelne Patientin zu treffen. Sind uns die Einflußfaktoren dagegen unbekannt, so kann jede Vorhersage nur allgemein sein, für den individuellen Einzelfall wird sie immer ungenau bleiben (☞ Abb. 2.1).

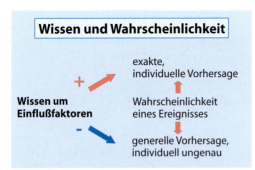

Abb. 2.1: Zusammenhang zwischen Wahrscheinlichkeit eines Ereignisses und Wissen um die Einflußfaktoren.

Die Begriffe Prognose und Prädiktion sind trotz ihrer sprachlichen Verwandtschaft in der Onkologie sehr unterschiedlich definiert:

- *Prognose* bedeutet Voraussage (eigentlich "Vorkenntnis") des Rezidiveintrittes einer Erkrankung für eine einzelne Patientin
- *Prädiktion* meint die individuelle "Vorhersage" des Effektes einer (adjuvanten oder palliativen) Therapie für eine einzelne Patientin

Diesen Begriffen gegenüber steht die Annahme, daß jede Patientin von einer adjuvanten Therapie durch eine Verminderung ihres (durchschnittlichen) Rezidivrisikos profitiere.

Behandlungen, die ohne Kenntnis des Rezidivrisikos (Prognose) oder der Wahrscheinlichkeit des Ansprechens (Prädiktion) indiziert werden, gehen von der Hypothese aus, daß jede Patientin das Recht habe, dieses Risiko für sich zu mindern. Folglich wird eine maximale Therapie für jede Patientin als gerechtfertigt gesehen. Dieses Vorgehen trifft dem Zufall folgend alle Patientinnen ohne Unterschied, und führt im individuellen Falle zu einer Verbesserung der Heilungschance, in allen anderen Fällen aber zu einer u.U. riskanten Übertherapie.

Mithilfe prognostischer und prädiktiver Faktoren kann die Therapie individualisiert werden: Unter der Annahme, daß das Rezidiv immer nur einzelne Patientinnen betrifft, hat jede Patientin das Recht auf eine, ihrem individuellen Risiko entsprechend angepaßte Behandlung. Nur bestimmte Patientinnen mit definierten Krankheitscharakteristika müssen einer Therapie zugeführt werden. Im Einzelfall kann dies eine Maximaltherapie sein, die dann auch mit gutem Grund indiziert wird.

2.2. Beispiel nodalnegatives Mammakarzinom: Generelle Therapieempfehlung versus individuell indizierte Therapie

Am Beispiel des nodalnegativen Mammakarzinoms sei die Problematik aufgezeigt: Patientinnen mit nodalnegativem Mammakarzinom haben – ohne adjuvante Therapie – eine kumulative Fünfjahres-Rezidivwahrscheinlichkeit von etwa 30%. Dies bedeutet – auf den Fünfjahres-Zeitraum bezogen –, daß 70% aller Patientinnen durch die lokale Therapie (Operation und Strahlentherapie) allein geheilt werden. Eine generelle adjuvante Therapie (z.B. Chemotherapie) würde diese Patientinnen völlig unnötig den Risiken einer potentiell toxischen Therapie aussetzen (Jänicke 1994, Thomssen 2000).

Eine adjuvante Chemotherapie auch modernerer Standards liefert keine Heilungsgarantie, sondern vermindert nur das Rezidivrisiko, erfahrungsgemäß um etwa 30 %; dies entspricht einer absoluten Rezidivreduktion um etwa 8 %. Daraus folgt, daß 70 % aller Patientinnen überflüssigerweise eine adjuvante Therapie erhalten, für 22 % ist sie dagegen vergeblich. Insgesamt würden nur 8 von 100 behandelten Patientinnen von der generellen Therapieempfehlung profitieren.

In den vergangenen und auch in den aktuellen Empfehlungen zum Einsatz einer adjuvanten Chemotherapie von St. Gallen (Zujewski 1998, Goldhirsch 2001, Goldhirsch 2005) ist dieses Problem sicher erkannt worden. Beim Versuch, dieser Problematik gerecht zu werden, werden jedoch auch nach den neuesten Empfehlungen allenfalls 10 % aller nodalnegativen Patientinnen in eine Gruppe mit sehr niedrigem Rezidivrisiko eingestuft, 90-95 % werden also weiterhin als Patientinnen mit einem mittleren oder erhöhten Rezidivrisiko angesehen - und folglich einer adjuvanten Therapie zugeführt. Bei einer effektiven Individualisierung der Therapie sollte dagegen der Mehrzahl der Patientinnen (optimal 70 %) zumindest eine adjuvante Chemotherapie erspart bleiben.

2.2.1. Traditionelle Prognosefaktoren: ausreichend prognostische Information?

Die Risikoeinstufung der Konsensuskonferenz von St. Gallen 2005 basiert unverändert auf den traditionellen Prognosefaktoren

- Nodalstatus (pN)
- Tumorgröße (pT)
- Hormonrezeptorstatus (ER, PR)
- Differenzierungsgrad (G)
- Peritumorale Gefäßinvasion (L, V)
- HER-2/neu und
- Alter.

Anhand dieser Faktoren werden drei Risikogruppen gebildet, die in Abhängigkeit vom Hormonrezeptorstatus jeweils als endokrin-sensitiv (ER+ und/oder PR+) bzw. endokrin-nicht-sensitiv (ER– und PR–) bezeichnet werden (Goldhirsch 2005):

▶ Niedriges Rezidivrisiko (*low risk*):

- N0 und ER+ und/oder PR+ sowie Tumor nicht größer als 2 cm (pT1), gut differenziert (G1), ohne Gefäßinvasion, ohne HER-2/neu-Überexpression (und -Amplifikation) und Alter =>35 Jahre (alle Bedingungen müssen erfüllt sein)

▶ Mittleres Rezidivrisiko (*intermediate risk*):

- N0, Tumor größer 2 cm (>pT2), mäßig oder schlecht differenziert (G2, G3), Gefäßinvasion (L1 oder V1), HER-2/neu-Überexpression (oder -Amplifikation), Alter <35 Jahre (eine der Bedingungen muß zutreffen)
- N1 mit 1 bis 3 befallenen Lymphknoten ohne HER-2/neu-Überexpression (und -Amplifikation)

▶ Hohes Rezidivrisiko (*high risk*):

- N1 mit 1 bis 3 befallenen Lymphknoten mit HER-2/neu-Überexpression (oder -Amplifikation)
- N1 mit 4 oder mehr befallenen Lymphknoten

Im Folgenden sei die prognostische Bedeutung dieser Faktoren anhand der Daten aus der San Antonio Data Base diskutiert (Clark GM 1996):

Die Tumorgröße ist beim nodalnegativen Mammakarzinom ein nur wenig brauchbarer Parameter: Die Rezidivrate schwankt zwischen 21 % bei kleinen Tumoren und 26 % bei größeren Tumoren. Dieser Unterschied hilft in der klinischen Entscheidung nur wenig weiter (☞ Abb. 2.2) (Clark GM 1996).

Auch der Estrogen- und Progesteronrezeptorstatus trägt wenig zur prognostisch korrekten Einstufung der einzelnen Patientin mit nodalnegativem Mammakarzinom bei. Aufgrund der großen Zahlen lassen sich zwar signifikante Unterschiede herausarbeiten, nach ausreichend langer Verlaufsbeobachtung sind aber die Rezidivraten rezeptorpositiver und rezeptornegativer Patientinnen kaum zu unterscheiden (☞ Abb. 2.3) (Clark GM 1996).

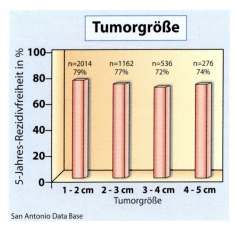

Abb. 2.2: Prognostischer Wert der Tumorgröße beim nodalnegativen Mammakarzinom (Zahlen aus GM Clark 1996).

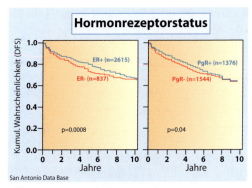

Abb. 2.3: Prognostischer Wert der Hormonrezeptorexpression beim nodalnegativen Mammakarzinom (aus GM Clark 1996 mit freundlicher Genehmigung).

Für den Differenzierungsgrad können heutzutage aufgrund klarer Definitionen relativ klare prognostische Unterschiede der einzelnen Malignitätsgrade erwartet werden. Allerdings können nur 10 % aller Patientinnen einer Niedrig-Risiko-Gruppe (Malignitätsgrad G1) zugeordnet werden, nur 20 % der klaren Hochrisikogruppe (Malignitätsgrad G3). Die meisten Patientinnen (70 %) bleiben in einer nicht sicher zu klassifizierenden Mittel-

Kriterien	Entwicklung für uPA/PAI-1
• Biologisches Modell als Voraussetzung	• tumorassoziierte Proteolyse, Invasion, Migration, Adhäsion, Angiogenese (Schmitt 1997)
• Einfache und zuverlässige Bestimmungsmethode, Qualitätssicherung des Testes	• ELISA-Methode ähnlich früherer Hormonrezeptoranalyse (tiefgefrorenes Gewebe notwendig), Reproduzierbarkeit mit niedrigen Variationskoeffizienten im Rahmen multizentrischer Untersuchungen belegt (Sweep 1999)
• Prospektive Planung der statistischen Evaluierung (primäres Zielkriterium)	• Retrospektive und prospektive Explorationsstudien mit Korrelations- und Prognoseanalysen wurden durchgeführt (Prechtl 2000)
• Optimierung des Cut off-Wertes	• Cut-off Optimierung erfolgt und validiert (Jänicke 1996)
• Validierung der klinischen Bedeutung nach "Level of Evidence (LOE)" Kriterien (prospektive Pilot- und Konfirmationsstudie, Metaanalyse)	• homogene Ergebnisse in prospektiven und retrospektiven unizentrischen Explorationsstudien, in multizentrische Validierungsstudie sowie in Metaanalyse publiziert (Harbeck 2001, Look 2002)
• Klinische Relevanz für Therapieentscheidung	• klinische Relevanz durch prospektive multizentrische Therapiestudie belegt (Jänicke 2001)

Tab. 2.1: Entwicklung neuer Prognosefaktoren am Beispiel uPA/PAI anhand strukturierter Kriterien für die Entwicklung tumorbiologisch begründeter prognostischer und prädiktiver Faktoren (nach McGuire 1990, Graeff H 1992). uPA: Plasminogen-Aktivator vom Urokinase-Typ, PAI-1: Plasminogen-Aktivator-Inhibitor Typ 1.

gruppe (Malignitätsgrad G2), für die zusätzliche Entscheidungsparameter notwendig sind (Elston 1991).

Es ist damit offensichtlich, daß Tumorgröße, Grading und Hormonrezeptorstatus allein für eine adäquate Risikoabschätzung beim nodalnegativen Mammakarzinom nicht geeignet sind.

2.2.2. Entwicklung neuer Prognosefaktoren

In der wissenschaftlichen Literatur sind weit über 100 Faktoren mit möglichem prognostischen oder prädiktiven Wert beschrieben. Die Entwicklung neuer Faktoren unterliegt einer Reihe von Qualitätskriterien, die die Auswahl klinisch relevanter Faktoren erheblich einschränken. Diese Qualitätskriterien wurden von der Arbeitsgruppe in San Antonio (McGuire/Clark) entworfen und in Deutschland (Graeff/Jänicke, München) weiter verfeinert (☞ Tab. 2.1). Neue Faktoren sollten und dürfen in die klinische Routine nur überführt werden, wenn sie diese Kriterien erfüllen (McGuire 1990, Graeff 1991).

Die Ansprüche an die statistische Evaluation ist durch die Vorschläge von DF Hayes und anderen (Oxford Centre for Evidence Based Medicine) noch weiter differenziert worden. Durch diese Leitlinien wird die Wertigkeit und klinische Relevanz neuer Faktoren anhand der Evidenz aus Ergebnissen klinischer Studien klassifiziert. Hohe Evidenzniveaus ("Level of evidence, LOE I") werden für Faktoren vergeben, deren Bedeutung in aussagekräftigen prospektiven Studien oder Meta-Analysen solcher Studien evaluiert wurde (Hayes 1996, Hayes 1998, Oxford 2001) (☞ Tab. 2.2).

Die Bedeutung der Faktoren für eine klinische oder therapeutische Entscheidung wird gesondert graduiert (Grade of Recommendation, Empfehlungsgrad) (☞ Tab. 2.3). Die Arbeitsgemeinschaft Gynäkologische Onkologie "Organgruppe Mamma" (AGO Mamma) hat in ihren Leitlinien zusätzlich einen eigenen klinischen Empfehlungsgrad ausgesprochen.

LoE	Beschreibung
1a	Aussage basiert auf Ergebnissen mindestens einer prospektiven Studien mit hoher statistischer Power, die entworfen wurde, um den Nutzen eines spezifischen Markers zu testen oder Metaanalyse/systematischer Review solcher Studien (mit homogenen Ergebnissen)
1b	Aussage basiert auf prospektiver Studie zur Analyse eines Tumormarkers mit mehr als 80 % Nachbeobachtung oder auf einer klinischen Entscheidungsregel, die in einer Population geprüft wurde
1c	Aussage basiert auf Fall-Serien mit "Alles oder Nichts-Regel"
2a	Aussage basiert auf systematischem Review (oder einer Metaanalyse) retrospektiver Studien oder auf einem systematischen Review unbehandelter Kontrollgruppen aus randomisierten Studien (jeweils mit homogenen Ergebnissen)
2b	Aussage basiert auf mindestens einer retrospektiven Studie oder Nachbeobachtung einer unbehandelten Kontrollgruppe aus einer randomisierten Studie oder auf Ableitung aus einer klinischen Entscheidungsregel oder auf einer klinischen Entscheidungsregel, die nur an einer Subgruppe geprüft wurde
2c	"Ergebnis" Forschung ("outcomes research")
3	-
4a	Aussage basiert auf Fallserien oder Kohortenstudien minderer Qualität (z.B. zu geringe Fallzahl)
4b	Aussage basiert auf Expertenmeinung ohne explizit kritische Bewertung, oder auf Physiologie, Laborergebnissen oder Anfangsergebnissen ("first principles")

Tab. 2.2: Klinischer Nutzen von Tumormarkern: Evidenzniveaus ("Levels of Evidence" – LoE) entsprechend Oxford Centre for Evidence based Medicine Levels of Evidence. Zitiert nach: AGO-Leitlinien Version 2005 (www.ago-online.org). *Anmerkung: Die Kategorie 3 existiert nur für Therapieempfehlungen, nicht jedoch für Tumormarkeraussagen mit Prognose als Zielkriterium. (Übersetzung des Autors).*

A	Konsistente Studien mit höchstem Evidenzniveau (Level 1)
B	Konsistente Level 2- oder Level 3-Studien oder Extrapolationen aus Level 1-Studien
C	Level 4-Studien oder Extrapolationen aus Level 2- oder Level 3-Studien
D	Level 5-Evidenz oder sehr inkonsistente Ergebnisse oder nicht-schlüssige Studienergebnisse unabhängig vom Evidenzniveau

Tab. 2.3: Empfehlungsgrade entsprechend Oxford Centre for Evidence based Medicine Levels of Evidence. Zitiert nach: AGO-Leitlinien Version 2005 (www.ago-online.org). *(Übersetzung des Autors).*

++	Diese Untersuchung oder therapeutische Intervention ist für die Patientin von großem Vorteil, kann uneingeschränkt empfohlen werden und sollte durchgeführt werden.
+	Diese Untersuchung oder therapeutische Intervention ist für die Patientin von eingeschränktem Vorteil und kann durchgeführt werden.
+/-	Diese Untersuchung oder therapeutische Intervention hat bisher keinen Vorteil gezeigt und kann in Einzelfällen durchgeführt werden. Aufgrund der Datenlage kann keine eindeutige Empfehlung ausgesprochen werden.
-	Diese Untersuchung oder therapeutische Intervention kann für die Patientin von Nachteil sein und sollte eher nicht durchgeführt werden..
--	Diese Untersuchung oder therapeutische Intervention ist von Nachteil und sollte auf jeden Fall vermieden bzw. unterlassen werden.

Tab. 2.4: Klinische Empfehlung der AGO-Leitliniengruppe Mammakarzinom. AGO-Leitlinien Version 2005 (www.ago-online.org).

■ **Invasionsfaktoren uPA/PAI-1**

Für nodal-negative Patientinnen ist entsprechend diesen Anforderungen unter den "neueren" tumorbiologischen Prognosefaktoren nur die Bestimmung der Invasionsfaktoren uPA/PAI-1 (uPA: Plasminogen-Aktivator vom Urokinase-Typ, PAI-1: Plasminogen-Aktivator-Inhibitor Typ 1) im Primärtumorgewebe für den klinischen Einsatz ausreichend validert (☞ Tab. 2.1): Biologische Modelle belegen die Rolle von uPA und PAI-1 bei Invasion und Metastasierung, die Durchführung des Tests ist standardisiert und validiert, die statistische Evaluation mehrerer retrospektiver und prospektiver Studien hat inzwischen an großen Zahlen homogene Ergebnisse für die prognostische Bedeutung dieser Faktoren erbracht. In einer Metaanalyse an über 8000 Patientinnen konnte die prognostische Bedeutung dieser Faktoren bestätigt werden. Die Ergebnisse einer prospektiven Therapiestudie haben die Relevanz für therapeutische Entscheidungen belegt (Jänicke 2001, Harbeck 2001).

Mit der Abarbeitung der Anforderungen an die Entwicklung neuer Prognosefaktoren wurden die Kriterien für das höchste Evidenz-Niveau (LoE 1) erfüllt (Hayes 2000). Die Bestimmung der Invasionsfaktoren uPA und PAI-1 im Primärtumorgewebe ist somit für klinische Entscheidungen beim nodal-negativen Mammakarzinom zu empfehlen. Diese Empfehlung wurde auch im Rahmen der Leitlinienerstellung der Arbeitsgemeinschaft Gynäkologische Onkologie (AGO Organgruppe Mamma) ausgesprochen (☞ Tab. 2.4).

Nodal-negative Patientinnen mit niedrigen Gewebekonzentrationen für beide Faktoren haben ein sehr niedriges Rezidivrisiko und benötigen keine adjuvante Chemotherapie. Insbesondere für Patientinnen mit G2-Tumoren ist damit eine zusätzliche Entscheidungshilfe gegeben.

■ **Genexpressionsprofile ("Microarrays")**

Mittels RNA-Microarrays kann heutzutage die Expression tausender Gene gleichzeitig untersucht werden. Durch geeignete biostatistische Methoden können bestimmte Expressionsmuster herausgearbeitet werden und in ein Verhältnis zum Krankheitsverlauf gesetzt werden. Die Hoffnung ist, dadurch genauere prognostische Aussagen zu ermöglichen. Die Machbarkeit derartiger Untersuchungen ist in zahlreichen Publikationen gezeigt worden.

2.2. Beispiel nodalnegatives Mammakarzinom: Generelle Therapieempfehlung versus individuell indizierte Therapie

Für das Mammakarzinom gelten folgende ungelöste Fragen:

- Die *a posteriori*-Beschreibung von Gen-Expressionsmustern steht im Gegensatz zu dem Grundsatz, bei der Entwicklung neuer Prognosefaktoren von einem biologischen Modell auszugehen. Damit besteht eine hohe Gefahr, Artefakte zu produzieren.
- Die Expressionsanalysen mehrerer Arbeitsgruppen kommen zu signifikanten Ergebnissen. Alle Arbeitsgruppen können jeweils definierte Muster überexprimierter Gene darstellen und reproduzieren. Auffällig ist jedoch, daß hinsichtlich der Gen-Muster zwischen den Arbeitsgruppen kaum Übereinstimmungen und Überlappungen zu finden sind.
- Die große Zahl der exprimierten Gene (z.B. 70 Gene in der Amsterdamer Arbeitsgruppe) impliziert die Gefahr einer hohen Unspezifität. Es ist die Frage, ob durch statistische Methoden (z.B. Bonferroni-Korrektur) dieses Problem ausreichend ausgeglichen werden kann.
- Externe biostatistische Re-Analysen der bisher publizierten Gen-Expressionsdaten zu verschiedenen Tumorerkrankungen belegen, daß die Ergebnisse in hohem Maße von der Stichprobenwahl und der Stichprobengröße abhängt (Michiels 2005, Ein-Dor 2005).
- Gen-Analysen erfolgen mit sehr geringen Gewebemengen. Dies setzt Homogenität des Tumorgewebes voraus. Keine der Arbeitsgruppen, die Gen-Expressions-Daten publiziert haben, haben zur Frage Stellung genommen, wie repräsentativ die Ergebnisse für die Biologie des Gesamttumors sind.
- Gen-Expressions-Analysen erfordern umfangreiche Kontrollen und Analysen mit hohen Kosten. Die Kosten-Nutzen Frage ist bisher nicht bearbeitet.
- Gen-Expressions-Analysen aus Tumorgewebe haben zu vielversprechenden Ergebnissen geführt. Sie sind sicher geeignet, Hypothesen zu generieren, die in umfangreichen Experimenten im Einzelnen bestätigt werden müssen. Gen-Expressions-Analysen mittels Microarrays sind derzeit nur für Forschungsfragen geeignet. Ein Einsatz für die klinische Routine außerhalb klinischer Studien ist nicht zu rechtfertigen (Brenton 2005).

■ Andere Prognosefakoren (TLI, S-Phase, Cyclin E)

Die Daten zur Bestimmung der Proliferationseigenschaften des Primärtumors (TLI=Thymidin-Labeling-Index, S-Phase) sowie zum Nachweis disseminierter Tumorzellen im Knochenmark sind vielversprechend. Für die letztgenannten Faktoren gilt, daß die fehlende Standardisierung der Methoden derzeit noch keine routinemäßige Bestimmung außerhalb spezialisierter Zentren oder gar eine generelle Empfehlung klinischer Konsequenzen erlaubt. Andere viel diskutierte Parameter wie p53, Cyclin E etc. sind für den Routineeinsatz nicht ausreichend validiert.

■ Methodische Anmerkung

Durch die heutzutage übliche präoperative Stanzbiopsie können Veränderungen in der Gewebekonzentration einzelner Faktoren auf Expressionsebene und auf Proteinebene eintreten, die bei der Bestimmung jedweder Tumorparameter an Gewebe aus dem Operationsmaterial bedacht werden müssen. Die Bestimmung von Faktoren aus dem Stanzmaterial ist technisch meist möglich, dabei ist aber die Heterogenität des Tumors mit zu bedenken. Diese methodische Problematik gilt für in flüssigem Stickstoff eingefrorenes Frischgewebe genauso wie für Paraffinmaterial.

■ Fazit

Als prognostische Faktoren beim Mammakarzinom sind neben den Empfehlungen von St. Gallen 2005 nur einzelne Faktoren für die Routinenutzung zu empfehlen. Diese sind in den AGO-Leitlinien übersichtlich dargestellt (☞ Tab. 2.5):

Faktor	Oxford-Evidenzniveau (LoE)	Oxford-Empfehlungsgrad	AGO-Empfehlungsgrad
Alle Mammakarzinome			
Axillärer Lymphknotenstatus	1a	A	++
Tumorgröße	1a	A	++
Zahl befallener Lymphknoten	2a	B	++
Differenzierungsgrad (Grading)	2a	B	++
ER/PgR Status	2a	B	++
Alter	2a	B	++
Lymphgefäßinvasion	2b	B	+
Histologischer Tumortyp	4	C	+
Lymphknoten-Kapseldurchbruch	4	C	+/-
Nodalnegative Mammakarzinome			
Differenzierungsgrad (Grading)	2b	B	++
Tumor-Durchmesser	2b	B	+
Alter	2b	B	+
uPA / PAI-1 (ELISA)	1a	A	+
Proliferation (SPF, TLI, Ki67/ MiB1)	2b	B	+/-

Tab. 2.5: Empfohlene Prognosefaktoren nach AGO-Leitlinie 2005 (www.ago-online.org).

2.2.3. Prädiktive Faktoren

Für die Bewertung und Entwicklung prädiktiver Faktoren gelten grundsätzlich die gleichen Voraussetzungen wie für Prognosefaktoren.

Die einzigen evidenzbasierten prädiktiven Faktoren, die nach heutigem Kenntnisstand zur Erstellung von Therapiekonzepten beim Mammakarzinom eingesetzt werden sollten, sind Estrogen- und Progesteron-Rezeptorstatus und HER-2/neu-Status. Bei positivem Estrogen-/Progesteron-Rezeptorstatus ist die Indikation zu einer adjuvanten Hormontherapie gegeben. Die Bestimmung des HER-2/neu-Status schafft die Voraussetzung für eine adjuvante Therapie mit Trastuzumab (Herceptin®) und gibt möglicherweise Hinweise für das unterschiedliche Ansprechen auf bestimmte endokrine oder zytostatische Substanzen (DiLeo 2000, EBCTCG 1992, EBCTCG 1996, EBCTCG 1998, Hamilton 1999, Hayes 2000, Yamauchi 2001, EBCTCG 2005, Goldhirsch 2005).

■ **Estrogenrezeptor (ER) und Progesteronrezeptor (PgR)**

Die Expression von Estrogenrezeptor (ER) und Progesteronrezeptor (PgR) wird heutzutage mittels Immunhistochemie abgeschätzt. Zur Bewertung hat sich in Deutschland der zwölfstufige Remmele-Stegner Score ("Histo-Score", "IRS") eingebürgert, welcher als Produkt aus Färbeindex und Anteil der angefärbten Zellen ermittelt wird (Remmele 1987). Verbreitet ist auch der Allred-Score (Summe aus Färbeindex und Anteil der angefärbten Zellen, Allred 1990, Harvey 1999). Als rezeptorpositiv, mithin endokrin beeinflußbar, werden alle Tumoren mit einem IRS>1 bezeichnet. Es besteht eine Korrelation zwischen dem Expressionsgrad der Steroidhormonrezeptoren und der Wahrscheinlichkeit des Ansprechens auf endokrine Interventionen (Ravdin 1992, Elledge 2000).

Die Expression des PgR weist auf eine intakte Funktion des ER hin (St Gallen 2005), PgR-positive Tumoren gelten somit immer als endokrin beeinflußbar unabhängig vom gemessenen Expressionsgrad des ER. Umgekehrt gilt eine fehlende Expression des PgR als prognostisch eher ungünstig; möglicherweise ist der PgR bei diesen Tumoren wachstumsfaktorbedingt direkt oder indirekt durch fehlende Funktion des ER supprimiert (Schiff 2005, Cui 2005).

Die Expression von ER und/oder PgR ist die Voraussetzung für eine endokrine Therapie mit kompetitiven Hormontherapien (Antiestrogene) oder estrogenentziehenden Maßnahmen (Kastration, ovarielle Suppression mittels GNRH-Analoga; Aromatasehemmer). Die Wahrscheinlichkeit des Ansprechens auf eine hormonelle Therapie liegt in Abhängigkeit des Rezeptorstatus zwischen 30 % und 70 % (Harvey 1999, Ravdin 1992).

Die Konsensus-Empfehlungen von St.Gallen (Goldhirsch 2005) haben eine Gruppe fraglich endokrin sensitiver Tumoren definiert. Dazu gehören Tumoren mit geringer Rezeptor-Expression (<10 %), fehlendem PgR, HER-2/neu-Überexpression, hohe Zahl befallener Lymphknoten, erhöhte uPA/PAI-1-Werte und erhöhte Proliferations-Marker.

Anmerkung: Tumoren mit unbekannten Rezeptorstatus werden üblicherweise als endokrin beeinflußbar eingestuft, da 70 % bis 80 % der Tumoren rezeptorpositiv sind.

■ Expression von HER-2/neu (c-erbB-2)

Die Bestimmung der Expression des Wachstumsfaktors HER-2/neu ist inzwischen zu klar therapieentscheidender Bedeutung gelangt. Bei HER-2/neu-Überexpression ist eine Behandlung mit dem humanisierten monoklonalen Antikörper Trastuzumab (Herceptin®) nach gegenwärtiger Datenlage sowohl in der adjuvanten Situation als auch beim metastasierten Mammakarzinom als Standard anzusehen. Daher ist auf die Qualität der Bestimmung der Expression HER-2/neu besonderer Wert zu legen. Bei nur etwa 20 % aller Mammakarzinome ist eine HER-2/neu-Überexpression zu finden. Nur diese Patientinnen können von einer Trastuzumab Therapie profitieren.

Der Nachweis der HER-2/neu Expression erfolgt mittels Immunhistochemie. Grundsätzlich möglich ist dies mit den Antikörpern A0485 (DAKO A/S), CB-11 (Novocastra Laboratories Ltd) und TAB-250 (Zymed Laboratories Inc.). Aufgrund des standardisierten Formates wird heutzutage meist empfohlen, den sogenannten HercepTest für die HER-2/neu Bestimmung heranzuziehen. Dabei gelten nur Befunde mit starker Membranfärbung (als "HER-2+++" oder "HER-23+" bezeichnet) als Beleg für eine Überexpression von HER-2/neu. "HER-21+" und "HER-2neg." gelten als Nachweis fehlender Überexpression.

Die Expression von HER-2/neu wird durch Amplifikation des Gens reguliert. Alternativ kann daher die HER-2/neu-Bestimmung mittels Fluoreszenz-in situ-Hybridisierung (FISH) erfolgen. Der Nachweis von mehr als 4 Genkopien gilt als Amplifikation und korreliert zur Überexpression. Die HER-2/neu-Bestimmung mittels FISH soll immer dann eingesetzt werden, wenn zweifelhafte Befunde vorliegen (z.B. HER-22+).

Die HER-2/neu Analyse sollte in Laboratorien erfolgen, die einen hohen Durchsatz an Analysen haben. Für Laboratorien mit geringem Durchsatz konnten fehlerhafte Ergebnisse in bis zu 18 % gezeigt werden (Paik 2002).

■ Neuere prädiktive Faktoren

Für uPA und PAI-1 konnte ebenfalls eine prädiktive Bedeutung gezeigt werden, bei Nachweis hoher Gewebespiegel liegt möglicherweise eine erhöhte Chemosensitivität vor (Harbeck 2004).

Die Arbeitsgruppe um Paik hat ein Modell für eine Gruppe von 16 prognostisch mutmaßlich relevanten Faktoren geprüft, die Marker zu Proliferation, Invasion, Steroidrezeptor, HER-2/neu und andere enthält. Es wurde ein Test etabliert (Oncotype DX), mit dessen Hilfe nach Extraktion von RNA-Fragmenten aus Paraffinmaterial mittels quantitativer rt-PCR die relative Expression dieser Faktoren bestimmt werden kann. Aus den Ergebnissen wurde ein Score ermittelt. Da dieser Test an Tamoxifen-behandelten Patientinnen geprüft worden ist, kann eine Aussage vor allem zur Tamoxifen-Resistenz und nur indirekt zur Prognose gemacht werden. Abgesehen von der methodischen Problematik der RNA-Extraktion an nicht standardisiertem Paraffinmaterial muß dieser Test noch an größeren Kohorten geprüft werden vor Einführung in die Klinik (Paik 2004).

Interessante Ergebnisse haben die Analysen zur DNA-Methylierung an Tumormaterial und Paraffin-Material ergeben. Durch Micro-Arrays konnte eine Anzahl von hypermethylierten Genen dargestellt werden. Zwei dieser Gene (PSAT1, PITX-2) wurde an weiteren Kohorten geprüft. Es konnte eine konsistente und reproduzierbare prädiktive Aussage hinsichtlich Tamoxifen-Resistenz gezeigt werden. (Martens 2005, Harbeck 2005)

2.2.3.1. Empfehlungen AGO-Organgruppe Mamma

In der Leitlinie 2005 der Arbeitsgemeinschaft Gynäkologische Onkologie (AGO Organgruppe Mamma) wurde empfohlen, bei der Primärtherapie des Mammakarzinoms folgende prognostischen und prädiktiven Faktoren zu erheben (v Minckwitz 2001, www.ago-online.org):

■ **Obligat (Oxford-Evidenzniveau LoE, Oxford-Empfehlungsgrad, AGO-Empfehlung, ☞ Tab. 2.2-2.4)**

- TNM-Status (Tumorgröße, axillärer Lymphknotenbefall, Fernmetastasierung) (LoE 1a A, AGO ++)
- histologischer Typ (LoE 4 C, AGO+)
- Differenzierungsgrad (Grading) (LoE 2a B, AGO++)
- Estrogen- und Progesteronrezeptorstatus (LoE 2a B, AGO++)
- Alter (LoE 2a B, AGO++)
- Gefäßinvasion (LoE 2b B, AGO+)
- Lymphknoten-Kapseldurchbruch (LoE 4 C, AGO+/−)

■ **Für den routinemäßigen Einsatz validiert, bisher nicht überall verfügbar**

- Proteolysefaktoren uPA/PAI-1 im Primärtumorgewebe bei nodal-negativen Patientinnen (LoE 1a A, AGO+)

■ **Prädiktive Faktoren**

- Indikation zu adjuvanten oder palliativen Hormontherapie: Estrogen-/Progesteronrezeptorstatus (LoE 1a A, AGO++).
  - Der Menopausenstatus wird als prädiktiver Faktor erhoben zur Indikation einer ovariellen Suppression (nur prämenopausal) und einer Aromatasehemmer-Therapie (nur postmenopausal, LoE 1c A, AGO++)
- Indikation einer Therapie mit Trastuzumab: HER-2/neu-Status (Amplifikation bzw. Überexpression, LoE 1b A, AGO++).
  - Für die Indikationsstellung bestimmter endokriner (Aromatasehemmer vs. Tamoxifen) oder zytostatischer Therapien (CMF vs Anthrazykline) wird die HER-2/neu-Bestimmung nicht empfohlen (LoE 2b D, AGO−).
- Für alle übrigen diskutierten prognostischen oder prädiktiven Faktoren rechtfertigten die aktuell publizierten Daten keine klinische Anwendung oder die Ableitung klinischer Konsequenzen außerhalb von Studien (☞ Tab. 2.6).

Faktor	Zielkriterium	Biologisches Modell	LoE (Oxford)	AGO
uPA/PAI-1	Identifikation von low-risk N0	ja	1a A	+
Proliferationsfaktoren (TLI, SPF, Ki-67)	Identifikation von low-risk N0	ja	2b B	+/−
ER/PR	Hormonsensitivität	ja	1a A	++
HER-2/neu	Anthrazyklin-Sensitivität	?	3b C	+/−
	Taxan-Sensitivität	?	2b C	−
	Tamoxifen-Resistenz	ja	2b D	−
	Trastuzumab-Sensitivität	ja	1a A	++
sb16	Prognose	(ja)	2b B	+/−
HER-2/neu ECD	Trastuzumab-Sensitivität bei metastasiertem Mammakarzinom	ja	2b C	+/−
p53	z.B. Taxansensitivität	ja	2b B	+/−
MRD	Identifikation von low-risk N0	ja	2a B	+/−
Topoisomerase 2α	Anthrazyklinresistenz	ja	2b B	+/−
Gen-Expressions-Profile	Prognose, Tamoxifenresistenz	nein	2b B (−)	−

Tab. 2.6: Stellenwert biologischer prognostischer und prädiktiver Faktoren beim Mammakarzinom (**TLI** = Thymidin Labelling Index; **SPF** = S-Phase-Fraktion; **ECD** = HER-2/neu shed antigen Serumbestimmung; **MRD** = "minimal residual disease", Nachweis disseminierter Tumorzellen im Knochenmark; Gene-profiling = Genexpressions-Arrays).

2.3. Zervixkarzinom

Die Therapiestrategie beim Zervixkarzinom hat eine Reihe tiefgreifender Veränderungen erfahren. Waren bis vor wenigen Jahren Radikaloperation bei frühen Stadien und Strahlentherapie bei fortgeschrittenen Stadien als grundsätzliche Behandlungsform anerkannt, so werden heute zahlreiche differenzierte operative Verfahren, Strahlentherapie, Chemotherapie und deren Kombinationen eingesetzt. Die Auswahl dieser Verfahren ist abhängig von der Einschätzung der jeweiligen Krankheitssituation. Prognostische Faktoren müssen evaluiert werden, um die individuelle Therapieentscheidung treffen zu können.

Die Ergebnisse der Therapie insbesondere in den häufigen Stadien FIGO IB bis IIB stagnierten in den letzten Jahrzehnten ohne Tendenz zu einer weiteren Verbesserung der Prognose. Die zusätzliche Bestrahlung (postoperativ adjuvant) war wegen zum Teil erheblicher Potenzierung der Nebenwirkungen ohne Nachweis eines therapeutischen Vorteils umstritten. Adjuvante Chemotherapien waren in ihrer Bedeutung beim Zervixkarzinom bisher nicht belegt.

Durch die in den letzten Jahren publizierten Studienergebnisse zum Nutzen einer kombinierten Radiochemotherapie sind entscheidende Veränderungen der Therapiekonzepte zumindest in den Stadien FIGO IB-IIB zu erwarten (Übersicht bei Monaghan 1999, Green 2001). Für diese Stadien werden Prognosefaktoren als Entscheidungshilfe benötigt. Durch den Einsatz prognostischer Faktoren können Therapieindikationen gezielt gestellt werden.

In Tabelle 2.7 sind die potentiell informativen Faktoren dargestellt. Aufgrund multivariater Analysen sind Tumorgröße (> 4 cm), Vorhandensein und Zahl pelviner Lymphknotenmetastasen, parametrane Invasion und sowie die Tiefe der zervikalen Stromainvasion (≥ 10 mm oder äußeres Drittel der Zervix) als signifikant und unabhängige Faktoren herausgerechnet worden (Shingleton and Orr 1995). In anderen Analysen gilt auch die Gefäßinvasion als unabhängiger Prognosefaktor. Nicht unabhängig sind in diesen Analysen Grading, histologischer Typ, Alter, Befall des Corpus uteri und der Vagina.

Prognosefaktoren beim Zervixkarzinom

- **Tumorgröße** (> 4 cm oder Volumen > 10 cm^3) (signifikant)
- **Pelviner Lymphknotenbefall** (signifikant)
  - Zahl befallener Lymphknoten
  - Bilateraler Lymphknotenbefall
- **Parametrane Infiltration** (signifikant)
- Gefäßinvasion (Blutgefäßeinbruch, Lymphspalteneinbruch) (signifikant)
- **Tiefe der Stromainvasion** (>10 mm oder äußeres Drittel der Zervix) (wahrscheinlich signifikant)
- Grading (nicht signifikant)
- Alter (nicht signifikant)
- Befall der Resektionsränder
- Histologischer Typ
- Befall des Corpus uteri

Tab. 2.7: Auflistung potentieller Prognosefaktoren beim Zervixkarzinom (nach Shingleton/Orr 1995). In der multivariaten Analyse unabhängige Prognosefaktoren **fett**.

Aus Untersuchungen biologischer Prognosefaktoren sind bisher keine Faktoren mit klinischer Konsequenz hervorgegangen. Diskutiert werden Invasionsfaktoren (uPA, PAI-1), p53, Proliferationsfaktoren, Angiogenese (Sauerstoffgehalt des Tumorgewebes) (Kobayashi 1994, Brenna 2002, Vaupel 2001, Höckel 2001).

Typische Beispiele des Einsatzes therapierelevanter Faktoren seien im folgenden dargestellt:

▶ 1. Reduktion der Therapieradikalität

Entscheidende Faktoren sind Stadium, Tumorgröße, Invasionstiefe und der Nachweis von Gefäßinvasion und Lymphspalteneinbruch. Fehlen bei kleinen Tumoren Risikohinweise, so kann eine einfache Hysterektomie oder sogar Konisation ausreichend sein. Bei Vorliegen von Risikofaktoren sind parametrane Resektion und pelvine Lymphonodektomie unumgänglich (Dargent 2000, Schneider 2001).

▶ 2. Postoperative, adjuvante Radiotherapie bei FIGO IB

In einer amerikanischen Studie konnte die wichtige Frage geklärt werden, ob bei Patientinnen mit radikal operierten Zervixkarzinomen des Stadium

FIGO IB eine adjuvante Radiotherapie notwendig ist (Sedlis 1999, Rotman 2006). In dieser randomisierten Studie wurden Patientinnen eingeschlossen, die zwei der folgenden Risikofaktoren hatten: tiefe Stromainfiltration, Gefäßinvasion, große Tumoren, Lymphknotenbefall. Patientinnen mit postoperativer Bestrahlung hatten relevant und signifikant weniger Rezidive als die nicht bestrahlte Vergleichsgruppe. Der Vorteil der adjuvanten Bestrahlung war auch hinsichtlich Gesamtüberleben signifikant. Inzwischen konnte gezeigt werden, das eine adjuvante Radiotherapie bei gleichzeitiger cisplatinhaltiger Chemotherapiedeutlich deutlich effektiver ist (Peters 2001).

▶ 3. Neoadjuvante Chemotherapie

Bei großen Zervixkarzinomen FIGO IB konnten Überlebensvorteile für Patientinnen gezeigt werden die vor der radikalen Operation nach Wertheim-Meigs mit einer präoperativen Chemotherapie behandelt wurden. Dieser Effekt war nur bei operablen Zervixkarzinomen des Stadiums FIGO IB2 (Tumoren > 4 cm) nachweisbar, jedoch konnten diese Vorteile nicht bei kleineren Tumoren (FIGO IB1) und auch nicht bei fortgeschritteneren Tumoren (FIGO III) gezeigt werden (Sardi 1997, Namkoong 1995, Benedetti Panici 2002).

2.4. Ovarialkarzinom

Beim Ovarialkarzinom treffen wir auf eine besondere Situation, da mehr als bei den bisher besprochenen Krankheitsbildern die Art der Primärtherapie die Prognose entscheidend mitbestimmt. Zusätzlich zu den patientinnenbezogenen und tumorspezifischen Prognosefaktoren gilt auch die Therapieart als Prognosefaktor.

Da es sich beim Ovarialkarzinom meist um fortgeschrittene Erkrankungsbilder (FIGO III) handelt, spielen tumorbiologische Faktoren eine untergeordnete Rolle. Dies spiegelt sich in den Konsensus-Empfehlungen des NIH wieder. Während noch 1995 einer Reihe von Faktoren wie Lebensalter, Stadium, Differenzierungsgrad und Ca 12-5-Wert nach Therapie eine eigenständige Bedeutung zugemessen wurde, hat der NIH-Konsensus 1998 klar festgestellt, daß keiner der Prognosefaktoren beim Ovarialkarzinom klinische Konsequenzen nach sich zieht. Die klassischen Prognosefaktoren sollten lediglich zur Stratifzierung bei klinischen Studie berücksichtigt werden. Molekularbiologische Faktoren haben keine unabhängige Bedeutung erlangt (NIH 1995, NIH 1998).

Die Prognose beim Ovarialkarzinom ist grundsätzlich vom Stadium der Erkrankung abhängig. Patientinnen mit malignen Ovarialtumoren, die auf die Adnexe beschränkt sind, können mit einem wesentlich günstigeren Krankheitsverlauf rechnen, als diejenigen mit Ausbreitung über die Adnexe hinaus (☞ Tab. 2.8).

FIGO-Stadium	5-Jahres-Überlebensraten
I	79 % - 87 %
II	57 % - 67 %
III	23 % - 41 %
IV	11 %

Tab. 2.8: Überlebensraten beim Ovarialkarznom in Abhängigket vom FIGO-Stadium (Bauknecht 2001).

Frühe Stadien (FIGO I-IIa) und fortgeschrittene Stadien werden daher hinsichtlich der Prognose und der therapeutischen Möglichkeiten getrennt betrachtet.

Über 70 % aller Ovarialkarzinome werden erst im fortgeschrittenen Stadium entdeckt. Für diese Patientinnen gelten auch Alter, Differenzierungsgrad des Tumors, Aszitesmenge und retroperitonealer Lymphknotenbefall als wichtige Prognosefaktoren. Auch eine Reihe molekularbiologischer Faktoren, die die Biologie des Tumors beschreiben, wie p53, MMP-2, uPA/PAI-1, Ezrin und Proliferationsrate tragen zur prognostischen Information bei (Kuhn 1999, Kuhn 2001, Lengyel 2001, Kaern 2005, Köbel 2006).

Berücksichtigt man aber diese Prognosefaktoren in Zusammenhang mit der Primärtherapie, so stellt sich das Ergebnis der primären Debulkingoperation (makroskopische Tumorfreiheit) als überragender Einflußfaktor dar (Kuhn 1993, ☞ Tab. 2.9). Alle anderen Faktoren einschließlich der tumorbiologischen Faktoren spielen nur eine untergeordnete Rolle und liefern allenfalls für makroskopisch tumorfrei operierte Patientinnen Zusatzinformationen (Kaern 2005).

Parameter (n=230)	p-Wert uni-variat	p-Wert multi-variat	Relatives Risiko
Resttumor: *ohne* vs *mit*	<0,0001	<0,0001	3,9
Alter: ≤ 60 vs >60 J	<0,0001	0,0004	2,8
Aszites: ≤ 500 ml vs > 500 ml	0,0001	0,03	1,9
Nodalstatus: N0 vs N1, Nx	0,0003	n.s.	-
Grading: G1+ G2 vs G3 +G4	0,019	n.s.	-

Tab. 2.9: Multivariate Analyse der Überlebenswahrscheinlichkeit bei Patientinnen mit Ovarialkarzinom FIGO III (n=289) (nach Kuhn W et al. Geburtsh Frauenheilk 53;1993: 293-32).

Wie oben schon erwähnt, ändert die Information über den wahrscheinlichen Krankheitsverlauf nur in seltenen Fällen das Therapieregime beim fortgeschrittenen Ovarialkarzinom. Dieses besteht nahezu ausnahmslos in dem Anstreben makroskopischer Tumorfreiheit durch die Primäroperation mit anschließender Kombinationschemotherapie, bei der Platinkomplexe und Taxane zur Anwendung kommen (Standard: 6 Zyklen Carboplatin AUC5 und Paclitaxel 175 mg/m² KOF).

Offen ist die Frage, ob angesichts häufiger Platin-Resistenz bei muzinösen Ovarialkarzinomen besondere Chemotherapieschemata eingesetzt werden sollten (z.B. 5-Fluorouracil-basierte Schemata in Analogie zu kolorektalen Karzinomen) (Hess 2004, Pectasides 2005).

Die Situation bei frühen Stadien (FIGO I-IIa) stellt sich anders dar. Aufgrund einer neueren Analyse (Vergote 2001) sind Grading und Kapseldurchbruch (spontan oder iatrogen) als starke und unabhängige Prognosefaktoren anzusehen. Patientinnen mit hochdifferenzierten Tumoren (G1) und intakter Kapsel, kann somit eine adjuvante Chemotherapie erspart bleiben. Patientinnen mit mittelgradiger oder niedriger Differenzierung profitieren dagegen wahrscheinlich von einer Kombinationschemotherapie (Vergote 2001b). Bei frühen Stadien hat daher entgegen den NIH-Empfehlungen von 1998 die Beschreibung von Grading und Kapseldurchbruch eine klare klinische Bedeutung (derzeitige Therapieempfehlung der AGO z.B. Carboplatin/Paclitaxel 4 Zyklen).

Als prädiktiver Faktor zur Optimierung der Chemotherapie durch gezielte Auswahl der einzusetzenden Substanzen wird die Chemosensitivitätstestung aus frischem Tumorgewebe beschrieben und diskutiert (Konecny 2000). Diese Verfahren sind bisher für den Einsatz in der klinischen Routine nicht ausreichend validiert.

2.5. Zusammenfassung

In der gynäkologischen Onkologie spielen prognostische und prädiktive Faktoren angesichts differenzierter Therapieverfahren eine zunehmende Rolle. Sie sind unverzichtbarer Bestandteil der klinischen Entscheidungsfindung. Insbesondere beim Mammakarzinom gewinnen neben den traditionellen Faktoren euch neuere tumorbiologisch begründeten Faktoren an Bedeutung (uPA, PAI-1, HER-2/neu). Alle neu zu etablierenden Faktoren müssen vor Übernahme in die Routine auf ihre wissenschaftliche Validität und praktische Brauchbarkeit hin überprüft werden.

2.6. Literatur

1. Jänicke F, Thomssen C, Pache L, Schmitt M, Graeff H: Urokinase (uPA) and PAI-1 as selection criteria for adjuvant chemotherapy in axillary node-negative breast cancer patients. In.: Prospects in diagnosis and treatment of breast cancer: Proceedings of the Joint International Symposium on Prospects in Diagnosis and Treatment of Breast Cancer, 10.-11. November 1993, Munich, Schmitt M, Graeff H, Kindermann G (eds.), Jänicke F, Genz T, Lampe B, (co-eds.), International Congress Series 1050, Excerpta Medica, Elsevier, Amsterdam, 1994, 207 - 218.

2. Thomssen C, Jänicke F. Do we need better prognostic factors in node-negative breast cancer? Pro Eur J Cancer. 2000; 36(3): 293-8.

3. Zujewski J, Liu ET. The 1998 St. Gallen's Consensus Conference: an assessment. J Natl Cancer Inst. 1998 Nov 4;90(21):1587-9.

4. Goldhirsch A, Glick JH, Gelber RD, Coates AS, Senn HJ. Meeting highlights: International Consensus Panel on the Treatment of Primary Breast Cancer. Seventh International Conference on Adjuvant Therapy of Primary Breast Cancer. J Clin Oncol. 2001 Sep 15;19(18):3817-27.

5. Goldhirsch A, Glick JH, Gelber RD, Coates AS, Thurlimann B, Senn HJ; Panel members. Meeting highlights: international expert consensus on the primary therapy of

early breast cancer 2005. Ann Oncol. 2005 Oct; 16(10):1569-83. Epub 2005 Sep 7.

6. Clark GM. Prognostic and predictive factors. In: Harris JR, Lippman ME, Morrow M, Hellman S. Diseases of the breast. Lippincott-Raven Publ., Philadelphia, 1996, pp 461-485.

7. Elston CW, Ellis IO. Pathological prognostic factors in breast cancer: I. The value of histological grade in breast cancer - Experience from a large study with long-term follow-up. Histopathology 1991; 19: 403-410.

8. McGuire WL, Tandon AK, Alred DC, Chamness GC, Clark GM. Commentaries. How to use prognostic factors in axillary node-negative breast cancer patients. J Nat Cancer Inst 82 (1990) 1006 - 1015.

9. Graeff H, Jänicke F, Schmitt M. Klinische und prognostische Bedeutung tumorassoziierter Proteasen in der gynäkologischen Onkologie. Geburtsh Frauenheilk 51 (1991) 90 - 99.

10. Schmitt M, Thomssen C, Jänicke F, Höfler H, Ulm K, Magdolen V, Reuning U, Wilhelm O, Graeff H. Clinical significance of the serine protease uPA (urokinase) and its inhibitor PAI-1 as well as the cysteine proteases cathepsin B and L in breast cancer. In: Breast cancer. Advances in biology and therapeutics. Calvo F, Crepin M, Magdelenat H (eds.), John Libbey Eurotext, Montrouge-London-Rom, 1996, 191 - 200.

11. Sweep CG, Geurts-Moespot J, Grebenschikov N, de Witte JH, Heuvel JJ, Schmitt M, Duffy MJ, Janicke F, Kramer MD, Foekens JA, Brunner N, Brugal G, Pedersen AN, Benraad TJ. External quality assessment of trans-European multicentre antigen determinations (enzyme-linked immunosorbent assay) of urokinase-type plasminogen activator (uPA) and its type 1 inhibitor (PAI-1) in human breast cancer tissue extracts. Br J Cancer. 1998 Dec;78(11):1434-41.

12. Prechtl A, Harbeck N, Thomssen C, Meisner C, Braun M, Untch M, Wieland M, Lisboa B, Cufer T, Graeff H, Selbmann K, Schmitt M, Janicke F. Tumorbiological factors uPA and PAI-1 as stratification criteria of a multicenter adjuvant chemotherapy trial in node-negative breast cancer. Int J Biol Markers. 2000 Jan-Mar; 15(1):73-8.

13. Jänicke F, Pache L, Schmitt M, Ulm K, Thomssen C, Prechtl A, Graeff H. Both the cytosols and detergent extracts of breast cancer tissues are suited to evaluate the prognostic impact of the urokinase-type plasminogen activator and its inhibitor, plasminogen activator inhibitor type 1. Cancer Res. 1994; 54(10): 2527-30.

14. Harbeck N, Look MP, Ulm K, Duffy MJ, on behalf of the Receptor and Biomarker Pooled Analysis. uPA and PAI-1 Ready for Routine Testing in Primary Breast Cancer: Pooled Analysis (n=8,377) Provides Level-I Evidence for Clinical Relevance. Proc ASCO 2001, abstr. #1646

15. Look MP, van Putten WLJ, Duffy MJ, Harbeck N, Brünner N, Kates R, Fernö M, Eppenberger S, Spyratos F, Thomssen C, Sweep CGJ, Peyrat JP, Martin PM, Blankenstein MA, Magdelenat H, Quillien-Pouvreau V, Daver, Ricolleau G, Daxenbichler G, Cufer T, Bendahl PO, Lisboa B, Ulm K, Christensen IJ, Meijer-van Gelder ME, Fiets E, Manders P, Broët P, Romain S, Windbichler G, Borstnar S, Beex LVRM, Jänicke F, Klijn JGM, Eppenberger U, Schmitt M, Foekens JA. Pooled analysis of prognostic impact of uPA and PAI-1 in 8,377 breast cancer patients. J Natl Cancer Inst 94(2): 116-128, 2002.

16. Jänicke F, Prechtl A, Thomssen C, Harbeck N, Meisner C, Untch M, Sweep CG, Selbmann HK, Graeff H, Schmitt M for the German "Chemo-N0" Study Group. Randomized adjuvant chemotherapy trial in high-risk, lymph node-negative breast cancer patients identified by urokinase-type plasminogen activator and plasminogen activator inhibitor type 1. J Natl Cancer Inst. 2001 Jun 20;93(12):913-20.

17. Hayes DF, Bast R, Desch CE, Fritsche Jr H, Kemeny NE, Jessup JM, Locker GY, Macdonald JS, Mennel RG, Norton L, Ravdin P, Taube S and Winn RJ. A tumor marker utility grading system (TMUGS): a framework to evaluate clinical utility of tumor markers. J Natl Cancer Inst 1996; 88: 1456-66.

18. Hayes DF. Determination of clinical utility of tumor markers: A Tumor Marker Utility Grading System. In: Senn HJ, Gelber RD, Goldhirsch A, Thürlimann B (eds.) Recent Results in Cancer Research. Springer-Verlag, Berlin, Heidelberg, 1998, pp 71-85.

19. Oxford Centre for Evidence-based Medicine Levels of Evidence (May 2001). Produced by Bob Phillips, Chris Ball, Dave Sackett, Doug Badenoch, Sharon Straus, Brian Haynes, Martin Dawes since November 1998. http://cebm.jr2.ox.ac.uk/docs/levels.html

20. Organkommission "Mamma" in der Arbeitsgemeinschaft für gynäkologische Onkologie (AGO). Guideline for Diagnostics and Therapy of Breast Carcinomas. Version 2005. www.ago-online.org

21. Hayes DF Current Controversies in Cancer: Do we need better prognostic factors in node-negative breast cancer? Arbiter. Eur J Cancer 2000; 36: 302-6.

22. Hayes DF. Prognostic and predictive factors revisited. Breast. 2005 Dec;14(6):493-9. Epub 2005 Oct 18. Review.

23. Michiels S, Koscielny S, Hill C. Prediction of cancer outcome with microarrays: a multiple random validation strategy. Lancet 2005; 365: 488–92.

24. Ein-Dor1 L, Kela1 I, Getz1 G, Givol D, Domany E: Outcome signature genes in breast cancer: is there a unique set? Bioinformatics 21 no. 2, 2005: 171–178.

25. Brenton JD, Carey LA, Ahmed AA, Caldas C. Molecular classification and molecular forecasting of breast

cancer: ready for clinical application? J Clin Oncol. 2005 Oct 10;23(29):7350-60. Epub 2005 Sep 6. Review.

26. Di Leo A, Larsimont D, Gancberg D, Järvinen T, Beauduin M, Dolci S, Paesmans M, Lobelle JP, Isola J, Piccart MJ. HER-2 as a Predictive Marker in Node-Positive (N+) Breast Cancer (BC) Patients (Pts) Randomly Treated with CMF or an Anthracycline-Based Regimen. Proc. Am. Soc. Clin. Oncol. 2000; 19: abs. #371.

27. Early Breast Cancer Trialists' Collaborative Group (EBCTCG). Systemic treatment of early breast cancer by hormonal, cytotoxic, or immune therapy. 133 randomised trials involving 31,000 recurrences and 24,000 deaths among 75,000 women. Early Breast Cancer Trialists' Collaborative Group. Lancet. 1992; 339(8785): 71-85.

28. Early Breast Cancer Trialists' Collaborative Group (EBCTCG). Ovarian ablation in early breast cancer: overview of the randomised trials. Early Breast Cancer Trialists' Collaborative Group. Lancet. 1996; 348(9036): 1189-96.

29. Early Breast Cancer Trialists' Collaborative Group (EBCTCG). Tamoxifen for early breast cancer: an overview of the randomised trials. Early Breast Cancer Trialists' Collaborative Group. Lancet. 1998; 351(9114): 1451-67.

30. Hamilton A, Piccart M. The contribution of molecular markers to the prediction of response in the treatment of breast cancer: a review of the literature on HER-2, p53 and BCL-2. Ann Oncol. 2000; 11(6): 647-63

31. Yamauchi H, Stearns V, Hayes DF. When is a tumor marker ready for prime time? A case study of c-erbB-2 as a predictive factor in breast cancer. Review article. J Clin Oncol 2001; 19 (8): 2334 – 2356.

32. Early Breast Cancer Trialists' Collaborative Group (EBCTCG). Effects of chemotherapy and hormonal therapy for early breast cancer on recurrence and 15-year survival: an overview of the randomised trials. Lancet. 2005 May 14-20;365(9472):1687-717.

33. Remmele W, Stegner HE. [Recommendation for uniform definition of an immunoreactive score (IRS) for immunohistochemical estrogen receptor detection (ER-ICA) in breast cancer tissue] Pathologe. 1987 May; 8(3):138-40.

34. Allred DC, Bustamante MA, Daniel CO, Gaskill HV, Cruz AB Jr. Immunocytochemical analysis of estrogen receptors in human breast carcinomas. Evaluation of 130 cases and review of the literature regarding concordance with biochemical assay and clinical relevance. Arch Surg. 1990 Jan;125(1):107-13. Review.Cui X, Schiff R, Arpino G, Osborne CK, Lee AV. Biology of progesterone receptor loss in breast cancer and its implications for endocrine therapy. J Clin Oncol. 2005 Oct 20;23(30):7721-35. Review.

35. Elledge RM, Green S, Pugh R, Allred DC, Clark GM, Hill J, Ravdin P, Martino S, Osborne CK. Estrogen receptor (ER) and progesterone receptor (PgR), by ligand-binding assay compared with ER, PgR and pS2, by immuno-histochemistry in predicting response to tamoxifen in metastatic breast cancer: a Southwest Oncology Group Study. Int J Cancer. 2000 Mar 20;89(2):111-7.

36. Cui X, Schiff R, Arpino G, Osborne CK, Lee AV. Biology of progesterone receptor loss in breast cancer and its implications for endocrine therapy. J Clin Oncol. 2005 Oct 20;23(30):7721-35. Review.

37. Schiff R, Massarweh SA, Shou J, Bharwani L, Arpino G, Rimawi M, Osborne CK. Advanced concepts in estrogen receptor biology and breast cancer endocrine resistance: implicated role of growth factor signaling and estrogen receptor coregulators. Cancer Chemother Pharmacol. 2005 Nov;56 Suppl 1:10-20. Review.

38. Harvey JM, Clark GM, Osborne CK, Allred DC. Estrogen receptor status by immunohistochemistry is superior to the ligand-binding assay for predicting response to adjuvant endocrine therapy in breast cancer. J Clin Oncol. 1999 May;17(5):1474-81.

39. Ravdin PM, Green S, Dorr TM, McGuire WL, Fabian C, Pugh RP, Carter RD, Rivkin SE, Borst JR, Belt RJ, et al. Prognostic significance of progesterone receptor levels in estrogen receptor-positive patients with metastatic breast cancer treated with tamoxifen: results of a prospective Southwest Oncology Group study. J Clin Oncol. 1992 Aug;10(8):1284-91.

40. Paik S, Bryant J, Tan-Chiu E, Romond E, Hiller W, Park K, Brown A, Yothers G, Anderson S, Smith R, Wickerham DL, Wolmark N. Real-world performance of HER2 testing - National Surgical Adjuvant Breast and Bowel Project experience. J Natl Cancer Inst. 2002 Jun 5;94(11):852-4.

41. Harbeck N, Kates RE, Gauger K, Willems A, Kiechle M, Magdolen V, Schmitt M. Urokinase-type plasminogen activator (uPA) and its inhibitor PAI-I: novel tumor-derived factors with a high prognostic and predictive impact in breast cancer. Thromb Haemost. 2004 Mar; 91(3):450-6. Review.

42. Paik S, Shak S, Tang G, Kim C, Baker J, Cronin M, Baehner FL, Walker MG, Watson D, Park T, Hiller W, Fisher ER, Wickerham DL, Bryant J, Wolmark N. A multigene assay to predict recurrence of tamoxifen-treated, node-negative breast cancer. N Engl J Med. 2004 Dec 30;351(27):2817-26. Epub 2004 Dec 10.

43. Martens JW, Nimmrich I, Koenig T, Look MP, Harbeck N, Model F, Kluth A, Bolt-de Vries J, Sieuwerts AM, Portengen H, Meijer-Van Gelder ME, Piepenbrock C, Olek A, Hofler H, Kiechle M, Klijn JG, Schmitt M, Maier S, Foekens JA. Association of DNA methylation of phosphoserine aminotransferase with response to endo-

crine therapy in patients with recurrent breast cancer. Cancer Res. 2005 May 15;65(10):4101-17.

44. Harbeck N, Bohlmann I, Ross JS, Gruetzmann R, Kristiansen G, Margossian A, Hartmann A, Cufer T, Paradiso A, Maier S, EpiBreast Group. Multicenter study validates PITX2 DNA methylation for risk prediction in tamoxifen-treated, node-negative breast cancer using paraffin-embedded tumor tissue. Proc ASCO 2005. Abstr, #505.

45. von Minckwitz G, Brunnert K, Costa SD, Friedrichs K, Jackisch C, Gerber B, Harbeck N, Junkermann H, Möbus V, Nitz U, Schaller G, Scharl A, Thomssen C, Untch C für die Organkommision "Mamma" der Arbeitsgemeinschaft Gynäkologische Onkologie (AGO). Evidenzbasierte Empfehlungen zur Primärbehandlung von Mammakarzinomen. Der Konsens der AGO-Organkommission 2001. www.kgu.de/zfg/ago-gravenbruch/ und www.ago-online.de

46. Monaghan J. Time to add chemotherapy to radiotherapy for cervical cancer. Lancet. 1999 Apr 17;353(9161): 1288-9.

47. Green JA, Kirwan JM, Tierney JF, Symonds P, Fresco L, Collingwood M, Williams CJ. Survival and recurrence after concomitant chemotherapy and radiotherapy for cancer of the uterine cervix: a systematic review and meta-analysis. Lancet. 2001 Sep 8;358(9284):781-6.

48. Shingleton HM, Orr JW. Cancer of the Cervix. Lippincott, Philadelphia 1995.

49. Kobayashi H, Fujishiro S, Terao T. Impact of urokinase-type plasminogen activator and its inhibitor type 1 on prognosis in cervical cancer of the uterus. Cancer Res. 1994 Dec 15;54(24):6539-48.

50. Brenna SM, Zeferino LC, Pinto GA, Souza RA, Andrade LA, Vassalo J, Martinez EZ, Syrjanen KJ. P53 expression as a predictor of recurrence in cervical squamous cell carcinoma. Int J Gynecol Cancer. 2002 May-Jun;12(3):299-303.

51. Vaupel P, Höckel M. [Hypoxia in cervical cancer: pathogenesis, characterization, and biological/clinical consequences] Zentralbl Gynakol. 2001 Apr;123(4):192-7. Review. German.

52. Höckel S, Schlenger K, Vaupel P, Höckel M. Association between host tissue vascularity and the prognostically relevant tumor vascularity in human cervical cancer. Int J Oncol. 2001 Oct;19(4):827-32

53. Dargent D, Martin X, Sacchetoni A, Mathevet P. Laparoscopic vaginal radical trachelectomy: a treatment to preserve the fertility of cervical carcinoma patients. Cancer. 2000 Apr 15;88(8):1877-82.

54. Schneider A, Possover M, Kohler C. [New concepts for staging and therapy of cervix cancer by endoscopic surgery] Zentralbl Gynakol. 2001 May;123(5):250-4. German.

55. Sedlis A, Bundy BN, Rotman MZ, Lentz SS, Muderspach LI, Zaino RJ. A randomized trial of pelvic radiation therapy versus no further therapy in selected patients with stage IB carcinoma of the cervix after radical hysterectomy and pelvic lymphadenectomy: A Gynecologic Oncology Group Study. Gynecol Oncol. 1999 May;73 (2):177-83.

56. Rotman M, Sedlis A, Piedmonte MR, Bundy B, Lentz SS, Muderspach LI, Zaino RJ. A Phase III Randomized Trial 35. Peters WA 3rd, Liu PY, Barrett RJ 2nd, Stock RJ, Monk BJ, Berek JS, Souhami L, Grigsby P, Gordon W Jr, Alberts DS. Concurrent chemotherapy and pelvic radiation therapy compared with pelvic radiation therapy alone as adjuvant therapy after radical surgery in high-risk early-stage cancer of the cervix. J Clin Oncol. 2000 Apr; 18(8):1606-13.

57. Sardi JE, Giaroli A, Sananes C, Ferreira M, Soderini A, Bermudez A, Snaidas L, Vighi S, Gomez Rueda N, di Paola G. Long-term follow-up of the first randomized trial using neoadjuvant chemotherapy in stage Ib squamous carcinoma of the cervix: the final results. Gynecol Oncol. 1997 Oct;67(1):61-9.

58. Namkoong SE, Park JS, Kim JW, Bae SN, Han GT, Lee JM, Jung JK, Kim SJ. Comparative study of the patients with locally advanced stages I and II cervical cancer treated by radical surgery with and without preoperative adjuvant chemotherapy. Gynecol Oncol. 1995 Oct;59 (1):136-42.

59. Benedetti-Panici P, Greggi S, Colombo A, Amoroso M, Smaniotto D, Giannarelli D, Amunni G, Raspagliesi F, Zola P, Mangioni C, Landoni F. Neoadjuvant chemotherapy and radical surgery versus exclusive radiotherapy in locally advanced squamous cell cervical cancer: results from the Italian multicenter randomized study. J Clin Oncol. 2002 Jan 1;20(1):179-88

60. NIH consensus conference. Ovarian cancer. Screening, treatment, and follow-up. NIH Consensus Development Panel on Ovarian Cancer. JAMA. 1995 Feb 8;273(6):491-7. Review.

61. Bauknecht T. Tumorbiologie und prognostische Faktoren. In: Jänicke F, Friedrichs K, Thomssen C (Hg.) Ovarialkarzinom – State of the Art – AGO-Symposium Hamburg. Springer Verlag Berlin Heidelberg New York 2001, 16-21

62. Kuhn W, Rutke S, Spathe K, Schmalfeldt B, Florack G, von Hundelshausen B, Pachyn D, Ulm K, Graeff H. Neoadjuvant chemotherapy followed by tumor debulking prolongs survival for patients with poor prognosis in International Federation of Gynecology and Obstetrics Stage IIIC ovarian carcinoma. Cancer. 2001 Nov 15;92(10):2585-91.

63. Kuhn W, Schmalfeldt B, Reuning U, Pache L, Berger U, Ulm K, Harbeck N, Spathe K, Dettmar P, Hofler H, Janicke F, Schmitt M, Graeff H. Prognostic significance of urokinase (uPA) and its inhibitor PAI-1 for survival in advanced ovarian carcinoma stage FIGO IIIc. Br J Cancer. 1999 Apr;79(11-12):1746-51.

64. Lengyel E, Schmalfeldt B, Konik E, Spathe K, Harting K, Fenn A, Berger U, Fridman R, Schmitt M, Prechtel D, Kuhn W. Expression of latent matrix metalloproteinase 9 (MMP-9) predicts survival in advanced ovarian cancer. Gynecol Oncol. 2001 Aug;82(2):291-8.

65. Kaern J, Aghmesheh M, Nesland JM, Danielsen HE, Sandstad B, Friedlander M, Trope C. Prognostic factors in ovarian carcinoma stage III patients. Can biomarkers improve the prediction of short- and long-term survivors? Int J Gynecol Cancer. 2005 Nov-Dec;15(6):1014-22.

66. Kobel M, Langhammer T, Huttelmaier S, Schmitt WD, Kriese K, Dittmer J, Strauss HG, Thomssen C, Hauptmann S. Ezrin expression is related to poor prognosis in FIGO stage I endometrioid carcinomas. Mod Pathol. 2006 Apr;19(4):581-7.

67. Kuhn W, Janicke F, Pache L, Holscher M, Schattenmann G, Schmalfeldt B, Anderl H, Schule G, Dettmar P, Siewert JR, et al. [Developments in the therapy of advanced FIGO III ovarian cancer] Geburtshilfe Frauenheilkd. 1993 May;53(5):293-302.

68. Hess V, A'Hern R, Nasiri N, King DM, Blake PR, Barton DP, Shepherd JH, Ind T, Bridges J, Harrington K, Kaye SB, Gore ME. Mucinous epithelial ovarian cancer: a separate entity requiring specific treatment. J Clin Oncol. 2004 Mar 15;22(6):1040-4.

69. Pectasides D, Fountzilas G, Aravantinos G, Kalofonos HP, Efstathiou E, Salamalekis E, Farmakis D, Skarlos D, Briasoulis E, Economopoulos T, Dimopoulos MA. Advanced stage mucinous epithelial ovarian cancer: the Hellenic Cooperative Oncology Group experience. Gynecol Oncol. 2005 May;97(2):436-41.

70. Vergote I, De Brabanter J, Fyles A, Bertelsen K, Einhorn N, Sevelda P, Gore ME, Kaern J, Verrelst H, Sjovall K, Timmerman D, Vandewalle J, Van Gramberen M, Trope CG. Prognostic importance of degree of differentiation and cyst rupture in stage I invasive epithelial ovarian carcinoma. Lancet. 2001a Jan 20;357(9251):176-82.

71. Vergote IB, Trimbos BJ, Guthrie D, Parmar M, Bolis G, Mangioni C, Anastasopolou A, Torri V, Vermorken J, for the Gynaecological Cancer Group (EORTC). Results of a randomized trial in 923 patients with high-risk early ovarian cancer, comparing adjuvant chemotherapy with no further treatment following surgery. Proc. ASCO 2001b: abstr.# 802.

72. Konecny G, Crohns C, Pegram M, Felber M, Lude S, Kurbacher C, Cree IA, Hepp H, Untch M. Correlation of drug response with the ATP tumorchemosensitivity assay in primary FIGO stage III ovarian cancer. Gynecol Oncol. 2000 May;77(2):258-63.

Präoperative (primäre, neoadjuvante) Chemotherapie des Mammakarzinoms

3. Präoperative (primäre, neoadjuvante) Chemotherapie des Mammakarzinoms

Die Behandlung des Mammakarzinoms mit der Operation zu beginnen, gilt vielfach noch als Standardtherapie, unabhängig davon, ob brusterhaltend oder radikal chirurgisch vorgegangen wird. Dieses Vorgehen ist in der Jahrhunderte langen Tradition der Methode begründet. Dafür stehen 10-Jahres-Überlebensraten von 70 % bei nodal negativen Patientinnen vor der Einführung der adjuvanten Therapie. Diese Überlebensrate galt es zu verbessern. Es gelang durch die Vernichtung der postoperativ verbliebenen kryptogenen Tumormasse in Form der adjuvanten Therapie. Durch die postoperative Kombination von Strahlentherapie, endokriner Therapie und Chemotherapie wurde und wird eine bestmögliche lokale und systemische Kontrolle erzielt.

Der Begriff der primären, präoperativen oder neoadjuvanten Chemotherapie ist in den letzten Jahren auf zunehmendes Interesse gestoßen. Die Idee, eine Chemotherapie vor einem operativen Eingriff durchzuführen ist nicht neu. Sehr schnell nach der Einführung wirksamer Chemotherapeutika beim Mammakarzinom wurde diese Methode eingesetzt, um inoperable lokal fortgeschrittene und inflammatorische Karzinome (☞ Abb. 3.1) in einen Zustand der Operabilität zu bringen, das Karzinom histologisch im Gesunden zu entfernen und einen primären Wundverschluß zu ermöglichen (1)

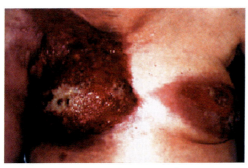

Abb. 3.1: Inflammatorisches Mammakarzinom.

Die primäre Strahlentherapie war und ist in Einzelfällen bei Nichtansprechen der Chemotherapie in diesem Zusammenhang noch immer eine Alternative. Die primäre Chemotherapie bietet jedoch den Vorteil der gleichzeitigen systemischen Wirkung, die bei diesem fortgeschrittenen Tumorstadium auch gegen die mit hoher Wahrscheinlichkeit vorliegenden Mikrometastasen gerichtet ist. Desweiteren ist die Rate an Wundheilungsstörungen nach präoperativer Chemotherapie geringer als nach Strahlentherapie.

Beim **inflammatorischen Mammakarzinom** ist die primäre Chemotherapie seit mehr als 3 Jahrzehnten die Standardtherapie. Durch die Kombination von prä- und postoperativer Chemotherapie und lokaler Behandlung durch Operation und/oder Strahlentherapie, können bei mindestens einem Drittel der Patientinnen Überlebenszeiten von bis zu 10 Jahren erreicht werden (2, 3).

Ein sehr enger Zusammenhang besteht zwischen dem Ausmaß des Ansprechens auf die präoperative medikamentöse Behandlung und dem weiteren Krankheitsverlauf. Bei einer Analyse von 178 Patientinnen mit inflammatorischen Mammakarzinom (4) konnte gezeigt werden, daß von 21 Patientinnen, die durch die präoperative Chemotherapie eine komplette klinische Remission erreicht hatten, nach 15 Jahren noch 40 % krankheitsfrei waren (☞ Tab. 3.1). Von 106 Patientinnen, die eine partielle Remission erreichten, lebten nach 15 Jahren noch 29 % ohne Rezidiv, während von den 45 Patientinnen, die nicht objektiv auf die Chemotherapie ansprachen, lediglich 8 % krankheitsfrei waren.

	Patientenzahl (n)	15 Jahre krankheitsfrei (%)
Gesamt	78	24
Komplette Remission (CR)	21	40
Partielle Remission (PR)	106	29
Minimale Remission (mR)	45	8

Tab. 3.1: Ansprechen des inflammatorischen Mammakarzinoms auf präoperative Chemotherapie und Krankheitsfreiheit nach 15 Jahren (4).

3.1. Entwicklung der primären Chemotherapie beim nicht inflammatorischen, operablen Mammakarzinom

Trotz der Erfolge beim inflammatorischen Mammakarzinom war lange Zeit die präoperative Chemotherapie beim operablen Mammakarzinom sehr umstritten. Kritiker argumentierten, daß durch die vermehrte Tumorlast am Anfang der Therapie die systemische Wirkung verringert sein könnte. Außerdem würde die Entfernung des Primärtumors verzögert. Die Befürworter führten dagegen ins Feld, daß durch den primären Einsatz der Chemotherapie die systemische Erkrankungskomponente gleichzeitig mit dem Primärtumor und damit eher behandelt wird.

Der mögliche klinische Nutzen eines präoperativen Chemotherapieeinsatzes auch beim nichtinflammatorischen Mammakarzinom wurde zunächst in experimentellen Untersuchungen analysiert. So konnte im Tiermodell eindrucksvoll gezeigt werden, daß die Entfernung des Primärtumors bei verbliebenen Tumorzellen zu einem erheblichen Wachstumsschub führt. Innerhalb von 24 h steigt der Markierungsindex der Tumorzellen signifikant an, die Tumorverdopplungszeit verkürzt sich und es resultiert eine Größenzunahme der Metastasen (5, 6). Durch die präoperative Gabe von Zytostatika oder Tamoxifen kann dieser Proliferationsschub unterdrückt und die Überlebenszeit der Tiere verlängert werden (7). Weiterhin scheint der Primärtumor durch die Ausbildung verschiedener Faktoren wie z.B. dem Angiostatin, den für das weitere Wachstum von Metastasen zwingend erforderlichen Anschluß an das Blutgefäßsystem zu unterdrücken (8, 9, 10). Wird der Primärtumor entfernt, kommt es zu einer raschen Kapillarisierung der Metastasen. Auch dieses Phänomen müsste sich durch eine präoperative medikamentöse Therapie unterdrücken lassen. Goldie und Coldman (11) postulierten 1979, daß mit der zunehmenden Anzahl an Tumorzellen die Wahrscheinlichkeit der Entstehung von Chemotherapie-resistenten Klonen ansteigt. Dies könnte ein Vorteil einer neoadjuvanten Chemotherapie gegenüber dem postoperativen Einsatz sein, da durch den frühzeitigen Beginn der Chemotherapie das Risiko resistenter Klone minimiert werden kann.

3.1.1. NSABP-B-18-Studie

Die erste größere, randomisierte und damit richtungsweisende Studie zur präoperativen Chemotherapie bei Patientinnen mit nichtinflammatorischen Mammakarzinomen war die NSABP-B-18-Studie, die 1495 Patientinnen einschloss. Nach Randomisierung erhielten die Patientinnen je nach Studienarm die gleiche Therapie prä- oder postoperativ (☞ Abb. 3.2 (4 Zyklen Doxorubicin und Cyclophosphamid-AC) (12).

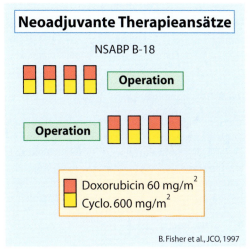

Abb. 3.2: Design der NSABP B-18-Studie.

Alle vorangegangenen größeren Studien waren in ihrer Aussage hinsichtlich des Gesamtüberlebens problematisch, da sich die eingesetzte Chemotherapie in den prä- bzw. postoperativen zytostatisch behandelten Armen häufig unterschied oder nicht randomisiert wurde. Signifikante Unterschiede zwischen der prä- und postoperativen Therapie ergaben sich nicht. Die Mehrheit dieser Untersuchungen wurde bei lokal fortgeschrittenen Tumoren durchgeführt. Insgesamt ließen sich mit diesen Studien Befürchtungen, daß durch die Vorschaltung der Chemo- oder Hormontherapie vor den chirurgischen Eingriff der weitere Krankheitsverlauf negativ beeinflußt werden könnte, nicht bestätigen (13, 14, 15) (☞ Tab. 3.2).

Weder die vorangegangenen noch die NASBP-18-Studie (Fisher et al.) konnten die Hypothese bestätigen, daß durch die präoperative Chemotherapie die Heilungsrate der Patientin verbessert werden. Aber alle Studien konnten zeigen, daß eine Steige-

Autor	Therapie	Patienten	Nachbeobachtung	Krankheitsfrei	Überleben
Pierga	Präoperativ	200	36 Monate	68 %	93 %
	Postoperativ	190		66 %	86 %
Ragaz	Präoperativ	69	48 Monate	57 %	69 %
	Postoperativ	60		47 %	60 %
Scholl	Präoperativ	196	54 Monate	59 %	86 %
	Postoperativ	194		55 %	78 %
DeOliveira	Präoperativ	81	60 Monate	68 %	82 %
	Postoperativ	90		66 %	71 %
Rubens	Präoperativ	12	40 Monate	50 %	50 %
	Postoperativ	13		42 %	50 %
Semigloazov	Präoperativ	137	53 Monate	86 %	86 %
	Postoperativ	134		72 %	79 %
Mauriac	Präoperativ	133	34 Monate	80 %	95 %
	Postoperativ	134		79 %	88 %

Tab. 3.2: Randomisierte Vergleiche zwischen prä- und postoperativer Chemotherapie (13).

rung der Rate an brusterhaltenden Operationen durch die neoadjuvante Therapie in 10-25 % möglich ist. Der größte Vorteil wurde diesbezüglich bei den Tumoren über 5 cm beobachtet, während die kleineren Tumore nur unwesentlich häufiger brusterhaltend operiert wurden als im Kontrollarm (☞ Abb. 3.3).

Neoadjuvante Therapieansätze
NSABP B-18

Brusterhaltung

cm	adjuvant	neoadjuvant
<2,0	79	81
2,1-5,0	63	71
>5,1	8	22

B. Fisher et al., JCO, 1997

Abb. 3.3: Ergebnisse der NSABP B-18-Studie: Rate an brusterhaltenden Operationen prä- und postoperativ.

Fisher et al. konnten in ihrer Studie darüber hinaus bestätigen, daß Patientinnen mit guter Remission (insbesondere mit pathologischer Komplettremission) deutlich bessere Überlebensraten haben, als Patientinnen mit schlechter Remission oder Progression unter Therapie (☞ Abb. 3.4). Besonders günstige Voraussetzungen für ein langfristiges Überleben zeigten in der NSABP-18-Studie die Patientinnen mit einer primären Tumorgröße von T1 oder T2 und einem histologisch negativen Lymphknotenstatus nach Chemotherapie (☞ Abb. 3.5).

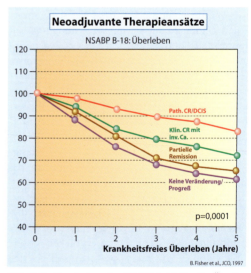

Abb. 3.4: Ergebnisse der NSABP B-18-Studie: Überleben.

Die Ergebnisse der NSABP wurden in einer weiteren prospektiven und randomisierten Studie aus Frankreich (Stoll et al.) (16) bestätigt, in der die primär chemotherapierten Patientinnen mit einer pathologischen kompletten Remission nach 5 Jahren signifikant seltener Fernmetastasen aufwiesen, und sowohl das krankheitsfreie als auch das gesamte Überleben nach 5 Jahren signifikant günstiger waren.

nach 5 Jahren in beiden Therapiearmen identisch sind (18) (☞ Abb. 3.6) und dennoch die Rate an brusterahltenenden Operationen unter primär sytemischer Therapie erhöht werden kann.

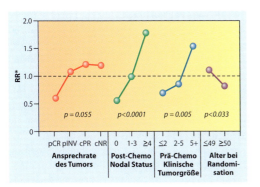

Abb. 3.5: Geschätzte relative Rezidivwahrscheinlichkeit in Abhängigkeit vom Ansprechen auf die präoperative Chemotherapie, dem pathologischen Nodalstatus, der initialen Primärtumorgröße und dem Alter bei Patientinnen, die eine neoadjuvante Chemotherapie erhielten (Fischer 1997).

Dabei besteht eine inverse Korrelation zwischen der Größe des Primärtumors und dem objektiven Tumoransprechen (17) (☞ Tab. 3.3).

Von Bedeutung erwies sich zudem das Patientenalter. So scheinen postmenopausale Patientinnen ein niedriges Risiko für ein Rezidiv zu besitzen. Patientinnen unter 50 Jahren hatten nach präoperativer systemischer Therapie zu 13 % lokale Rezidive, verglichen mit einer Rezidivrate von nur 3 % bei Frauen über 50 Jahre. Allerdings war in dieser Studie das Tamoxifen nur bei Patientinnen über dem 50. Lebensjahr zugelassen. Die Reduktion des kontralateralen Mammakarzinom-Rezidivs durch Tamoxifen ist aus den adjuvanten Studien brekannt. Das wesentliche Ergebnis der NSABP-B-18-Studie war jedoch, daß die Überlebensraten (Rezidivfreiheit, Metastasenfreiheit und Gesamtüberleben)

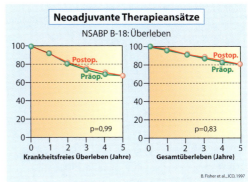

Abb. 3.6: Ergebnisse der NSABP B-18 Studie: Gesamtüberleben.

> Damit ist bewiesen, daß die präoperative und die postoperative Therapie bezüglich der Prognose keine Unterschiede aufweisen und damit keine ethischen Vorbehalte gegen die Durchführung einer präoperativen Chemotherapie bestehen.

Diese Ergebnisse würden jedoch die von Skipper aufgestellte Hypothese (19), daß Primärtumor und Metastase unterschiedlich auf eine Chemotherapie ansprechen, in Frage stellen.

Klinisches Ansprechen	Gesamt	Klinische Tumorgröße (cm)		
		≤ 2,0	2,1-5,0	≥ 5,1
Komplette Remission (CR)	36 %	57 %	35 %	17 %
Partielle Remission (PR)	43 %	22 %	46 %	58 %
Stillstand (NC)	17 %	15 %	16 %	22 %
Progression (PD)	3 %	5 %	3 %	3 %

Tab. 3.3: Klinisches Ansprechen auf präoperative Chemotherapie in Abhängigkeit von der Größe des Primärtumors (Fisher 1997).

Zusammenfassung der Ergebnisse der NSABP-B-18-Studie

- Eine präoperative Chemotherapie bietet die gleiche Sicherheit wie eine adjuvante Therapie, es bestehen weder Unterschiede hinsichtlich des rezidivfreien bzw. Gesamtüberlebens noch hinsichtlich der Lokalrezidivrate
- Sowohl die Rate an brusterhaltenden Operationen als auch der Anteil nodal negativer Patientinnen läßt sich signifikant erhöhen
- Der Anteil primär progredienter Patientinnen ist sehr klein
- Die Häufigkeit histologisch kompletter Remissionen liegt mit 9 % etwa in der Größenordnung des absoluten Benefits einer adjuvanten Chemotherapie und könnte somit diejenigen Patientinnen identifizieren, die am meisten von einer zytostatischen Behandlung profitieren

Der letzte Punkt führte zu der Überlegung, daß eine Erhöhung der kompletten Remissionsrate mit einer Verbesserung des Überlebens verbunden sein könnte. Deshalb verfolgen alle weiteren Studien das Ziel, die Rate kompletter Remissionen weiter zu steigern.

Als eine weitere Konsequenz kann damit in Studien zur präoperativen Therapie auf den postoperativen Kontrollarm verzichtet werden. Dadurch wurde es möglich, mit präoperativen Therapiestudien schnell Hinweise auf die für die jeweilige Prognose effektivste systemische Therapiemaßnahme zu erhalten. Diese Effektivität der Therapie kann durch die Rate an Remissionen insbesondere der pathologischen Komplettremission gemessen werden.

Möglichkeiten, die Rate an pathologischer Komplettremission zu erhöhen sind:

- Kombination optimaler Substanzen (Integration von Taxanen und Herceptin®)
- Modifikation von Primärresistenzen durch Resistenzmodifier
- Dosisintensivierung mittels Zyklusverkürzung
- Dosiserhöhung
- Verlängerung der Gesamttherapiedauer

Wesentliche Anhaltspunkte für künftige Studien lieferte die Untersuchung von Mauriac und Mitarbeitern (20). Hierbei wurde die Größenabnahme des Primärtumors von präoperativem Therapiezyklus zu Therapiezyklus in Abhängigkeit von prognostisch wichtigen Faktoren, wie dem Proliferationsindex und dem Hormonrezeptorstatus bestimmt. Es zeigte sich, daß insbesondere Tumore mit hoher proliferativer Aktivität, bestimmt durch einem Mib 1-Anteil von über 40 % praktisch linear von Zyklus zu Zyklus an Größe abnehmen (☞ Abb. 3.7). Im Gegensatz dazu scheinen wenig proliferativ aktive Tumore (Mib 1 ≤ 40 %) nur während der ersten beiden Behandlungszyklen deutlich an Größe abzunehmen, wohingegen die Größenabnahme während der folgenden Chemotherapiekurse nur noch gering ist. Die Messung der proliferativen Aktivität zu Beginn der präoperativen Therapie könnte somit eventuell Auskunft über die notwendige Dauer der primären systemischen Behandlung geben. Dies könnte auch erklären, warum zum Teil langfristige Behandlungen von Zyklus zu Zyklus eine deutliche Zunahme der kompletten Remissionsquoten induzieren (21), während andere Studien, die über noch längere Zeiträume geführt werden, mit niedrigeren kompletten Remissionsraten einhergehen (22).

Dowsett et al. (JCO 2005) konnten im Rahmen der präoperativen Hormontherapiestudie IMPACT zeigen, daß eine starke Abnahme des Proliferationsmarkers KI67 wenige Tage nach Beginn der Therapie (bestimmt durch Biopsien im Verlauf der Therapie) ein sehr guter prädiktiver Faktor für die klinische Komplettremission ist.

Die hormonellen Substanzen wirken unterschiedlich neoadjuvant. Dixon et al. konnten (24) zeigen, daß eine 3-monatige präoperative Letrozoltherapie zu einer Tumorvolumenreduktion von 81 % führte, während Tamoxifen über diesen Zeitraum nur eine 48 %ige Tumorverkleinerung bewirkte.

Die folgenden Studien zum randomisierten Vergleich des präoperativen Tamoxifens mit Aromatasehemmern (Anastrozol-IMPACT-Studie, NeoadjuvanteLetrozol-Studie, Exemestane-GENARI-Studie) zeigten übereinstimmend die höhere Rate am klinischen Ansprechen und an brusterhaltenden Operationen nach Aromatasemmern im Vergleich mit Tamoxifen (Eiermann et al. Ann Oncol 2001, Smith et al. JCO 2005).

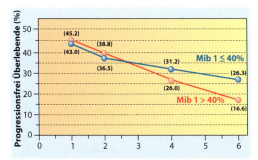

Abb. 3.7: Größenreduktion des Primärtumors im Verlauf der präoperativen Chemotherapie bei Patientinnen mit einem hohem (Mib 1 < 40 %) bzw. geringem Anteil proliferierender Tumorzellen (Mib 1 ≤ 40 %) (Mauriac 1999).

In den Untersuchungen von Mauriac konnte auch gezeigt werden, daß sich die Abnahme der Tumorgröße unter präoperativer Chemotherapie bei Estrogenrezeptor-positiven Tumoren anders verhält, als bei Estrogenrezeptor-negativen. Zwar nimmt die Tumorgröße in beiden Fällen während der ersten zwei Zyklen deutlich ab, im weiteren Verlauf tritt jedoch bei den Estrogenrezeptor-positiven Tumoren eine deutlich geringere Volumenreduktion ein.

In weiteren, aktuellen Studien konnte nachgewiesen werden, daß hormonrezeptornegative Mammakarzinome eine höhere Rate an pathologischer Komplettremission aufweisen nach primär systemischer Chemotherapie als hormonrezeptorpositive Mammakarzinome.

Studie	Pat.	HR-	HR+	p-Wert
Gepardo	250	15,4	1,1	0,0006
Geparduo	913	22,8	6,2	0,0001
Gepartrio	286	36,6	10,1	<0,0001
MD. Anderson	1018	20,6	5,6	
	Pat.	Odds ratio (95 %)		
AGO	412	2,88		
ABCSG XIV	288	4,54		
ECTO	373	5,8		
IBCSG	394	4,22		

Tab. 3.4: Hormonrezeptorstatus als prädiktiver Marker für pCR (%).

In der GEPARDUO-Studie (von Minckwitz et al. JCo 2005) konnte nachgewiesen werden, daß das klinische und sonographische Ansprechen nach 2 Zyklen einer präoperativen Chemotherapie sehr eng mit der pathologischen Komplettremission korreliert (prädiktiver Faktor).

Was bereits jetzt für die präoperative Therapieführung klar zu sein scheint, ist die Tatsache, daß eine späte Intensivierung der Behandlung (Hochdosistherapie) nach Durchführung der Operation nicht sinnvoll ist. So konnten Rodenhuis und Mitarbeiter (25) in einer randomisierten Studie mit 97 Patientinnen eindrucksvoll zeigen, daß eine 3-malige präoperative FEC-Therapie, gefolgt von Operation und einer postoperativen FEC-Behandlung ± Hochdosistherapie keinerlei Unterschiede im progressionsfreien und Gesamtüberleben zeigte. Diese Ergebnisse wurden von Daten des MD Anderson untermauert. Auch hier zeigte sich, daß durch eine adjuvnate doppelte Hochdosistherapie nach 8 Zyklen FAC keinerlei Unterschiede im 4-Jahreskrankheitsfreien Überleben und im Gesamtüberleben erreicht werden konnte (26).

3.1.2. Rolle der Taxane

Ähnlich wie in der adjuvanten Situation gilt es die Rolle der Taxane in der primär systemischen Therapie intensiv zu erforschen. Hier stellt sich die Frage, ob sich die Rate der pathologischen Komplettremissionen (pCR) durch den Einsatz von Taxanen im Vergleich zur klassischen Anthrazyclin/Cyclophosphamid-Kombination verbessern läßt und ob sich diese Erhöhung der pCR in eine Erhöhung der Heilungsrate überleiten läßt. Adjuvante Therapiestudien konnten zeigen, daß das Hinzufügen von Taxanen sowohl zu einer Verbesserung im krankheitsfreien als auch im Gesamtüberleben führt (siehe dort).

Nachdem sich in einer Studie von Buzdar und Mitarbeitern gezeigt hatte, daß die 4-malige präoperative Gabe von Paclitaxel gleiche Behandlungsergebnisse wie eine Kombinationschemotherapie mit FAC erzielte, lag es nahe, die konventionelle Kombination von Adriamycin und Cyclophosphamid mit Adriamycin und Paclitaxel zu vergleichen. Es zeigte sich, daß sowohl die Rate an klinisch kompletten Remissionen, als auch insbesondere die pathologisch komplette Remissionsrate in der Paclitaxelkombination deutlich höher lag, was natürlich auch eine höhere Rate an brusterhaltenden Therapien ermöglichte (27, 28).

NSABP-B-27-Studie

Als Konsequenz aus den Ergebnissen der B-18-Studie hat die NSABP die prospektive und randomisierte Studie B-27 durchgeführt, in der 4 Zyklen Docetaxel sequentiell nach 4 Zyklen Doxorubicin mit Cyclophosphamid (AC) mit 4 Zyklen AC präoperativ und mit 4 Zyklen AC präoperativ gefolgt von 4 Zyklen Docetaxel postoperativ verglichen wurden. Zusätzlich erhielten alle Patientinnen von Anfang an 20 mg Tamoxifen über insgesamt fünf Jahre. Das Mammakarzinom mußte bei jeder Patientin klinisch größer als 2 Zentimeter sein. (☞ Abb. 3.8).

	B-27 Alter		
Alter	Präop AC	Präop AC Präop Docetaxel	Präop AC Postop Docetaxel
≤49	57	56	56
≥50	43	44	44

Abb. 3.9: Altersverteilung in der NSABP B-27-Studie.

In allen drei Therapiearmen konnten in gleicher Verteilung Tumorgrößen von bis zu 2 cm, 2 bis 4 cm und größer 4 cm behandelt werden (☞ Abb. 3.10).

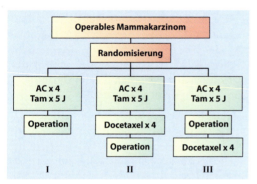

Abb. 3.8: Präoperatives NSABP-B-27-Protokoll.

Mit diesem Design wurde zum einen die Wertigkeit von Docetaxel in der präoperativen Therapie anhand der Rate pathologischer Komplettremissionen überprüft, und zum anderen der Einfluß von Docetaxel auf Gesamtüberleben bzw. rezidivfreies Überleben in Abhängigkeit von dessen prä- oder postoperativen Einsatz ermittelt.

Die Ergebnisse dieser Studie sind inzwischen publiziert und auf internationalen Kongressen vorgestellt worden (Bear et al. JCO 2003; 21(2):4165-4174, Bear et al. SABCS 2004 #26).

Insgesamt konnten 2411 Patientinnen einer Auswertung unterzogen werden. Die durchschnittliche Nachbeobachtungszeit betrug im Dezember 2004 68,8 Monate. Die Altersverteilung der randomisierten Patientinnen wird in Abb. 3.9 dargestellt.

	B-27 Klinische Tumorgröße		
Klinische Tumorgröße (cm)	Präop AC (%)	Präop AC Präop Docetaxel (%)	Präop AC Postop Docetaxel (%)
≤2,0	15	15	14
2,1 - 4,0	40	41	41
≥4,1	45	45	45

Abb. 3.10: NSABP-B-27-Studie: Verteilung der Tumorgröße in den einzelnen Studienarmen bei Studieneintritt.

Im klinischen Nodalstatus konnte in keinem der Therapiearme ein statistisch signifikanter Unterschied evaluiert werden. Den prognostisch günstigeren Status ohne Lymphknotenbefall wiesen unabhängig von der Tumorgröße 2/3 der Patientinnen (70 %) auf (☞ Abb. 3.11).

	B-27 Klinischer Nodalstatus		
Klinischer Nodalstatus	Präop AC (%)	Präop AC Präop Docetaxel (%)	Präop AC Postop Docetaxel (%)
Negativ	70	70	69
Positiv	30	30	31

Abb. 3.11: NSABP B-27-Studie: Lymphknotenstatus in den Studienarmen bei Studieneintritt.

Ebenso lassen sich keine Unterschiede im operativen Vorgehen statistisch signifikant nachweisen. Die Hälfte der Patientinnen wurde mittels Mastektomie therapiert. Im klinischen Ansprechen konnte ein statistisch signifikanter Unterschied für die Hinzunahme von Docetaxel in die präoperative Therapie nachgewiesen werden. 91 % der Patientinnen im AC-Taxotere®-Arm zeigten ein klinisches Ansprechen, im Unterschied zu 85 % der Patientinnen nach der AC-Therapie. Insbesondere die Rate an klinischen Komplettremissionen machte im AC-Taxotere-Arm 2/3 der Patientinnen aus (☞ Abb. 3.12).

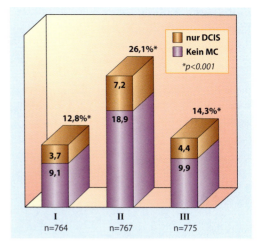

Abb. 3.13: NSABP B-27-Studie: Pathologische Ansprechraten.

Die erhöhte Rate an pCR im Studienarm II führte ebenso wie die adjuvante Therapie mit Docetaxel im Arm III zu keiner Verlängerung des erkrankungsfreien und Gesamt-Überlebens (☞ Abb. 3.14a und Abb. 3.14b).

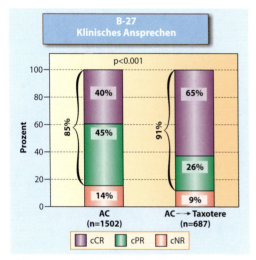

Abb. 3.12: NSABP B-27-Studie: Klinische Ansprechraten.

Entscheidend für die Prognose, ist jedoch nicht das klinische Ansprechen, sondern die pathologische Komplettremission. Unter Einbeziehung von nichtinvasiven Tumoranteilen in die Beurteilung der Regression konnte durch die Hinzunahme von Docetaxel in die präoperative Therapie eine Verdoppelung der pathologischen Komplettremissionsrate von 2526,1 % (Arm 2) im Vergleich zu 12,8 (Arm 1) bis 14,3 (Arm 3) % nach alleiniger AC-Gabe (p<0,001) erreicht werden (☞ Abb. 3.13).

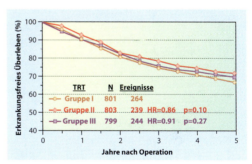

Abb. 3.14a: NSABP B-27-Studie: Erkrankungsfreies Überleben abhängig von der prä- und postoperativen Therapie.

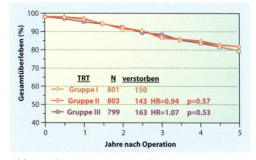

Abb. 3.14b: NSABP B-27-Studie: Gesamtüberleben abhängig von der prä- und postoperativen Therapie.

Trotzdem gilt auch in dieser Studie, daß die Patientinnen mit einer pCR des Tumors (☞ Abb. 3.15a) und der Lymphknoten (☞ Abb. 3.15b) signifikant länger erkrankungsfrei und insgesamt überleben. Die Anzahl der nach der Chemotherapie noch befallenen Lymphknoten ist ebenfalls wichtig für die Einschätzung der Prognose der Patientinnen (☞ Abb. 3.15b).

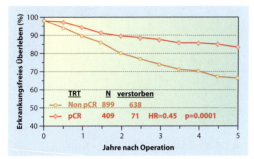

Abb. 3.15a: NSABP B-27-Studie: pCR des Tumors und Gesamtüberleben.

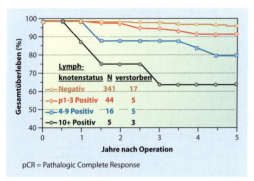

Abb. 3.15b: NSABP B-27-Studie: pCR der axillären Lymphknoten und die Anzahl der nach der präoperativen Chemotherapie befallenen Lymphknoten und Gesamtüberleben.

■ **Zusammenfassung Ergebnisse NSABP-B-27-Studie**

Die Hinzunahme von Docetaxel präoperative oder adjuvant sequentiell zu einer präoperativen antrazyklinhaltigen Chemotherapie:
- Erhöht die Rate klinischer Komplettremissionen
- Erhöht die Rate pathologischer Komplettremissionen
- Erhöht (noch nicht) die Überlebensrate

Die pathologische Komplettremission des Tumors und der regionalen Lymphknoten führt dennoch mit einer signifikant verbesserten Prognose.

Zur Vereinheitlichung der pathologischen Beurteilung der histologischen Veränderung nach präoperativer Chemotherapie schlugen Sinn und Mitarbeiter 1994 eine semiquantitative Klassifikation der regressiven Veränderungen vor.

0	Kein Effekt.
1	Vermehrte Tumorsklerose mit herdförmiger resorptiver Entzündung und/oder deutliche zytopathische Effekte.
2	Weitgehende Tumorsklerose mit nur fokal noch nachzuweisenden, evtl. auch multifokalem, minimalem invasivem Resttumor (< 0,5 cm), häufig ausgedehnte intraduktale Tumorausbreitung.
3	Kein invasiver Residualtumor.
4	Tumorfrei.

Tab. 3.5: Semiquantitative pathologische Beurteilung der regressiven Tumorveränderungen nach Sinn.

Diese soll insbesondere dazu beitragen, die Beurteilung des Therapieerfolges und die Verbesserung der Operabilität zu objektivieren und zudem mögliche Zusammenhänge zwischen der Histologie des Primärtumors und dem Ansprechen auf die präoperative Therapie aufzudecken. So konnte z.B. gezeigt werden, daß bei invasiv lobulären Karzinomen zwar eine deutliche Zytoreduktion erreicht werden kann, aufgrund des hohen Stromaanteils der Tumore, in der Regel jedoch nur eine geringe Tumorverkleinerung nachzuweisen ist. Ähnliches gilt für invasiv duktale Karzinome mit einer ausgedehnten oder überwiegenden intraduktalen Komponente, bei denen häufig nur eine geringe Größenreduktion des Primärtumors eintritt, da der intraduktale Anteil eine verhältnismäßig geringe Verkleinerung erfährt.

Aberdeen-Trial

Anläßlich des 24. Internationalen Brustkrebssymposiums in San Antonio im Dezember 2001 konnten erstmals die ersten Ergebnisse des Aberdeen-Trials vorgestellt werden (30), die später publiziert wurden (Smith et al. JCO 2002). Dabei handelt es sich um eine Phase III-Studie der Universität Aberdeen mit insgesamt 162 Patientinnen mit großem oder lokal fortgeschrittenen Tumor (T ≥ 3 cm oder T3,T4,Tx, N2) im medianen Alter von 53 Jahren. Die Patientinnen bekamen zunächst vier Zyklen einer Anthrazyklin-haltigen Chemotherapie im 3-wöchigen Intervall (CDVP). Jene Patientinnen, die partiell oder vollständig auf die Behandlung ansprachen, wurden in zwei Gruppen randomisiert und entweder mit vier weiteren Zyklen der vorausgegangenen Antrazyklin-haltigen Chemotherapie oder mit vier Zyklen Docetaxel (100 mg/m² alle 21 Tage) behandelt (☞ Abb. 3.16).

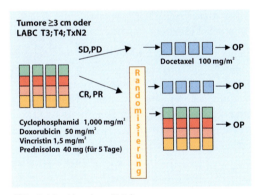

Abb. 3.16: Aberdeen-Trial.

■ Zusammenfassung Ergebnisse Aberdeen-Trial

Folgende Ergebnisse konnten nach medianer Beobachtungsdauer von 38 Monaten (24 bis 56 Monate) ermittelt werden:

Die Überlebensrate von Patientinnen mit lokal fortgeschrittenem Brustkrebs wird durch die primär systemische (präoperative) Gabe von vier Behandlungszyklen Docetaxel im Anschluß an vier Zyklen einer Anthrazyklin-haltigen Chemotherapie signifikant verbessert. Die 3-Jahres-Überlebensrate betrug 97 % im Docetaxel-haltigen Regime im Vergleich zu 84 % (p=0,005) der Patientinnen, die im Kontrollkollektiv ausschließlich mit acht Zyklen einer Anthrazyklin-haltigen präoperativen Chemotherapie behandelt wurden. Der sequentielle Einsatz von Docetaxel brachte höhere Tumorrückbildungsraten. Sowohl das klinische (94 % vs. 66 %; p= 0,001) wie auch das pathologisch bestätigte Tumoransprechen wurde signifikant verbessert (34 % vs. 16 %; p=0,04).

ECTO-Protokoll

Im ECTO-Protokoll (European Cooperative Trial in Operable Breast Cancer) wurden die Patientinnen mit Mammakarzinom im Stadium T2 und T3 in drei Therapiearme randomisiert. In zwei Armen erhielten die Patientinnen die postoperative Chemotherapie entweder mit vier Zyklen Doxorubicin (75 mg/m²) in dreiwöchigen Abständen gefolgt von vier Zyklen CMF (600/40/600 mg/m²/Tag 1 + 8), oder mit vier Zyklen Doxorubicin/Paclitaxel (60/200 mg/m²) gefolgt von viermal CMF vor. Im dritten, dem präoperativen Therapiearm, erfolgt die Chemotherapie ebenfalls mit vier Zyklen Doxorubicin/Paclitaxel gefolgt von vier Zyklen CMF. Anschließend erhielten alle Patientinnen über fünf Jahre hinweg täglich 20 mg Tamoxifen. (☞ Abb. 3.17). Diese Studie bestätigt die Ergebnisse der bisherigen. Durch die präoperative Chemotherapie wird die Rate an brusterahltenden Operationen signifikant erhöht (34 bs. 65 %, p=0,001). Die pCR-Rate lag bei 13,4 % (ohne residuelles DCIS), bzw. 23,3 % (mit residuellem DCIS) (Gianni L et al. Clin Cancer Res 2005.

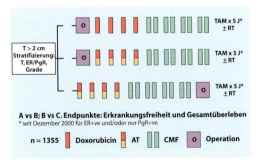

Abb. 3.17: Das ECTO-Protokoll.

3.1.3. Die präoperative Hormontherapie

Seit Jahrzehnten wird Tamoxifen bei älteren Patientinnen mit einem Hormontherapie-sensiblen Mammakarzinom mit oder ohne nachfolgende Operation eingesetzt. Dies geschieht, um den Zeitpunkt der Operation hinauszuzögern oder den häufig multimorbiden Patientinnen die Operation zu ersparen. Das Überleben wurde durch die präoperative Hormontherapie im Vergleich zur sofortigen Operation nach den Ergebnissen nicht randomisierter Studien nicht beeinflußt, OS ändert sich nicht gegenüber sofortiger Op. (GRETA-A trial: 473 P. >70 J., T1-T2, Tam. vs. Tam. + Op., Mustacchi et al. Anti-cancer res. 14;1994:2197-2000). Bei einer Meta-Analyse zu dieser Frage zeigte sich jedoch, daß die Patientinnen, die präoperativ mit Tamoxifen allein oder vor der Operation behandelt wurden im Vergleich zur sofortigen Operation, gefolgt von Tamoxifen im Trend ein kürzeres Überleben und eine schlechtere lokale Kontrolle hatten (GRETA- und CRC-Studien, p=0,09, RR 0,86, Mustacchi et al. Breast Cancer Res Treat 1998;50:227-346).

Leider liegen keine größeren, randomisierten Studien zum Einsatz des Tamoxifens prä- vs. Postoperativ vor.

Mit der Einführung der Aromatasehemmer wurde der Vergleich des präoperativen Einsatzes von Tamoxifen mit den Aromatasehmmern interessant. Zwei Studien haben dazu bisher Ergebnisse publiziert. Sie sollen im Folgenden vorgestellt wrden.

Die internationale prospektive, randomisierte, doppelblinde, placebokontrollierte Multizenter-Studie IMPACT, initiiert vom Royal Mardsen Hospital in London, untersuchte den präoperativen Einsatz von Anastrozol oder Tamoxifen oder die Kombination von beiden Substanzen bei postmenopausalen Frauen mit ER-positivem, invasiven Mammakarzinom. Im Anschluß an die 3-monatige präoperative Therapie und Operation sollte das jeweilige Behandlungsschema für fünf Jahre als adjuvante Therapie im Rahmen der ATAC-Studie weitergeführt werden. Neben der Beurteilung der Effektivität war die Beurteilung von biologischen Proliferationsmarkern das Ziel dieser präoperativen Studie (☞ Abb. 3.18).

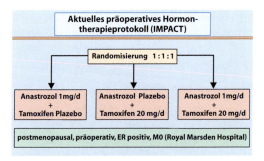

Abb. 3.18: Das IMPACT-Protokoll.

Im Ergebnis dieser publizierten Studie (Smith et al. JCO 2005), die mit deutscher Beteiligung zu Ende geführt wurde, war die Ansprechrate unter den 330 Patientinnen nicht verschieden zwischen Tamoxifen, Anastrozol und der Kombination von beiden Medikamenten (36-39 %). In der Subgruppe der 124 Patientinnen, die eine Mastektomie bekommen sollten vor Beginn der präoperativen endokrinen Therapie wurden signifikant mehr Patientinnen brusterhaltend operiert nach Anastrozol als nach Tamoxifen allein oder in Kombination. Der Proliferationsmarker KI67, gemessen in den Tumorzellen vor der Therapie, 2 Wochen nach Beginn der Therapie und vor der Operation, nahm unter Anastrozol signifikant stärker ab als unter Tamoxifen (Dowsett et al. JCO 2005).

In der prospektiven und randomisierten, doppelblinden und placebokontrollierten Studie zum Vergleich von Letrozol mit Tamoxifen wurden beide Substanzen über 4 Monate bei Patientinnen eingesetzt, die aufgrund der Tumorgröße eine Mastektomie erhalten sollten (Eiermann et al. Ann Oncol 2001) (☞ Abb. 3.19).

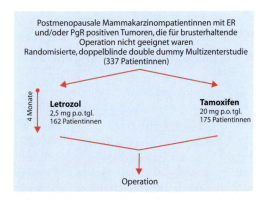

Abb. 3.19: Studie zum Vergleich von Letrozol mit Tamoxifen präoperativ.

Im Ergebnis war der Aromatasehemmer Letrozol dem Tamoxifen in allen Kriterien überlegen (☞ Tab. 3.6). Eine pCR trat jedoch - unter alleiniger Hormontherapie - bei keiner Patientin auf.

Objektives Ansprechen	Letrozol (n=154)	Tamoxifen (n=170)	p-Wert
Klinisch	55 %	36 %	<0,001
Ultraschall	35 %	25 %	0,042
Mammographie	34 %	17 %	<0,001
Brusterhaltende Operation	45 %	35 %	0,022

Tab. 3.6: Ergebnisse des Vergleichs von Letrozol mit Tamoxifen präoperativ.

Interessant war in dieser Studie außerdem die Beobachtung, daß die Patientinnen mit einer HER2/neu-Überexpression signifikant besser auf Letrozol als auf Tamoxifen ansprachen (88 vs. 21 %, Ellis et al. JCO 2001)

3.1.4. Studien zur primären Chemotherapie in Deutschland

GEPARDO

Der kombinierte präoperative Einsatz von Hormon- und Chemotherapie wurde in dem GEPARDO-Protokoll der GABG (German Adjuvant Breast Cancer Group) geprüft. Aufbauend auf einer Pilotstudie, in der ein dosisintensiviertes verkürztes Chemotherapieschema mit vier Zyklen Doxorubicin (50 mg/m^2) und Docetaxel (75 mg/m^2) in zweiwöchigen Intervallen eine Gesamtansprechrate von knapp 90 % bei Tumoren > 3 cm erreichen konnte, wurden zwischen Mai 1998 und Juni 1999 248 Patientinnen in der GEPARDO-Studie mit diesem Chemotherapieschema behandelt. Nach Randomisierung wurde in einem Studienarm zusätzlich zur Chemotherapie Tamoxifen präoperativ verabreicht und im anderen Studienarm die Chemotherapie ohne Tamoxifen, unabhängig vom Hormonrezeptorstatus. Postoperativ erhielten alle Patientinnen Tamoxifen für fünf Jahre (☞ Abb. 3.20), ebenfalls unabhängig vom Hormonrezeptorstatus. Das Ergebnis wurde publiziert (Jackisch et al. Clin Breast Cancer 2002). 913 Patientinnen wurden randomisiert. Die pCR war in beiden Armen nicht signifikant verschieden und betrug um 15 %. Es war möglich, in beiden Studienarmen bei über 75 % der Patientinnen eine brusterhaltende Therapie durchzuführen. Die zusätzliche Gabe von Tamoxifen verbesserte also die Therapieergebnisse nicht, so daß dessen Gabe kombiniert mit der Chemotherapie nicht für die Praxis empfohlen werden kann.

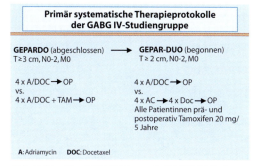

Abb. 3.20: Die GEPARDO- und GEPAR-DUO-Protokolle.

GEPARDUO-Studie

Im Nachfolgekonzept, der GEPAR-DUO-Studie, einer Phase III-Studie zur primär systemischen Therapie, wurde das Behandlungsregime der GEPARDO-Studiengruppe (Dosisdicht Doxorubicin und Docetaxel, ADoc) mit dem der NSABP (4 x Doxorubicin und Cyclophosphamid, gefolgt von 4 Zyklen Docetaxel, AC-Doc) verglichen. In beiden Studienarmen kamen die gleichen Substanzen zur Anwendung, sie wurden aber in anderen Schedules und Dosisintensitäten gegeben. Die Behandlung dauerte im ADoc-Arm 12 Wochen, im AC-Doc-Arm somit 24 Wochen, bevor die Operation durchgeführt werden kann. Die Ergebnisse wurden 2005 publiziert (von Minckwitz et al. JCO 2005). Das längere und sequentielle Therapieschema AC-Doc war dem kurzen und dosisintensivierten ADoc signifikant in folgenen Parametern überlegen:

- pathologischer Komplettremissionen von 7,0 % vs. 14,3 % (p<0,001, keine invasive und präinvasive Tumorzelle nachweisbar, Regressionsgrad 3 nach Sinn)
- klinische Remission von 78,6 % bs. 85 % (p<0,001)
- brusterhaltender Operationen von 58,1 % vs. 63,4 % (p=0,05).

Die Rate an Grad 3/4 Leukopenien bzw. Neutropenien war im langen Arm signifikant höher als im dosisdichten Schema (74,2 % vs. 53,7 % bzw. 66,4 und 44,7 %. Die Rate pathologischer Komplettremissionen war außerdem bei Hormonrezeptor-negativen Mammakarzinomen signifikant höher als bei Hormontherapie-sensiblen Tumoren.

Die Analyse des Gesamtüberlebens, vorgestellt auf dem SABCS 2005 (Raab et al. SABCS 2005, #5047), ergab keine Überlegenheit einer der Studienarme bezüglich des Überlebens. Damit ähnelt diese Studie in ihrer Aussage der NSABP B27-Studie.

GEPARTRIO

Die GEPAR-TRIO-Studie war eine multizentrische Phase II-Studie zur Untersuchung von 4 Zyklen bis 4 Zyklen Docetaxel, Doxorubicin und Cyclophosphamid (TAC) oder 4 Zyklen Vinorelbin und Capecitabin (NX) als Salvagetherapie bei Patientinnen mit ungenügendem Ansprechen auf 2 Zyklen TAC als präoperative Therapie des lokal fortgeschrittenen (T4 a-d, N0-3, M0) oder operablen (T > 2 cm, N0-2, M0) primären Mammakarzinoms (TAC/TAC-NX).

Anhand dieser Studie soll geklärt werden, ob Patientinnen ohne klinisches Ansprechen auf zwei Zyklen TAC in der präoperativen Therapie, von einem Umstieg auf Vinorelbin und Capecitabin profitieren (☞ Abb. 3.21) und ob 6 oder 8 Zyklen des TAC die wirksamere primär systemische Chemotherapie sind.

Auf dem SABCS 2005 (von Minckwitz et al. SABCS 2005, #38) wurde der Vergleich von 4 Zyklen NX vs. 4 Zyklen TAC (☞ Abb. 3.21) bei Non-Respondern auf 4 Zyklen TAC vorgestellt (627 Non-Responder von insgesamt 2106 randomisierten Patientinnen). Die Rate an klinischer Remission war nicht signifikant verschieden (60,2 % vs. 58,4 %), ebenso wie die Rate an brusterhaltenden Operationen (72,1 vs. 67 %) und die Rate an pCR (Lymphknoten und Tumor, 5,9 vs. 5,3 %). Die nicht-hämatologische und die hämatologische Toxizität war unter NX geringer ausgeprägt als unter TAC.

GEPARQUATTRO

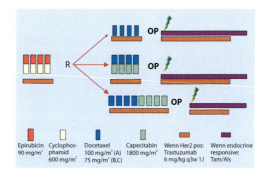

Abb. 3.22: Studiendesign der GEPARQUATTRO-Studie.

In der GEPARQUATTO-Studie, einer Intergroup-Studie der GAB- und AGO-Studiengruppe, wird der Wert der zusätzlichen Capecitabine-Gabe zum Docetaxel und von Trastuzumab bei den HER2/neu-überexprimierenden Mammakarzinomen untersucht (☞ Abb. 3.22).

AGO-Studien

Die Arbeitsgemeinschaft Gynäkologische Onkologie (AGO) hat eine randomisierte präoperative, dosisintensivierte, intervallverkürzte sequentielle Chemotherapie vergliechen gegen eine präoperative, sequentielle Chemotherapie. Im sequentiellen Therapiearm erfolgt die 4-malige Gabe einer Kombination von Epirubicin/Cyclophosphamid (90 mg/m^2/600 mg/m^2), dreiwöchentlich, gefolgt von Paclitaxel (175 mg/m^2) alle 3 Wochen, viermal. Im sequentiellen dosisintensivierten, intervallverkürzten Therapiearm wurden je 3 Zyklen Epirubicin (150 mg/m^2) und Paclitaxel (225 mg/m^2), im 14-tägigen Intervall verabreicht und anschließend drei Zyklen CMF (600/40/ 600 mg/m^2) am Tag 1, 8

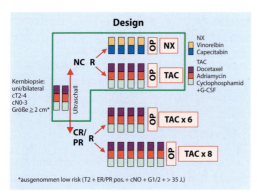

Abb. 3.21: Die GEPAR-TRIO-Studie.
TAC: Docetaxel (Taxotere®) 75 mg/m2 als 1 Stunden i.v. Infusion am Tag 1 alle 3 Wochen in Kombination mit Doxorubicin (Adriamycin®) 50 mg/m2 als i.v. Bolus und Cyclophosphamid 500 mg/m2 als i.v. Bolus am Tag 1 alle 3 Wochen. **NX**: Vinorelbin (Navelbine®) 25 mg/m2 als 30 min. i.v. Infusion am Tag 1 und 8 alle 3 Wochen und Capecitabin (Xeloda®) 2000 mg/m2 p.o. verteilt auf 2 Tagesdosen am Tag 1-14 alle 3 Wochen.

und 28. In einer Interims-Analyse von 475 Patientinnen (Untch et al. ASCO 2002, #133) war die pCR im sequentiellen, dosisdichten Arm 18 % vs. 10 % im "konventionellen" Arm.

NOGGO-Studie

Die Nordostdeutsche Gesellschaft für Gynäkologische Onkologie hat nach guten Erfahrungen mit einer dosisdichen Therapie präoperative (Epirubcin und Ifosfamid, Blohmer et al. Zbl. Gyn. 1999) eine sequentielle, dosisdichte präoprative Chemotherapie-Phase-II-Studie publiziert (Kümmel et al. Ann Oncol 2005), in der 34 Patientinnen mit einem lokal fortgeschrittenen oder inflammatorischen Mammakarzinom mit 3 Zyklen Epirubicin 100 mg/m^2, alle 14 Tage, gefolgt von 3 Zyklen Docetaxel, alle 14 Tage, unterstützt von G-CSF behandelt wurden. Die klinische Ansprechrate lag bei 47,6 %, die Grad ¾-Toxizität, hämatologisch und nicht-hämatologisch betrug 10,8 %. Nach dieser Studie hat sich die NOGGO den laufenden deutschen Phase-III-Studien (siehe oben) angeschlossen.

Konsensusmeetings

In Biedenkopf trafen sich 2002 und 2004 internationale Experten auf den Gebiet der primär systemischen Therapie des Mammakarzinoms und haben über aktuelle Probleme auf diesem Gebiet der Behandlung des Mammakarzinoms diskutiert und anschließend ein Konsensus-Papier veröffentlich (Kaufmann et al. JCO 2003).

Die Organgruppe Mamma der AGO veröffentlicht jährlich nach Sichtung der neuen wissenschaftlichen Literatur ihre evidenz-basierten Empfehlungen zur Therapie des Mammakarzinoms, auch zur präoperativen Therapie (http://www.AGO.de).

Die Deutsche Krebsgesellschaft bringt regelmäßig die mit den wissenschaftlichen Fachgesellschaften und Patientinnenverbänden abgestimmten S3-Leitlinien heraus, die ebenfalls Stellung zur primär systemischen Therapie des Mammakarzinoms nehmen (www.krebsgesellschaft.de).

3.2. Literatur

1. Hortobagyi GM, Ames FC, Buzdar AU, et al.: Managment of stage III primary breast cancer with primary chemotherapy surgery and radiation therapy. Cancer. 62 (1988): 2507

2. Eichler F, Keiling R: Survival results after 10 years of 39 patients with inflammatory breast cancer treated by two different neoadjuvant chemotherapy protocols. Bull Cancer Paris 1996; 83(3): 234-238

3. Palangie T, Mosseri V, Mihura J, et al.: Prognostic factors in inflammatory breast cancer and therapeutic implications. Eur J Cancer 1994; 30A(7): 921-927

4. Armitage J, Antman K (eds): Hematopoietins, Stem Cells. Williams & Wilkins, Baltimore, 1992; 42: 701-713

5. Buzdar AU, Sigletary SE, Booser DJ, et al: Combined modality treatment of stage III and inflammatory breast cancer. M.D. Anderson Cancer Center experience. Surg Oncol Clin N Am 1995; 4(4): 715-734

6. Fisher B, Gunduz N, Saffer E: Influence of the interval between primary tumor removal and chemotherapy on kinetics and growth of metastases. Cancer Res 1983; 43: 1488

7. Gunduz N, Fisher B, Saffer E: Effect of surgical removal on the growth and kinetics of residual tumor. Cancer Res 1979; 39: 3861

8. Fisher B, Saffer E, Rudock C, Coyle J, Gunduz N: Effect of local or systemic treatment prior to primary tumor removal on the production and response to a serum growth stimulating factor in mice. Cancer Res 1989; 49: 2002

9. Pollak M: Growth factors and breast cancer: transformation, proliferation and metastases. 5th international Conference on Adjuvant Therapy of Primary Breast Cancer, St. Gallen, March 1-4,1995; Abstract S5

10. Pinedo HM, Verheul HM, D´Amato RJ, Folkman J: Involvement of platelets in tumour angiogenesis? Lancet 1998; 352 (9142): 1775-7

11. Morelli D, Lazzerini D, Cazzaniga S, et al.: Evaluation of the balance between angiogenic and antiangiogenic circulating factors in patients with breast and gastrointestinal cancer. Clin Cancer Res 1998; 4(5): 1221-5

12. Goldie JH, Coldman AJ: A mathematic model for relating the drug sensitivity of tumors to their spontaneous mutation rate. Cancer Treat Rep 1979; 63(11-12): 1727-33

13. Fisher B, Brown A, Mamounas E, et al.: Effect of preoperative chemotherapy on local-regional disease in women with operable breast cancer: findings from National Surgical Adjuvant Breast and Bowel Project B-18. J Clin Oncol 1997; 15: 2483-93

14. Valero V, Buzdar A, Hortobagyi G: Neoadjuvant chemotherapy in locally advanced breast cancer. The Oncologist 1996; 1: 8-17

15. Mauiac L, Durand MRIA, et al.: Effects of primary chemotherapy in conservative treatment of breast cancer patients with operable tumors larger than 3 cm. Ann Oncol 1991; 2: 347-54

16. Scholl SM, Fauget A, Asselan B: Neoadjuvant versus adjuvant chemotherapy in premenopausal patients with tumors considered to large for breast conserving surgery: Preliminary results of a randomized trial: S6. Eur J Cancer 1994; 30: 645-52

17. Kuerer HM, Newman LA, Ames FC, et al.: Clinical course of breast cancer patients with complete pathologic primary tumor and axillary lymph node response (PCR) to doxorubicin based neoadjuvant chemotherapy. Proc Annu Meet Soc Clin Oncol 1998; 17: Abstract 451

18. Fisher B, Brown AM, Mamounas E, et al.: Effect of preoperative chemotherapy on local regional disease in women with operable breast cancer. Findings from national surgical adjuvant breast and bowel project B 18. J Clin Oncol 1997; 15(7): 2483-2493

19. Fisher B, Bryant J, Wolmark N, et al.: Effect of preoperative chemotherapy on the outcome of women with operable breast cancer. J Clin Oncol 1998; 16: 2672-2685

20. Skipper HE: Kinetics of mammary tumor cell growth and implications for therapy. Cancer. 1971;28(6):1479-99

20. Mauriac L, MacGrogan G, Avril A, et al.: Neoadjuvant chemotherapy for operable breast carcinoma larger than 3 cm: a unicentre randomized trial with a 124-month median follow-up. Institut Bergonie Bordeaux Groupe Sein (IBBGS). Ann Oncol 1999; 10: 47-52

21. Chollet P, Bougnoux P, Amat S, et al.: Induction chemotherapy in operable breast Cancer: high pathological response rate induced by docetaxel. Proc Annu Meet Soc Clin Oncol 1999; 18: Abstract 297

22. Zambetti M, Mariani G, Demicheli R, et al.: High incidence of pathological complete remissions following sequential primary chemotherapy (PC) in unfavorable locally advanced breast cancer (LABC). Proc Annu Meet Soc Clin Oncol 1999; 18: Abstract 289

23. Tucker, et al.: Nottingham Breast Cancer Conference, 1997; 16: Abstract 74

24. Dixon JM, Love CDB, Tucker S, et al.: Letrozole as primary meidcal therapy for locally advanced and large breast cancer. Proc Annu Meet Soc Clin Oncol 1998; 17: Abstract 400

25. Rodenhuis S, Richel DJ, van der Wall E, et al.: Randomised trial of high-dose chemotherapy and hoemopoietic progenitor-cell support in operable cancer with extensive axillary lymph-node involvement. Lancet 1998: 515-521

26. Hortobagyi GN, Buzdar AU, Champlin R, et al.: Lack of efficacy of adjuvant high-dose (HD) tandem chemotherapy (CT) for high-risk primary breast cancer (HRPBC) - a randomized trial. Proc Annu Meet Soc Clin Oncol 1998; 17: Abstract 471

27. Buzdar AU, Hortobagyi GN, Theriault RL, et al.: Prospective randomized trial of Taxol (Tax) alone versus Fluorouracil, Doxorubicin, Cyclophosphamid (FAC) as An induction therapy in patients with operable breast cancer (BrCa). Proc Annu Meet Soc Clin Oncol 1999; 18: Abstract 273

28. Pouillart P, Fumoleau P, Romieu G, et al.: Final results of a phase I randomized, parallel study of doxorubicin/cyclophosphamide (AC) and doxorubicin/Taxol (paclitaxel) (AT) as neoadjuvant treatment of localregional breast cancer. Proc Annu Meet Soc Clin Oncol 1999; 18: Abstract 275

29. Mamounas EP et al.: Accuracy of Sentinel Node Biopsy After Neoadjuvant Chemotherapy in Breast Cancer: Updated Results from NSABP B-27. Proc Annu Meet Soc Clin Oncol 2002; Abstract 140.

30. Heys SD et al.: Neoadjuvant docetaxel in breast cancer: 3-year survival results from the Aberdeen trial. Clin Breast Cancer 2002;Suppl 2:S69-74

31. von Minckwitz G et al. Dose-dense versus sequential adriamycin/docetaxel combination as preoperative chemotherapy (pCHT) in operable breast cancer (T2-3, N0-2,M0) - primary endpoint analysis of the GEPAR-DUO-study. Proc Annu Meet Soc Clin Oncol 2002; Poster 168.

Adjuvante Chemotherapie des Mammakarzinoms

4. Adjuvante Chemotherapie des Mammakarzinoms

4.1. Grundlagen

Als Adjuvans wird in der Arzneimittelverordnungslehre dasjenige Mittel bezeichnet, welches den Effekt des eigentlich wirksamen Hauptbestandteiles der Therapie unterstützen soll. Das Adjektiv adjuvans, dem Lateinischen entnommen, bedeutet "unterstützend" oder auch "helfend".

> In der Onkologie bezeichnet der Terminus adjuvante Chemotherapie eine in kurativer Absicht vorgenommene zytostatische Behandlung im Anschluß an eine Operation mit histologisch gesicherter kompletten Entfernung des Tumors einschließlich der regionären Lymphknoten.

Ziel der adjuvanten systemischen Therapie ist es, eine angenommene Mikrometastasierung, die weder klinisch, histopathologisch oder apparativ nachzuweisen ist, kurativ zu behandeln. Dieses Vorgehen setzt einen Ausschluß von Fernmetastasen vor Therapiebeginn voraus, bei deren Vorliegen eine Heilung der Tumorerkrankung in der Regel nicht mehr zu erwarten ist.

■ **Voraussetzungen für eine adjuvante Chemotherapie**

- Komplette Entfernung des Tumors
- Adäquates Staging der Axilla (≥10 LK)
- Ausschluß von Fernmetastasen: Minimum: Rö-Thorax, Skelettszintigramm, Oberbauchsonogramm
- Einverständniserklärung der Patientin nach adäquater Aufklärung der Patientin (auch außerhalb von Studien)
- Gesicherte ärztliche Betreuung
- Zuverlässigkeit der Patientin und gesicherte Durchführung der Therapie
- Karnofsky Index >70 %
- Keine Kontraindikationen gegen Chemo- bzw. Hormontherapie
- Bei prämenopausalen Patientinnen muß die Kontrazeption gesichert sein

■ **Richtlinien zur Durchführung**

- Beginn innerhalb von 4-6 Wochen postoperativ
- Applikation der errechneten Solldosis anstreben
- Intervallverlängerungen vermeiden

4.2. Einführung

1957 wurde aus der wachsenden Erkenntnis heraus, daß durch eine adjuvante Chemotherapie ein zusätzlicher kurativer Ansatz bei der Therapie des Mammakarzinom erreicht werden könnte, das National Cancer Chemotherapy Service Center gegründet. Ziel war es klinische Studien zu entwickeln und durchzuführen, die den Nutzen einer adjuvanten Chemotherapie (Substanz: Thiothepa) in der Behandlung solider Tumoren der Brust, der Lunge, des Magens und des Kolorektalsystems untersuchen sollten. Als Kooperationsgruppe wurde The National Surgical Adjuvant Breast and Bowel Project (NSABP) gegründet, die 1958 mit der ersten klinischen Studie zur adjuvanten, perioperativen Therapie des Brustkrebs begann (Thiothepa vs. Placebo). Die Ergebnisse demonstrierten zwei Fakten, zum einem die Verringerung der lokalen Rezidivrate und viel wichtiger, eine Verlängerung des Gesamtüberlebens prämenopausaler Frauen mit positivem Nodalstatus (1). Enttäuschung existierte allerdings darüber, daß die Erwartung, mit diesem neuartigen Therapieansatz alle Frauen heilen zu können, nicht erfüllt werden konnte. Bewiesen wurde damit aber die Hypothese, daß es sich beim Brustkrebs um eine systemische Erkrankung handelt, die auch einer systemischen Therapie bedarf. Trotzdem dauerte es über ein Jahrzehnt bis anhand der Arbeit von Skipper et al. (2) über die Prinzipien der Tumorzellkinetik beim Mammakarzinom der biologische Nachweis der oben genannten Hypothese erbracht wurde. Damit waren die Grundlagen für weitere adjuvante klinische Studien geschaffen. Zusammengefaßt konnten 1975 die Ergebnisse adjuvanter Chemotherapiestudien der NSABP (B-01/B-05) den Vorteil einer systemischen Therapie nachweisen (3,4).

4.3. Die Rolle von CMF in der adjuvanten Therapie des Mammakarzinoms

1977 veröffentlichte Bonadonna et al. (5) erste Ergebnisse einer Poly-Chemotherapie mit Cyclophosphamid, Methotrexat und 5-Fluorouracil

(Milan I-CMF). Auch die Langzeitanalyse zur adjuvanten Chemotherapie von Patientinnen mit nodalpositivem Mammakarzinom bestätigten die Effektivität einer zusätzlichen Therapie mit CMF (6). Besonders hervorzuheben ist der Aspekt, daß dieser Effekt sowohl für das Gesamt- als auch für das rezidivfreie Überleben prämenopausaler Frauen gilt, wobei den größten Benefit die Patientinnen mit 1-3 befallenen axillären Lymphknoten haben (☞ Tab. 4.1). Diese Analysen wurden durch die Metaanalyse von Peto et al. (1998) und zahlreiche weitere Studien bestätigt (59).

Anhand weiterer Analysen aus der o.g. Studie konnte Bonadonna aufzeigen, daß eine Dosisreduktion unter 85 % der verabreichten Polychemotherapie zu einer signifikanten Verminderung der Prognose für die einzelne Patientin führt. Diese Erkenntnis muß auch bei der Durchführung einer kurativen Chemotherapie mit berücksichtigt werden (6). Diese Beobachtung des signifikant besseren krankheitsfreien Überlebens, in der adjuvanten Therapiesituation, in Abhängigkeit von der applizierten Dosisintensität, konnten Hryniuk et al. bereits 1986 anhand einer retrospektiven Analyse nachweisen (65).

Es sollte beachtet werden, daß bei dem klassischen `Bonadonna-Schema` es sich um die orale Applikation von 6 Zyklen Cyclophosphamid (100 mg/m² /d d1-14 q4w.) handelt. Wird eine adäquate i.v. Applikation gewählt, so sollte die Dosierung von Cyclophosphamid 600 mg/m² d1,8 q4w.) über 6 Zyklen betragen. Zu beachten ist, daß bei dieser i.v. Applikation lediglich eine Gesamtdosisintensität von 86 %, im Vergleich zum Bonadonnna-Schema erreicht wird und damit schon die Reduktion um einen Zyklus zu einer Verringerung der Effektivität führt.

Entsprechend den aktuellen Leitlinien der Organkommission Mamma der AGO (Arbeitsgemeinschaft Gynäkologische Onkologie e.V.) von 2005 (www. ago-online.de) kann das CMF-Schema generell bei Kontraindikationen für anthrazyklinhaltige Schemata eingesetzt werden, oder, falls in Abwägung mit den potentiellen Nebenwirkungen (Kardiotoxizität, sekundäre Leukämien, Allgemeinzustand der Patientin) der effektive Vorteil einer anthrazyklinhaltigen Kombinationstherapie zu gering erscheint.

4.4. Die Rolle der Anthrazykline in der adjuvanten Therapie des Mammakarzinoms

Im weiteren Verlauf konnte durch den Einsatz neuer Substanzen, vor allem durch die Anwendung von Anthrazyklinen, die Effektivität der adjuvanten Chemotherapie weiter gesteigert werden.

Die zwei Substanzen Doxorubicin (Adriamycin) und Epirubicin unterscheiden sich innerhalb ihrer Molekularstruktur an der Position der 4'-Hydroxygruppe der Aminozuckerseitenkette, mit einer axialen Konfiguration beim Doxorubicin und einer äquatorialen Anordnung beim Epirubicin. Launchbury und Habboubi (7) analysierten die pharmakologischen Konsequenzen dieser Unterschiede und berichteten über eine höhere Lipophilie sowie eine höhere intrazelluläre Konzentration und schnellere Elimination für Epirubicin gegenüber Doxorubicin. Daraus ergibt sich ein Verhältnis für vergleichbare hämatologische Toxizitäten von 1,2:1 (Epirubicin 90 mg/m² ist äquivalent 75 mg/m² Doxorubicin). Für die Kardiotoxizität, als eine der nicht-hämatologischen Hauptnebenwirkungen wurde ein Verhältnis von 1,8:1 und für Übelkeit und Erbrechen von 1,5:1 ermittelt. Insge-

Subgruppe	Kontrollgruppe (N = 179)	CMF-Gruppe (N = 207)	Rezidivfreies Überleben		Gesamtüberleben	
			Kontrolle	CMF	Kontrolle	CMF
Prämenopausal	48 %	50 %	26 %	37 %*	24 %	47 %*
Postmenopausal	52 %	50 %	24 %	26 %	22 %	22 %
1-3 LK	70 %	68 %	29 %	37 %*	24 %	38 %*
4-10 LK	25 %	23 %	18 %	26 %	27 %	27 %
> 10 LK	5 %	9 %	0 %	0 %	0 %	17 %

Tab. 4.1: Adjuvante Chemotherapie mit CMF bei Patientinnen mit nodalpositivem Mammakarzinom: Rezidivfreies und Gesamtüberleben nach 20 Jahren.
* statistisch signifikanter Unterschied.

samt ergibt sich daraus ein für Epirubicin besseres Effektivitäts-Nebenwirkungsprofil im Vergleich zu Doxorubicin. Die Wirksamkeit von Epirubicin im Vergleich zu Doxorubicin wurde beim Mammakarzinom anhand von 8 klinischen Studien untersucht. Dabei ließen sich bei äquieffektiven Dosen (1,5:1 [Epirubicin 90 mg/m^2 ist äquivalent 60 mg/m^2 Doxorubicin]) vergleichbare Responseraten nachweisen.

Im Rahmen der NSABP B-15/23-Studien konnte die Gleichwertigkeit einer anthrazyklinhaltigen Chemotherapie (4 Zyklen AC - Adriamycin/Cyclophosphamid) mit einer Therapiedauer von 63 Tagen gegenüber 154 Tagen innerhalb der Standardchemotherapie mit 6 Zyklen CMF nachgewiesen werden (8).

Die Überlegenheit anthrazyklinhaltiger Therapieregime gegenüber einer CMF-Therapie konnte lediglich in einer Dreierkombination (z.B. FEC/FAC) und nicht in der Zweierkombination (EC oder AC) nachgewiesen werden. Auch bei einer vergleichbaren Erhöhung der Zyklenanzahl der Zweierkombination bis 8 wurde kein signifikanter Vorteil gegenüber der CMF-Therapie gezeigt (10, 18) (☞ Tab. 4.2).

Innerhalb der letzten Jahre konnte anhand weiterer Vergleichsstudien die Überlegenheit anthrazyklinhaltiger Therapieschemata, bei nodal positiven und negativen Patientinnen wissenschaftlich nachgewiesen werden (☞ Tab. 4.2).

4.4.1. Dosierung der Anthrazykline

4.4.1.1. Doxorubicin

Zur Evaluierung der optimalen Dosis-Wirkungsbeziehung von Doxorubicin sind u.a. 2 Studien von Bedeutung. Zum einem ist anhand der Ergebnisse der CALGB (Cancer and Leukemia Group B) 8541 [Budman et al. (11)] zu erkennen, daß eine Dosierung unterhalb von 60 mg/m^2 zu einer statistisch signifikanten Verringerung des Gesamtüberlebens führt. Demgegenüber konnte eine weitere Erhöhung der Dosierung bis 90 mg/m^2 zu keinem zusätzlichen Benefit führen [CALGB 9344; Henderson et al. (12)]. So ergibt sich aus den Studien, daß Doxorubicin mit 20 mg/m^2 /Woche dosiert werden sollte. Insgesamt ist anhand der Auswertungen verschiedener Studien im Vergleich zwischen anthrazyklinhaltigen vs. nicht-anthrazyklinhaltigen Therapieschemata ein deutlicher Vorteil zu Gunsten einer höher dosierten anthrazyklinhaltigen Chemotherapie zu erkennen (CALGB 8082/ 8541, NASBP-B11,15, SWOG 8897) (☞ Tab. 4.3).

4.4.1.2. Epirubicin

In der Diskussion um die optimale Dosis-Wirkungsbeziehung von Epirubicin ist aufgrund der äquieffektiven Dosen von Doxorubicin und Epirubicin (Verhältnis 1:1,5) mindestens eine Dosis von 90 mg/m^2 pro verabreichten Zyklus zu wählen (mind. 30 mg/m²/Woche). Anhand der Daten von Levine (FE60d1,8C q4w.), Bonneterre (FE100C q3w.) und Fumoleau et al. (☞ Tab. 4.2, 4.3), die einen eindeutigen Überlebensvorteil der Patientinnen bei Dosierungen über 90 mg/m^2 im Vergleich zu CMF (Levine) oder einem unterdosierten (FASG 05) und verkürzten (FASG01) Epirubicin-Schema sahen, ist heutzutage eine über sechs Zyklen andauernde anthrazyklinhaltige Chemotherapie zu empfehlen. Demgegenüber ist in der Auswertung der Studie von Piccart et al. im Gesamtvergleich kein Nutzen einer Dosierung von 100mg/m^2 im Vergleich mit CMF zu erkennen gewesen, wobei in der Subgruppenanalyse die Patientinnen mit einer schlechteren Prognose (HER/2neu-Überexpression) wiederum von der Dosisintensivierung von Epirubicin profitierten. Weiterhin konnte diese Studie nachweisen, daß eine Dosierung von lediglich 20 mg/m²/Woche nicht adäquat ist. Anzumerken ist aber, daß dieser fehlende Therapievorteil gegenüber CMF bisher bei allen verwendeten anthrazyklinhaltigen Zweierkombinationen zu erkennen war.

Anhand der Daten von Bastholt et al. (14) konnte eindeutig eine Dosis-Wirkungs-Beziehung von Epirubicin in der metastasierten Situation belegt werden. Für die Dosierungen von 40 über 60 bis zu 90 mg/m^2 konnte eine Erhöhung der Effektivität nachgewiesen werden. Bei der weiteren Dosiseskalation auf 135 mg/m^2 war allerdings kein besseres Ansprechen der Patienten mehr zu evaluieren.

Anzumerken ist, daß es derzeit keinen direkten Vergleich, zwischen einer Epirubicin-Dosierung mit 90 mg/m^2 und höher, sowohl in der kombinierten als auch in der sequentiellen adjuvanten Chemotherapie, gibt.

Kritisch anzumerken ist weiterhin, daß die in Tab. 4.2 aufgeführten Studien, nach heutigem Erkennt-

4.4. Die Rolle der Anthrazykline in der adjuvanten Therapie des Mammakarzinoms

Autor	Chemotherapie-Schema	n	Meno-pausen-status	Nodal-status	Medianes Follow up (Jahre)	Ergebnisse (Gesamt-überleben)
Coombes et al. (15) (ICCG)	• CMF-1 q 4 Wochen x 6 - C 100 mg/m² p.o. Tag 1-14 - M 40 mg/m² i.v. Tag 1, 8 - F 600 mg/m² i.v. Tag 1, 8 vs • FEC-1 q 3 Wochen x 8 - F 600 mg/m² i.v. Tag 1 - E 50 mg/m² i.v. Tag 1 - C 600 mg/m² i.v. Tag 1	360	Prä	N +	4,8	FEC-1 = CMF-1 Epirubicin mit 50 mg/m² unter-dosiert
Coombes et al. (15) (ICCG)	• CMF-2 q 4 Wochen x 6 - C 600 mg/m² i.v. Tag 1, 8 - M 40 mg/m² i.v. Tag 1, 8 - F 600 mg/m² i.v. Tag 1, 8 vs • FEC-2 q 4 Wochen x 6 - F 600 mg/m² i.v. Tag 1, 8 - E 50 mg/m² i.v. Tag 1 - C 600 mg/m² i.v. Tag 1, 8	399	Prä	N +	4,8	FEC-2 > CMF-2
Levine et al. (16, 70) (NCIC-CTG MA.5)	• CMF q 4 Wochen x 6 - C 100 mg/m² p.o. Tag 1-14 - M 40 mg/m² i.v. Tag 1, 8 - F 600 mg/m² i.v. Tag 1, 8 vs • FEC q 4 Wochen x 6 - C 75 mg/m² p.o. Tag 1-14 - E 60 mg/m² i.v. Tag 1, 8 - F 500 mg/m² i.v. Tag 1, 8	710	Prä	N +	10	FEC > CMF
Mourid-sen et al. (17) (DBCG 89d study)	• CMF q 3 Wochen x 9 - C 600 mg/m² i.v. Tag 1 - M 40 mg/m² i.v. Tag 1 - F 600 mg/m² i.v. Tag 1 vs • FEC q 3 Wochen x 9 - C 600 mg/m² i.v. Tag 1 - E 60 mg/m² i.v. Tag 1 - F 600 mg/m² i.v. Tag 1	866	Prä	N +/-	5	FEC > CMF Epirubicin mit 60 mg/m² unter-dosiert

Misset et al. (63)	• AVCF q 4 Wochen x 12
	  - A 30 mg/m² i.v. Tag 1
	  - V 1 mg/m² i.v. Tag 2
	  - Cyclophosphamid 300 mg/m² i.v. Tag 3-6
	  - Fluororuracil 400 mg/m² i.v. Tag 3-6
	vs
	• CMF
	  - C 100 mg/m² i.v. Tag 1-14
	  - M 40 mg/m² i.v. Tag 1, 8
	  - F 600 mg/m² i.v. Tag 1, 8
		249	Prä und Post	N+	16	AVCF > CMF
						Adriamycin mit 30 mg/m² unterdosiert

Hutchins et al. (9) (INT 0102)	• CMF q 4 Wochen x 6
	  - C 100 mg/m² p.o. Tag 1-14
	  - M 40 mg/m² i.v. Tag 1, 8
	  - F 600 mg/m² i.v. Tag 1, 8
	vs
	• CAF q 4 Wochen x 6
	  - C 100 mg/m² p.o. Tag 1-14
	  - A 30 mg/m² i.v. Tag 1, 8
	  - F 500 mg/m² i.v. Tag 1 8
		2691	Prä und Post	N -	5	CAF > CMF

Martin et al. (19) (Geicam)	• CMF q 3 Wochen x 6
	  - C 600 mg/m² i.v. Tag 1
	  - M 60 mg/m² i.v. Tag 1
	  - F 600 mg/m² i.v. Tag 1
	vs
	• FAC q 3 Wochen x 6
	  - F 500 mg/m² i.v. Tag 1
	  - A 50 mg/m² i.v. Tag 1
	  - C 500 mg/m² i.v. Tag 1
		989		N -/+	7	N -: FAC > CMF
						N +: FAC = CMF
						Adriamycin mit 50 mg/m² unterdosiert
						Suboptimal dosierter Kontrollarm - CMF

Carpenter et al. (20) (SECSG)	• CMF q 3 Wochen x 6
	  - C 500 mg/m² i.v. Tag 1
	  - M 50 mg/m² i.v. Tag 1
	  - F 500 mg/m² i.v. Tag 1
	vs
	• CAF q 3 Wochen x 6
	  - C 600 mg/m² i.v. Tag 1
	  - A 40 mg/m² i.v. Tag 1
	  - F 600 mg/m² i.v. Tag 1
		528	Prä und Post	N +	3	CAF = CMF
						Adriamycin mit 40 mg/m² unterdosiert
						Suboptimal dosierter Kontrollarm - CMF

Poole et al. (67) (NEAT/SC TBG 9601)	• NEAT:
	  - CMF q 4 Wochen x 6 (klassisch)
	  vs
	  - E 100 x 4 - CMF (klassisch) x 4 q 3 Wochen
	• SCTBG:
	  - CMF q 3 Wochen x 8 . (i.v.)
	  vs
	  - E 100 x 4 - CMF (i.v.) x 4 q 3 Wochen
		2391	Prä und Post	N-/+	2,5	E-CMF > CMF

Zweierkombinationen						

Piccart et al. (18)	• CMF q 4 Wochen x 6
	  - C 100 mg/m^2 p.o. Tag 1-14
	  - M 40 mg/m^2 i.v. Tag 1, 8
	  - F 600 mg/m^2 i.v. Tag 1, 8
	  vs
	• EC-1 q 3 Wochen x 8
	  - E 60 mg/m^2 i.v. Tag 1
	  - C 500 mg/m^2 i.v. Tag 1
	  vs
	• EC-2 q 3 Wochen x 8
	  - E 100 mg/m^2 i.v. Tag 1
	  - C 830 mg/m^2 i.v. Tag 1
		777	Prä und Post	N +	4,2	EC-1 < EC-2
						EC-2 = CMF

Fisher et al. (21) (NSABP-B23)	• CMF q 4 Wochen x 6
	  - C 600 mg/m^2 i.v. Tag 1, 8
	  - M 40 mg/m^2 i.v. Tag 1, 8
	  - F 600 mg/m^2 i.v. Tag 1, 8
	  vs
	• AC q 3 Wochen x 4
	  - A 60 mg/m^2 i.v. Tag 1
	  - C 600 mg/m^2 i.v. Tag 1
		2008	Prä und Post	N -	5	AC = CMF
						Kurze Therapiedauer des adriamycinhaltigen Therapiearms (3 Mon. vs 6 Mon. CMF)

Fisher et al. (8) (NSABP-B15)	• CMF q 4 Wochen x 6
	  - C 100 mg/m² p.o. Tag 1-14
	  - M 40 mg/m² i.v. Tag 1, 8
	  - F 600 mg/m² i.v. Tag 1, 8
	  vs
	• AC q 3 Wochen x 4
	  - A 60 mg/m² i.v. Tag 1
	  - C 600 mg/m² i.v. Tag 1
	  vs
	• AC q 3 Wochen x 4, nach 6 Monaten:
	• CMF q 3 Wochen x 3
	  - A 60 mg/m² i.v. Tag 1
	  - C 600 mg/m² i.v. Tag 1
	  - C 750 mg/m² i.v. Tag 1
	  - M 40 mg/m² i.v. Tag 1, 8
	  - F 600 mg/m² i.v. Tag 1, 8
		2194	Prä und Post	N +	3	AC/CMF = AC = CMF Kurze Therapiedauer des adriamycinhaltigen Therapiearms (3 Mon. vs 6 Mon. CMF)

Bang et al. (10) (Korean-Study)	• AC q 3 Wochen x 6
	  - A 40 mg/m² i.v. Tag 1
	  - C 600 mg/m² i.v. Tag 1
	  vs
	• CMF-1 q 4 Wochen x 6
	  - C 100 mg/m² p.o. Tag 1-14
	  - M 40 mg/m² i.v. Tag 1, 8
	  - F 500 mg/m² i.v. Tag 1, 8
		124	Prä	N +	5	AC = CMF Adriamycin mit 40 mg/m² unterdosiert

Tab. 4.2: Zusammenfassung von Phase III-Studien: Vergleich anthrazyklinhaltiger Schemata mit CMF. n = Patientenanzahl.

nisstand, häufig einen unterdosierten anthrazyklinhaltigen Therapiearm und/oder einen suboptimal dosierten Kontrollarm (CMF) verglichen.

Die höhere akute Toxizität einer Anthrazyklin-Polychemotherapie ist unter dem Einsatz neuerer Antiemetika (5-HT3 Antagonisten) sowie myelosupportiver Substanzen (G-CSF) für den Patienten gut zu tolerieren.

Ein Problem, welches immer häufiger die Behandlung der Patientinnen erschwert, die mittels adjuvanter Chemotherapie nicht kurativ therapiert werden konnten, ist anhand der Arbeit von Alba et al. (22) zu erkennen. Entsprechend seiner Analyse haben die Patientinnen mit einer adjuvanten anthrazyklinhaltigen Therapie eine signifikant schlechtere Prognose in der Nachfolgebehandlung innerhalb der metastasierten Situation. Nach seiner Hypothese liegt die Ursache in der Selektierung resistenter Klone oder in der Induktion einer de novo Resistenz. Diese Studie legt die Vermutung nahe, je aggressiver und damit auch wirkungsvoller in der adjuvanten Situation behandelt wird, desto schlechter ist die Prognose der Patientinnen, die mittels der ersten Chemotherapie nicht geheilt werden. Zu ähnlichen Ergebnissen kamen auch Pierga et al. (23), wobei allein die adjuvante Chemotherapie, unabhängig vom verabreichten Zytostatikum und von der Dauer der Therapie, als Prognosefaktor analysiert wurde.

In der 2000 vorgestellten Metaanalyse von Peto et al. wurden insgesamt 15 Studien, die eine anthrazyklinhaltige Chemotherapie mit einer CMF Therapie verglichen, ausgewertet. Es zeigte sich ein 10-Jahres absoluter Überlebensvorteil von 4,6 % für die Patientinnen, die eine anthrazyklinhaltige Chemotherapie erhielten. Dieser Vorteil war unabhängig vom Nodalstatus, dem Alter und Estrogenrezeptorstatus (66).

Zusammenfassend läßt sich aus den bisher vorliegenden Daten schlußfolgern, daß entsprechend der Indikationsstellung zu einer adjuvanten Chemotherapie, eine anthrazyklinhaltige Kombina-

4.4. Die Rolle der Anthrazykline in der adjuvanten Therapie des Mammakarzinoms

Autor	Chemotherapie- Schema	n	Meno-pausen-status	Nodal-status	Medianes Follow up (Jahre)	Ergebnisse (Gesamtüberleben)
Wood et al. (11, 64) (CALGB 8541)	• FAC-30 q 4 Wochen x 4 - F 300 mg/m² i.v. Tag 1, 8 - A 30 mg/m² i.v. Tag 1 - C 300 mg/m² i.v. Tag 1 vs • FAC-40 q 4 Wochen x 6 - F 400 mg/m² i.v. Tag 1, 8 - A 40 mg/m² i.v. Tag 1 - C 400 mg/m² i.v. Tag 1 vs • FAC-60 q 4 Wochen x 4 - F 600 mg/m² i.v. Tag 1, 8 - A 60 mg/m² i.v. Tag 1 - C 600 mg/m² i.v. Tag 1	1572	Prä und Post	N +	9	FAC-60 > FAC-30
Henderson et al. (12) (CALBG 9344)	• AC ± Paclitaxel 175 mg/m² q 3 Wochen x 4 - A 60/75/90 mg/m², Tag 1 - C 600 mg/m², Tag 1 ± • 4 x Paclitaxel 175 mg/m², Tag 1					
Bonneterre et al. (24) (FASG 05)	• FEC-50 q 3 Wochen x 6 - F 500 mg/m² i.v. Tag 1 - E 50 mg/m² i.v. Tag 1 - C 500 mg/m² i.v. Tag 1 vs • FEC-100 q 3 Wochen x 6 - F 500 mg/m² i.v. Tag 1 - E 100 mg/m² i.v. Tag 1 - C 500 mg/m² i.v. Tag 1	546	Prä und Post	N +	5	FEC-100 > FEC-50

Fumoleau et al. (25) (FASG 01)	• FEC-50 x 6
	  - F 500 mg/m² i.v. Tag 1
	  - E 50 mg/m² i.v. Tag 1
	  - C 500 mg/m² i.v. Tag 1
	  vs
	• FEC-50 x 3
	  - F 500 mg/m² i.v. Tag 1
	  - E 50 mg/m² i.v. Tag 1
	  - C 500 mg/m² i.v. Tag 1
	  vs
	• FEC-75 x 3
	  - F 500 mg/m² i.v. Tag 1
	  - E 75 mg/m² i.v. Tag 1
	  - C 500 mg/m² i.v. Tag 1
		602	Prä	N +	8,6	FEC-50 x 6 >
						FEC-50 x 3
						FEC-50 x 3 =
						FEC-75 x 3

Tab. 4.3: Zusammenfassung von Phase III-Studien: Vergleich verschiedener Dosierungen von Epirubicin und Doxorubicin in der adjuvanten Therapie des Mammakarzinom. **n** = Patientenanzahl.

tionschemotherapie, unabhängig vom Lymphknoten- und Menopausenstatus, als Standardtherapie anzusehen ist. Dabei sollten mindestens 6 Zyklen ($FE_{100}C$ – FASG05, $FA_{60}C$ – NCIC-CTG-MA.5) oder 4 Zyklen E_{100} gefolgt von 4 Zyklen CMF – NEAT/SCTBS) als nachgewiesene effektive Schemata appliziert werden.

4.5. Dosisintensivierung durch Intervallverkürzung und Dosiseskalation

Die Dosisintensität widerspiegelt die verabreichte Menge eines Zytostatikums im Verhältnis zur Zeit = mg/m²/Woche. Die Dosisintensität kann entweder durch die Erhöhung der Einzeldosis oder durch eine Verkürzung des Therapieintervalls gesteigert werden. Eine lineare Dosis-Wirkungs-Beziehung konnte für eine Vielzahl der verwendeten Chemotherapeutika anhand von *in vitro*-Versuchen gezeigt werden. Diese Erkenntnisse waren nachfolgend auch mittels klinischer Studien in der metastasierten Situation durch höhere Remissionsraten reproduzierbar (26, 27).

Seit der Einführung der Wachstumsfaktoren, insbesondere G-CSF (Granulocyte Colony Stimulating Factor) kann die Leukopenie, als hämatologische Toxizität entscheidend verringert werden. Deshalb ist eine Erhöhung der Dosisintensität der einzelnen Zytostatika bei einer für den Patienten tolerablen hämatogenen Nebenwirkung möglich.

Für das Verständnis der Wirkungsweise der adjuvanten Chemotherapie ist das Wachstumsverhalten maligner Zellen (Tumorzellkinetik) und deren Reaktion auf die Applikation von Zytostatika von entscheidender Bedeutung.

Nach der Goldie-Coldman-Hypothese (28) wächst die Tumorzellanzahl exponentiell, das bedeutet die mittlere Verdopplung der Zellzahl bleibt in einem bestimmten Zeitraum immer gleich und ändert sich nicht mit der Größenzunahme des Tumors (☞ Abb. 4.1+4.2). Die Graphik verdeutlicht, daß bei diesem Modell durch die Gabe eines Zytostatikums in mehreren Zyklen das exponentielle Wachstum unterbrochen werden kann. Jedoch besteht der Therapieeffekt darin, die Kurve weiter nach rechts zu verschieben, von wo aus die Zellen sich wiederum zu ihrer ursprünglichen Anzahl vermehren. Das Modell wird aber entscheidend durch die Heterogenität des Mammakarzinoms beeinflußt. Daher wird versucht, durch eine Kombinationstherapie verschiedene Zellinien auszuschalten. In der klinischen Praxis ist es um so komplizierter, da die unterschiedlichen Zellpopulationen sich in ihrer Resistenz überlappen und somit bis heute durch eine endliche Fortsetzung von Chemotherapiezyklen keine 100 %ige Heilung der Patientinnen erreichbar ist (29).

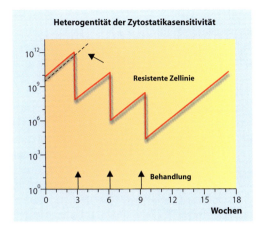

Abb. 4.1: Heterogentität der Zytostatikasensitivität.

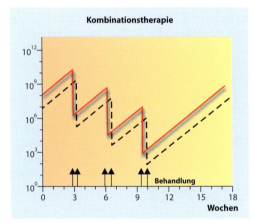

Abb. 4.2: Kombinationstherapie.

Nach der Norton-Simon-Hypothese (30) ist das Wachstumsverhalten des Tumors nicht exponentiell, sondern ändert sich mit der Größe. Während kleine Tumoren eine kurze Tumorzellverdopplung aufweisen, erfahren die Tumoren innerhalb ihrer Größenzunahme eine deutliche Abschwächung ihrer Wachstumsgeschwindigkeit [Gompertzianisches Modell (31)] (☞ Abb. 4.3). Dementsprechend wirken sich die Modelle auch auf das chemosensitive Verhalten der Tumoren aus. Während bei der Goldie-Coldman-Hypothese der logarithmische Zellkill immer gleich bleibt, haben nach der Norton-Simon-Hypothese kleinere Tumoren einen deutlich höheren logarithmischen Zellkill als große Tumoren. In Anlehnung an das letztere Modell wurde die Vorstellung entwickelt, durch eine Dosisintensivierung in Form einer Intervallverkürzung zwischen den Zyklen die Effektivität der Chemotherapie durch eine Minimierung des raschen Auswachsens der Tumoren in der Therapiepause zu erhöhen. Erweitert werden kann diese Konzept mit der Durchführung einer sequentiellen, dosisdichten Therapie (☞ Abb. 4.4). Verschiedene Forschungsgruppen haben deshalb innerhalb der letzten Jahre diesen Ansatz zur Entwicklung neuer Therapiekonzepte gewählt.

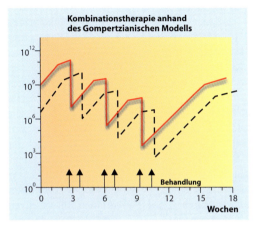

Abb. 4.3: Kombinationstherapie anhand des Gompertzianischen Modells.

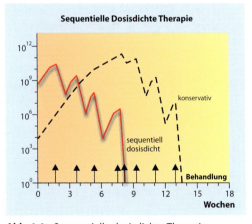

Abb. 4.4: Sequentielle dosisdichte Therapie.

4.5.1. Dosiseskalation

Anhand von retrospektiven Analysen von Bonadonna (33) und Hryniuk (34) spielt die Dosisintensität eine entscheidende Rolle in der adjuvanten Behandlung des Mammakarzinom. Anhand dieser Ergebnisse haben verschiedene Arbeitsgruppen prospektive Studien zur Untersuchung der Dosiseskalation einzelner Zytostatika inauguriert.

Im Rahmen der dreiarmigen NSABP B-22 Studie wurden 2305 Patientinnen mit positivem Nodalstatus mit 4 Zyklen AC therapiert. Ziel dieser Studie war es, sowohl die Wertigkeit der Verdopplung der Dosisintensität als auch die Verdopplung hinsichtlich der Gesamtdosis von Cyclophosphamid mit der Standarddosierung (AC-60/600 mg/m^2) zu vergleichen. Bei einer medianen Nachbeobachtungsdauer von 5 Jahren konnte kein Unterschied im rezidivfreien und im Gesamtüberleben gefunden werden. Innerhalb der Subgruppenanalyse zwischen prä- und postmenopausalen sowie in Abhängigkeit von der Anzahl der befallenen Lymphknoten war keine statistisch signifikante Differenz zu erkennen (☞ Tab. 4.4) (35). Die nachfolgende Studie (NSABP B-25) mit einer weiteren Verdopplung der Dosisintensität als auch der Gesamtdosis an Cyclophosphamid konnte ebenfalls keinen Vorteil im Vergleich der 3 randomisierten Therapieschemata zeigen. Eingeschlossen wurden hierbei 2548 Patientinnen mit positiven Nodalstatus (36).

Zur Evaluierung der effektivsten Dosis von Doxorubicin, als einen Vertreter der Anthrazykline gibt es zwei Studien die eindeutig den Nachweis erbracht haben, daß 60 mg/m^2 die optimale Dosierung in der adjuvanten Therapiesituation darstellt. Zum einen zeigte die dreiarmig randomisierte Studie der CALGB (8541) anhand eines 9-Jahres-Follow up eine signifikante Verbesserung des rezidivfreien als auch des Gesamtüberleben des hoch dosierten Armes (4 x CAF 600/60/600 mg/m^2; n=519) gegenüber dem niedrig dosierten Arm (4 x CAF 300/30/300 mg/m^2; n=518). Ein marginaler Unterschied im Gesamtüberleben konnte im direkten Vergleich zwischen der mittleren Dosierung (6 x CAF 400/40/400 mg/m^2; n=513) von Doxorubicin und der verwendeten Hochdosis nachgewiesen werden (37). Der hoch- und mittel dosierte Arm wies entsprechend dem Protokoll eine identische Gesamtdosis aus, bei 33 % höherer Dosisintensität (mg/m^2/Woche) in der Hochdosisgruppe. Im Vergleich zwischen dem hoch- und niedrig dosierten Therapieschema wurde die Gesamtdosis und damit die Dosisintensität verdoppelt. Bei der Subgruppenanalyse innerhalb der verschiedenen Risikogruppen (1-3 positive LK/≥ 4 LK) konnte in Übereinstimmung mit Levine et al. (16) ein deutlicher Vorteil für die Patientinnen mit mehr als 3 befallenen Lymphknoten gezeigt werden. Anhand dieser Studien konnte belegt werden, daß eine Dosisreduktion im Rahmen einer chemotherapeutischen Behandlung vermieden werden sollte. In einer zweiten Studie (CALGB 9344) wurde nachfolgend der mögliche Nutzen einer Dosierung von Doxorubicin oberhalb von 60 mg/m^2 untersucht. Innerhalb dieses ebenfalls dreiarmig stratifizierten Therapieprotokolls (4 x AC 60/600/4 x AC 75/600 mg/m^2/4 x AC 90/600 mg/m^2; n=3.170) wurde zusätzlich die sequentielle Gabe von Paclitaxel untersucht (± 4 x Paclitaxel 175 mg/m^2). In der Endauswertung konnte kein Vorteil einer Dosiseskalation von Doxorubicin nachgewiesen werden (12) (☞ Tab. 4.3).

Über die Rolle der Dosiseskalation von Epirubicin als ein weiteres Anthrazykline wurde bereits im vorhergehenden Kapitel ausführlich eingegangen (☞ Tab. 4.3).

4.5.2. Intervallverkürzung

Eine weitere Überlegung, die sich aus der Norton-Simon Hypothese ableiten läßt, ist eine mögliche höhere Eradikation von Tumorzellen durch einen intervallverkürzten Einsatz der Zytostatika (☞ Abb. 4.5). Aufgrund dieser Hypothese haben verschiedene Studiengruppen die Durchführbarkeit und Effektivität dieses Therapieansatzes nachgewiesen (13,38,39,40,41,42). Da erst Mitte der 90er Jahre Toxizitätstudien zur Durchführbarkeit und Verträglichkeit initiiert wurden, sind vergleichende

NSABP B-22	Arm 1	Arm 2	Arm 3
Adriamycin (A)	4 x 60 mg/m^2	4 x 60 mg/m^2	4 x 60 mg/m^2
Cyclophosphamid (C)	4 x 600 mg/m^2	2 x 1200 mg/m^2	4 x 1200 mg/m^2
NSABP B-25	Arm 1	Arm 2	Arm 3
Adriamycin (A)	4 x 60 mg/m^2	4 x 60 mg/m^2	4 x 60 mg/m^2
Cyclophosphamid (C)	4 x 1200 mg/m^2	2 x 2400 mg/m^2	4 x 2400 mg/m^2

Tab. 4.4: Dosiseskalation - Cyclophosphamid.

Ergebnisse zwischen einer dosisdichten Therapie (14tägig) und einem konventionellen Intervall (21-28tägig) rar. Derzeit liegen Ergebnisse aus einigen Studien bei verschiedenen Tumorentitäten vor, in denen ein Vorteil der intervallverkürzten Therapie nachgewiesen werden konnte (13,43,44,45,46, 69).

Einen ersten randomisierten Nachweis eines Überlebensvorteiles für Patientinnen in der nodalpositiven, adjuvanten Therapiesituation konnte die Studie der CALGB (Cancer and Leukemia Group B trial C9741) anhand eines 2x2 faktoriellen Designs für die dosisdichte Therapie aufzeigen (69) (☞ Tab. 4.4). Die Dosierung wurde für Adriamycin immer mit 60 mg/m² für Cyclophosphamid 600 mg/m² und für Paclitaxel von 175 mg/m² gewählt. Für die erste Fragestellung des 2x2 faktoriellen Designs konnte kein signifikanter Unterschied zwischen einer sequentiellen Therapie (Adriamycin gefolgt von Cyclophosphamid) gegenüber der konkurrenten Gabe (AC) nachgewiesen werden. Die 2. Fragestellung zeigte eine signifikante jährliche relative Risikoreduktion des rezidivfreien Überlebens von 26 % und von 31 % beim Gesamtüberleben für die dosisdichte Therapieform. Die hohe Wertigkeit diese Studie liegt vor allem darin, daß die verwendeten Zytostatika jeweils in gleicher Dosierung verwendet wurden und so eine präzise Interpretation des mathematischen Modells der Norton-Simon-Hypothese erlaubt. Einschränkend ist aber zu erwähnen, daß das bisher publizierte mediane Follow up 36 Monate beträgt. Eine weitere Studie, die ein konventionelles 3 wöchentliches Therapieschema mit 4 Zyken (EC – 90/600 mg/m²) gefolgt von 4 Zyklen Paclitaxel 175 mg/m² in Anlehnung an den experimentellen Arm der CALGB 9344 Studie mit einer dosisdichten, sequentiellen Therapie (E 150 mg/m², Paclitaxel 225 mg/m², Cyclophosphamid 2500 mg/m²) verglich, ist die AGO-Studie. Auch bei dieser Studie konnte bei der sequentiellen, dosisdichten Therapieform ein statistisch signifikantes höheres Gesamtüberleben gegenüber dem konventionellen Therapieschema nachgewiesen werden, bei allerdings kurzem medianen Follow up. Daher ist eine dosisdichte Therapie derzeit nicht außerhalb von Studien zu empfehlen.

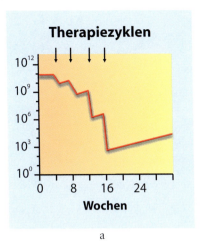

a

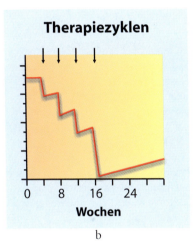

b

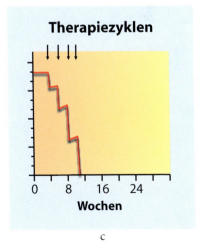

c

Abb. 4.5: Mathematische Modelle zur Tumorzellreduktion nach konventioneller (a), dosisintensivierter (b) und dosisdichter Chemotherapie (c).

Autor	Chemotherapie- Schema	n	Menopausenstatus	Nodalstatus	Medianes Follow up (Jahre)	Ergebnisse (Gesamtüberleben)
Citron et al. (69) (CALGB 9741)	• 4x A – 4x P – 4x C q3w • 4x A – 4x P. – 4x C. q2w • 4x AC – 4x P q3w • 4x AC – 4x P q2w	2005	Prä und Post	N +	3	q2w > q3w
AGO (71) (Moebus et al.)	• 4x E – 4x P – 4x C q2w • 4x EC – 4x P. –q3w	1169	Prä und Post	N + (≥4LK)	2,4	q2w > q3w

Tab. 4.5: Adjuvante, dosisintensivierte Therapiekonzepte.

Die aktuellen Ergebnisse der Hochdosis-Chemotherapiestudien und deren Effektivität in der adjuvanten Situation des Mammakarzinom sind in einem gesonderten Kapitel (☞ Kap. 8.) dargestellt.

4.6. Sequenzierung

Der Ansatz einer sequentiellen Gabe von nichtkreuzresistenten Zytostatika birgt zwei Vorteile. Zum einen können alle eingesetzten Substanzen, die eine eindeutige Dosis-Wirkungsbeziehung besitzen, in ihrer maximalen Dosis appliziert werden, da keine überlappenden Toxizitäten auftreten. Zum zweiten sollte, da solide Tumoren in der Regel polyklonal sind, der sequentielle Therapieansatz dazu führen, daß eine gezielte Eradikation der Zellklone erreicht wird, die für die eingesetzte Substanz sensibel sind.

Entsprechend des mathematischen Modells von Norton (47) werden durch die höhere Dosisintensität der Zytostatika bei der sequentiellen Gabe therapiesensitive Tumorzellen eher vernichtet als bei alternierender Applikation. Den klinischen Nachweis konnten Bonadonna et al. (48) in einem 10-Jahres follow-up im Rahmen einer sequentiellen Therapieoptimierung mit Doxorubicin gefolgt von CMF (nach der Norton-Simon Hypothese [30]), gegenüber einer alternierenden Gabe von Doxorubicin/CMF (nach der Goldie-Coldman-Hypothese [7]) erbringen (☞ Tab. 4.6).

	Sequentielle Gabe	Alternierende Gabe
Gesamtdosis Doxorubicin	300 (mg/m^2)	300 (mg/m^2)
Dauer der Doxorubicin-Gabe	9 Wochen	33 Wochen
Dosisintensität	300 : 9 = 33,3 mg/m^2/Woche	300 : 33 = 9,09 mg/m^2/Woche
10 Jahre (rezidivfreies Überleben)	42 %[*]	28 %
10 Jahre (Gesamtüberleben)	58 %[*]	44 %

Tab. 4.6: Bedeutung der Dosisintensität von Doxorubicin für das Überleben (Sequentielle vs. Alternierende Gabe).
[*] $p < 0{,}002$

Der Vergleich zwischen einem sequentiellen Regime mit Epirubicin (4x100 mg/m2 q4) gefolgt von 4xCMF gegen 6x oder 8x CMF (67) zeigte in einer Phase III Studie ein signifikant besseres krankheitsfreies ($p=0.0003$) und Gesamtüberleben ($p=0.0001$) für den sequentiellen Arm nach einem follow-up von 2,6 Jahren zeigen. Dieses kann von De Placido et al. (79) beim Vergleich zwischen 4x A (75 mg/m2) gefolgt von 6xCMF und 6xCMF nach einem Beobachtungszeitraum von 6 Jahren bestätigt werden. Die MAM1 Studie an 466 prämenopausalen Frauen zeigt hier ein krankheitsfreies Überleben von 65 % im sequentiellen Arm versus 54 % im CMF Standardarm ($p=0.041$), jedoch keinen signifikanten Vorteil im Gesamtüberleben (83 % vs. 79 %). Innerhalb des kurzen Nachbeobachtungszeitraumes der CALGB 9741-Studie (Citron et al., ☞ Tab. 4.5) konnte hinsichtlich der sequentiellen Therapie von Adriamycin und Cyclophosphamid gegenüber der konkurrenten Gabe (AC) ein Trend hinsichtlich eines besseren Therapieansprechens gesehen werden, der aber derzeit nicht statistisch signifikant ist. Bei der Bewertung sequentieller anthrazyklinhaltiger Schemata müssen weitere Follow up Daten noch abgewartet werden, um einen möglichen Unterschied zu demonstrieren (SWOG 9313 6 x AC vs. 4 x A 3 x C).

Bei der Sequenzierung der CMF-Therapie im Rahmen der NSABP B19-Studie konnte kein Vorteil der sequentiellen Therapie gegenüber der Polychemotherapie nachgewiesen werden (49). Randomisiert wurden hierbei 1095 Patientinnen mit negativem Hormon- und Lymphknotenstatus, die entweder CMF (100/40/600 mg/m^2) oder sequentiell Methotrexat (M 100 mg/m^2) und Fluorouracil (600 mg/m^2) appliziert bekamen.

Die derzeitige Rolle der Taxane in der sequentiellen adjuvanten Therapie wird in dem nachfolgenden Kapitel näher analysiert.

4.7. Die Rolle der Taxane in der adjuvanten Therapie des Mammakarzinoms

Die Taxane mit den zwei Vertretern, dem Paclitaxel (Taxol®) und dem Docetaxel (Taxotere®) zählen zu den derzeit wirksamsten Substanzen bei der chemotherapeutischen Behandlung des Mammakarzinom.

4.7.1. Paclitaxel

Die Wirksamkeit von Paclitaxel als Mono- sowie als Kombinationschemotherapie wurde anhand einer Vielzahl randomisierter Studien beim metastasierten Mammakarzinom bewiesen (☞ auch Kap. 6.).

Daraufhin wurde Paclitaxel auch in der früheren Behandlungsphase des Mammakarzinoms angewendet und erhielt aufgrund der Daten von Henderson et al. (12) die Zulassung für nodal positive Patientinnen in der adjuvanten Therapiesituation. Der Überlebensvorteil war anhand der Subgruppenanalyse lediglich bei den Patientinnen mit negativem Hormonrezeptorstatus nachweisbar. Kritisch anzumerken ist weiterhin, daß ein 12 wöchentliches Therapieregime (4 Zyklen) mit einem 24 wöchentlichem (8 Zyklen) verglichen wurde.

Eine Studie mit ähnlichem Design, die die Wirksamkeit von zusätzlichen 4 Zyklen Paclitaxel in einer etwas höheren Dosierung von 225 mg/m^2 untersuchte, war die NSABP-B28-Studie (☞ Tab. 4.6) (53). Mit einem medianen Follow up von 64,6 Monaten konnte aber lediglich bezüglich des rezidivfreien Überlebens ein signifikanter Vorteil für die Patientinnen, die Paclitaxel erhielten, nachgewiesen werden (Relative Risikoreduktion 17 %, p=0.006). Das Gesamtüberleben konnte durch eine verlängerte Chemotherapie mit Paclitaxel nicht signifikant beeinflußt werden. Auch in der Subgruppenanalyse zeigte sich hinsichtlich der Patientinnen mit negativem Hormonrezeptorstatus, im Gegensatz zur CALGB 9344, kein signifikanter Vorteil. Im direkten Vergleich dieser beiden Studien war ein etwas höherer Anteil an Patientinnen mit positivem Rezeptorstatus in die Studie der NSABP (NSABP 72 % vs. CALGB 66 %), Patientinnen mit einem geringeren Lymphknotenbefall (1-3 LK NSABP 70 % vs. CALGB 46 %) und einer geringeren Tumorgröße (pT= 20mm; NSABP 59 % vs. CALGB 35 %) randomisiert worden. Daher ist von einer höheren Population mit einer besseren Prognose und einem schlechteren Ansprechen auf die Chemotherapie innerhalb der NSABP-B-28 auszugehen. Weiterhin wurde in der NSABP-B28 Studie die antiestrogene Therapie mit Tamoxifen konkurrent (bei allen Patientinnen =50 Jahre und < 50 Jahren mit positivem Hormonrezeptorstatus), in der CALGB-Studie sequentiell, zur Chemotherapie begonnen. Nach heutigem Erkenntnisstand ist die sequentielle Therapie mit Tamoxifen gegenüber der konkurrenten Gabe überlegen (GEICAM 9401, SWOG-8814). Weiterhin beendeten in der NSABP-Studie lediglich 75,9 % der in den Paclitaxel-Arm randomisierten Patientinnen die 8 Zyklen des vorgeschriebenen Therapieregimes (CALGB-Studie: 92 %). In einer dritten Studie, monozentrisch durchgeführt vom M.D. Anderson Cancer Center in Houston, wurden 8 Zyklen FAC mit 4 Zyklen Paclitaxel gefolgt von 4x FAC verglichen. Insgesamt wurden 524 Patientinnen randomisiert. 174 Patientinnen erhielten 4 Zyklen der jeweiligen Chemotherapie präoperativ. Mit einem medianen Follow-up von 5 Jahren zeigte die Sequenz mit Taxol einen marginalen Benefit hinsichtlich des rezidivfreien Überlebens nur bei den Patientinnen mit negativem Hormonrezeptorstatus, der aber nicht statistisch signi-

CALGB 9344					
4 x A60/75/90C600 ± 4 x Paclitaxel 175	n = 3.121	N+	HR + 66 % N 1-3: 46 % N 4-9: 42 % N > 9: 12 %	Follow up 5 Jahre	$A_{60} = A_{75} = A_{90}$ HR+: AC = AC + P HR-: AC < AC + P
NSABP-B-28					
4 x A60C600 ± 4 x Paclitaxel 225	n = 3.060	N+	HR + 72 % N 1-3: 70 % N 4-9: 26 % N > 9: 4 %	Follow up 5,3 Jahre	HR+: AC = AC + P HR-: AC = AC + P
M.D. Anderson Trial					
8 x FAC500/50/500 vs. 4 x Paclitaxel 250 + 4 x FAC500/50/500	n = 524	N+/N-	HR + 59 % N 0: 28 % N 1-3: 37 % N 4-9: 27 % N > 9: 7 %	Follow up 5 Jahre	HR+: FAC = P + FAC HR-: FAC = P + FAC

Tab. 4.7: Adjuvante Chemotherapie mit Paclitaxel (**P**). **AC**: Adriamycin/Cyclophosphamid.

fikant war. Als Grund für die fehlende Signifikanz wird die zu geringe Fallzahl und die höher erwartete Rezidivrate im alleinigen FAC-Arm angegeben (54).

Eine aktuell in diesem Jahr (2005) auf dem ASCO Meeting (American Society of Clinical Oncology) vorgestellte Studie ist der ECTO-Trial (3-armiges Design; ☞ Kap. 3.). Im Vergleich der beiden adjuvanten Therapiearme zeigte sich hinsichtlich des rezidivfreien Überlebens ein signifikanter Vorteil für die Kombination von Adriamycin und Paclitaxel gefolgt von CMF (p=0.01) gegenüber der Sequenztherapie von Adriamycin und CMF. Dieser signifikante Vorteil wurde aber bei einem medianen Follow up von 43 Monaten beim Gesamtüberleben nicht erreicht (p= 0.16) (77).

4.7.2. Docetaxel

Anhand einer Vielzahl von Phase II/III-Studien beim metastasierten Mammakarzinom konnte für Taxotere® (Docetaxel) eine hohe antitumorale Wirksamkeit nachgewiesen werden. Im direkten Vergleich mit Paclitaxel hat Taxotere in der metastasierten Therapiesituation eine Verlängerung progressionsfreien Zeit sowie des Gesamtüberlebens gezeigt (72). Anhand von in vitro Daten besitzt Docetaxel im Vergleich zu Paclitaxel einen potenteren zytotoxischen, antitumoralen Effekt bei äquimolarer Basis (73), erreicht eine höhere intrazelluläre Konzentration bei geringerem zellulären Efflux (74) und besitzt eine höhere Affinität in Bezug auf die Mikrotubuli (75). Bisher stehen die Daten von 4 Studien in der adjuvanten Therapiesituation hinsichtlich des rezidivfreien und Gesamtüberlebens zur Verfügung (NSABP B27 – neoadjuv./adjuvant ☞ Kap. 3.). Die BCIRG 001 Studie (76) konnte bei einem medianen Follow up von 55 Monaten einen signifikanten Vorteil von TAC (p=0.001) gegenüber FAC bezüglich des rezidivfreien Überlebens, unabhängig vom Hormonrezeptorstatus oder der Her2-Amplifikation, aufzeigen. In der Subgruppenanalyse bezüglich der Anzahl der befallenen Lymphknoten war der signifikante Vorteil innerhalb der Gruppe mit 1-3 positiven Lymphknoten nachzuweisen. In Bezug auf das Gesamtüberleben war die Kombination mit Docetaxel signifikant der FAC-Therapie überlegen (p=0.008). Da in der Studie keine Primärprophylaxe mit G-CSF vorgesehen war, betrug die febrile Neutropenierate 24 % für TAC gegenüber 2 % für FAC. Septische Todesfälle kamen in beiden Therapiearmen nicht vor. Damit wurden erstmals bei taxanhaltigen adjuvanten Therapieregimen, bezüglich der Dauer der Therapie, äquivalente Therapieregime verglichen. Der Vorteil von Docetaxel in der untersuchten Kombination zeigte sich im Vergleich zur Studie mit Paclitaxel (CALGB 9344), nicht nur bei hormonrezeptornegativen Patientinnen. Anzumerken ist aber, daß der Vergleichsarm (FAC) mit einer Dosierung von Adriamycin mit 50 mg/m² als leicht unterdosiert anzusehen ist. Die einzige Studie, die einen, nach heutigem Kenntnisstand, ausreichend dosierten Standardarm (FEC) verwendete, ist die PACS01-Studie (77). Mit einem medianen Follow up von 59,7 Monaten zeigte die taxanhaltige Sequenztherapie mit Docetaxel einen signifikanten Vorteil im rezidivfreien- (p= 0.014) und Gesamtüberleben (p= 0.017). Überraschenderweise zeigte sich bezüglich des rezidivfreien Überlebens eine klare Interaktion mit dem Alter der Patientinnen. Bei Frauen mit einem Alter > 50 Jahre war eine signifikanter Vorteil durch die sequentielle Docetaxelgabe (p= 0.001) gegenüber jüngeren Frauen (p= 0.7) nachzuweisen. Diese Studie ist ein weiteres Beispiel für die Wirksamkeit einer modernen adjuvanten Chemotherapie in der postmenopausalen Therapiesituation. Eine in diesem Jahr (2005) auf dem ASCO Meeting (American Society of Clinical Oncology) vorgestellte Studie untersuchte die Wirkung von Docetaxel auch in der Lymphknoten-negativen Situation. Die Analyse konnte weder im rezidivfreien- (p= 0.7) noch im Gesamtüberleben (p= 0.49) einen signifikanten Überlebensvorteil für die taxanhaltige Kombinationstherapie mit Adriamycin zeigen. Kritisch anzumerken ist, daß heutzutage eine aus 4 Zyklen bestehende Chemotherapie als unzureichend angesehen wird. Weiterhin ist die Dosierung von Docetaxel mit 60 mg/m² als unterdosiert zu bewerten. Aufgrund des derzeit unerwartet hohen rezidivfreien Überlebens im Kontrollarm AC (84 %), angenommen wurden 78 %, ist ein medianes Follow up von 59 Monaten als zu kurz einzuschätzen (78).

4.7.3. Zusammenfassung

Aufgrund der Datenlage aus den o.g. Studien sind beide Vetreter der Taxane in der adjuvanten Therapiesituation, bei Patientinnen mit positiven Lymphknoten, zugelassen. Entsprechend der CALGB-Daten kann die sequentielle Gabe von Paclitaxel in einer Dosierung von 175 mg/m² angewendet werden. Für Docetaxel können beide Schemata aus den Studien (BCIRG 001, PACS 01), die eine Verlängerung des Gesamtüberlebens gezeigt haben, empfohlen werden.

4.8. Metaanalyse der EBCTCG

Eine der wertvollsten Quellen in der Überprüfung der Wertigkeit einer adjuvanten Chemotherapie stellen die Metaanalysen der EBCTCG (Early Breast Cancer Trialists Collaborative Group) unter Leitung des britischen Epidemiologen Sir R. Peto dar. Bisher stehen die Analysen aus den Jahren 1992, 1995, 1998 und 2000 (noch unpubliziert) zur Verfügung (59). Die Ergebnisse dieser Auswertungen müssen sorgfältig interpretiert werden, da Metaanalysen abweichende Therapieregime, die teilweise nur mäßig wirksam sind oder unzureichend appliziert wurden, nur ungenügend identifizieren.

■ Grenzen der Metaanalyse

Fehlende Identifizierung:

- der Dosisintensität
- der Dosissequenzierung- und Selektion
- der Populationsunterschiede
- der Rate von Dosisreduktionen und Compliance
- des optimalen Nutzens, da Metaanalysen hochwirksame und weniger effektive Therapieregime beinhalten und daher nur einen durchschnittlichen Vorteil wiedergeben

BCIRG 001				
6 x FAC 500/50/500 6 x TAC 75/50/500	n = 1491	N+	Follow up 4,5 Jahre	TAC > FAC
PACS01				
6 x FEC 500/100/500 3 x FEC 500/100/500 + 3x T 100	n = 1999	N+	Follow up 5 Jahre	3x FEC-3x T > 6x FEC
ECOG 2197				
4 x AC 60/600 4 x AT 60/60	n = 2952	N+ (1-3)/ N- (high risk)	Follow up 5 Jahre	AT = AC

Tab. 4.8: Kombinationschemotherapien mit Taxanen.

Der relative Gewinn für eine Patientin nach einer adjuvanten Chemotherapie wird als relative Reduktion des Rezidivrisikos bezeichnet. Erst unter Einbeziehung der Prognose für diese Patientin läßt sich ein Überlebensvorteil in Form des absoluten prozentualen Gewinnes ausdrücken. Daran läßt sich ableiten, daß die absolute Prognoseverbesserung einer Patientin durch eine Chemotherapie mit zunehmenden individuellem Risiko ansteigt.

	< 50 Jahre	50-69 Jahre[a]
Alle Patientinnen		
relative Risikoreduktion des Rezidivrisikos	35 %	20 %
relative Risikoreduktion der Mortalität	27 %	11 %
Nodal-negative Patientinnen		
Zehnjahresüberleben ohne CT	71 %	67 %
Zehnjahresüberleben mit CT	78 %	69 %
absolute Differenz	7 %*	2 %*
Nodalpositive Patientinnen		
Zehnjahresüberleben ohne CT	42 %	46 %
Zehnjahresüberleben mit CT	53 %	49 %
absolute Differenz	11 %*	3 %*

Tab. 4.9: Therapeutischer Nutzen einer adjuvanten Chemotherapie (1998).
* statistisch signifikant
[a] bei Patientinnen über 70 Jahre liegen bisher nur sehr wenige Daten vor.

Vergleich	Relative Risikoreduktion	
	Rezidiv	Mortalität
Monotherapie vs. keine Therapie (3932)	7,9 %	0,7 %
CMF vs. keine Therapie (12175)	23 %	15 %
Doxorubicin/Epirubicin vs. CMF (13756)	10,8 %	15,7 %
> 6 Monate Therapie vs. ≤ 6 Monate Therapie (3.611)	7 %	7 %

Tab. 4.10: Therapeutischer Nutzen einer verlängerten adjuvanten Chemotherapie (2000) (66).

Bei der Analyse der Daten ist auffällig, daß vor allem postmenopausale Patientinnen eine geringere Prognoseverbesserung im Rahmen einer adjuvanten Chemotherapie aufweisen. Zu berücksichtigen ist, daß in der Gesamtauswertung diese Zahlen für das durchschnittliche Risiko gelten. Taxanhaltige Therapieregime finden aufgrund der kurzen Anwendungszeit noch keine Berücksichtigung.

4.9. Therapieempfehlungen

4.9.1. Internationale Konsensuskonferenz zur adjuvanten Therapie des Mammakarzinoms in St. Gallen 2005

Alle 2 Jahre findet in St. Gallen eine Konsensuskonferenz zur Therapie lokal begrenzter Mammakarzinome statt. In der diesjährigen St. Galler Konsensuskonferenz (2005) wurden wichtige und sehr praxisrelevante Änderungen beschlossen. Wichtigste Änderungen sind zum Einen die Einteilung gemäß der zu erwartenden Hormonempfindlichkeit der Tumoren und zum Anderen eine Modifizierung der Einteilung in definierte Risikogruppen.

■ **Einteilung gemäß der Hormonempfindlichkeit**

Es werden neuerdings drei Gruppen entsprechend ihrer zu erwartenden Empfindlichkeit gegenüber einer endokrinen Therapie definiert (☞ Tab. 4.11). Dies wurde eingeführt, da die Ansprechwahrscheinlichkeit auf eine endokrine Therapie von der Tumorbiologie, also z.B. von der Quantität der Expression der Hormonrezeptoren, abhängig ist und hierdurch die Gruppe der Patienten, bei denen eine Hormontherapie besonders wirksam ist, definiert werden kann. Die Kriterien, die eine ungewisse Hormonempfindlichkeit definieren, gehen ebenso aus Tab. 4.11 hervor. Es wird zunehmend eine genauere Spezifizierung der Tumoren bzgl. biologischer Faktoren angestrebt, da z.B. gezeigt wurde, daß Tumore mit einer fehlenden Expression des Progesteronrezeptors schlechter auf eine antihormonelle Therapie mit Tamoxifen ansprechen.

■ **Risikoklassifizierung**

Bisher wurden folgende negative prognostische Faktoren zur Risikoklassifizierung benutzt:
- Tumorgröße
- LK-Status

4.9. Therapieempfehlungen

- Grading
- Hormonrezeptorstatus
- Alter
- Menopausenstatus.

Seit St. Gallen 2005 gehen zusätzlich

- Tumorinvasion in peritumorale Gefäße
- HER2/neu-Status

in die Klassifizierung mit ein. Hieraus ergibt sich eine Einteilung in die Gruppen niedriges, intermediäres und hohes Risiko (☞ Tab. 4.12).

Der wichtigste dieser Risikofaktoren ist der Lymphknotenstatus. Die Relevanz sogenannter nodaler Mikrometastasen (<0,2 mm) oder isolierter Tumorzellen in Lymphknoten ist bisher nicht ausreichend validiert, so daß diese zwar dokumentiert werden sollten, aber gemäß der Konsensuskonferenz noch nicht in die Risikoklassifizierung mit eingehen. Mindestens 4 befallene Lymphknoten gelten als Hochrisikokonstellation, bei 1-3 befallenen Lymphknoten ist unter günstigen weiteren Bedingungen noch eine intermediäre Risikokonstellation gegeben (☞ Tab. 4.12).

Ein positiver HER2/neu-Status, entweder eine immunhistochemisch ermittelte Überexpression (DAKO 3+) oder eine Amplifizierung im FISH-Test, gilt als negativer prognostischer Marker. Er scheint auch einen prädiktiven Wert zu haben, da bei positivem HER2/neu-Status die Ansprechwahrscheinlichkeit auf Tamoxifen geringer zu sein scheint (1). Auch eine peritumorale Gefäßinvasion ist ein negativer prognostischer Faktor und sollte jetzt mit in die Klassifizierung bei nodal-negativen Patientinnen eingehen.

Eine Übersicht über die Behandlungsmodalitäten, die sich aus Tab. 4.11 und 4.12 ergeben, zeigt Tab. 4.13. Die Therapieregime zur adjuvanten Therapieführung sind in Tab. 4.14 zusammengefaßt. Als Standardregime gelten weiterhin anthrazyklinbasierte Schemata, bei kardialen Risikofaktoren ist CMF (Bonnadonna) eine toxizitätsarme Option.

■ Praktische Überlegungen

Für fast alle Patientinnen ist eine adjuvante systemische Therapie nach lokaler Therapie des Mammakarzinoms indiziert. Hierbei ist aber neben den oben erläuterten Risikofaktoren die individuelle Konstellation der jeweiligen Patientin letzendlich der wichtigste Entscheidungsparameter. Dazu müssen insbesondere Komorbiditäten und Komedikationen bekannt sein. Der Nutzen einer potentiell lebensbedrohlichen Chemotherapie ausgedrückt durch die jeweilige Risikoreduktion durch die Therapie muß mit der Patientin erörtert werden.

Behandlungsgruppe	Kriterien
Hormon-empfindlich	Expression von Estrogen- und Progesteronrezeptoren (mindestens 10 % positive Zellen) *und* hohe Wahrscheinlichkeit eines deutlichen Nutzens einer endokrinen Therapie
Ungewisse Hormonempfindlichkeit	Expression von Estrogen- und/oder Progesteronrezeptoren *Aber* ungewisser Nutzens einer endokrinen Therapie, z.B. aufgrund eines oder mehrerer der folgenden Eigenschaften: • Niedrige Expression von Estrogen- und Progesteronrezeptoren * • Fehlende Expression des Progesteronrezeptors • HER2/*neu* Überexpression oder Gen-Amplifikation • hohes Ausmaß mikrometastatischen Befalls • Expression von uPA und PAI 1 • hohe proliferative Aktivität des Tumors
Hormon-unempfindlich	Fehlende Expression von Estrogen- und Progesteronrezeptoren

Tab. 4.11: Behandlungsgruppen zur adjuvanten Therapie des Mammakarzinoms entsprechend der Hormonempfindlichkeit (Konsensusempfehlungen St. Gallen 2005).

Risikogruppe	Kriterien
Niedriges Risiko	Nodal-negativ und **alle** der folgenden Eigenschaften: pT ≤ 2 cm, *und* Grad 1, *und* Fehlen einer peritumoralen Lymph- und Blutgefäßinvasion, *und* Fehlen einer HER2/*neu* Überexpression oder Gen-Amplifikation, *und* Alter ≥ 35 Jahre.
Intermediäres Risiko	Nodal-negativ und **mindestens eine** der folgenden Eigenschaften: pT > 2 cm, *oder* Grad 2-3, *oder* peritumorale Lymph- und Blutgefäßinvasion, *oder* HER2/*neu* Überexpression oder Gen-Amplifikation, *oder* Alter < 35 years. **Nodal-positiv mit 1–3 befallenen Lymphknoten** und Fehlen einer HER2/*neu* Überexpression oder Gen-Amplifikation
Hohes Risiko	**Nodal-positiv mit 1–3 befallenen Lymphknoten** und HER2/*neu* Überexpression oder Gen-Amplifikation **Nodal-positiv mit 4 oder mehr befallenen Lymphknoten**

Tab. 4.12: Risikoeinteilung zur adjuvanten Therapie des Mammakarzinoms (Konsensusempfehlungen St. Gallen 2005).

Risikogruppe	Behandlungsgruppe		
	Hormonempfindlich	Ungewisse Hormonempfindlichkeit	Hormonunempfindlich
Niedriges Risiko	ET *oder* Nil[*]	ET *oder* Nil[*]	Nicht anwendbar[**]
Intermediäres Risiko	Alleinige ET, *oder* CT → ET[***]	CT → ET[***]	CT
Hohes Risiko	CT → ET[***]	CT → ET[***]	CT

Tab. 4.13: Behandlungsgrundsätze zur adjuvanten Therapie des Mammakarzinoms; ET = endokrine Therapie, CT = Chemotherapie. * alternative Behandlungsoption im Falle von medizinischen Kontraindikationen oder Präferenz des Patienten bzw. Arztes; ** Bei fehlender Expression von Östrogen- und Progesteronrezeptoren Klassifikation in Intermediäre Risikogruppe; *** Während für Tamoxifen die sequentielle Gabe nach Abschluß der Chemotherapie klar zu bevorzugen ist, liegen derzeit für Aromatasehemmer bzw. für GnRH-Analoge keine Daten vor, die einen sequentiellen Einsatz mit einem parallelen kombinierten Einsatz vergleichen.

4.9. Therapieempfehlungen

Risiko-gruppe	Behandlungsgruppe				
	Hormonempfindlich		Ungewisse Hormonempfindlichkeit		Hormon-unempfindlich
	Prämenopausal	Postmenopausal	Prämenopausal	Postmenopausal	Prä- oder Postmenopausal
Niedriges Risiko	Tam *oder* Nil *oder* GnRH	Tam *oder* Nil *oder* AI	Tam *oder* Nil *oder* GnRH	Tam *oder* Nil *oder* AI	Nicht anwendbar**
Intermediäres Risiko	Tam (±OFS/A) *oder* CT^1 → Tam (±OFS/A) *oder* OFS/A (±Tam)	Tam* *oder* AI *oder* CT^1 → Tam* *oder* CT^1 → AI * Indikation für Umstellung auf AI: Exemestan oder Anastrozol nach 2-3 Jahren Tam, oder Letrozol nach 5 Jahren Tam	CT^1 → Tam (±OFS/A) *oder* Tam (±OFS/A)	CT^1 → Tam* *oder* CT → AI * Indikation für Umstellung auf AI: Exemestan oder Anastrozol nach 2-3 Jahren Tam, oder Letrozol nach 5 Jahren Tam	CT Therapieschemata: AC, CMF, AC or A → CMF, FAC, FEC (d1 q21) (Taxan-basierte Schemata: AC or A,→ Paclitaxel; FEC100→ Docetaxel; TAC)
Hohes Risiko	CT^1 → Tam *oder* CT^1 → Tam +OFS/A	CT^1 → Tam* *oder* CT^1 → AI * Indikation für Umstellung auf AI: Exemestan oder Anastrozol nach 2-3 Jahren Tam, oder Letrozol nach 5 Jahren Tam	CT^1 → Tam *oder* CT^1 → Tam +OFS/A	CT^1 → Tam* *oder* CT^1 → AI * Indikation für Umstellung auf AI: Exemestan oder Anastrozol nach 2-3 Jahren Tam, oder Letrozol nach 5 Jahren Tam	CT Therapieschemata: AC or A → CMF; CEF oder CAF (d1&8 q 28); FAC, FEC (d1 q 21); Taxan-basierte Schemata: AC or A → Paclitaxel; FEC100→ Docetaxel; TAC (Dose dense regimen)

Tab. 4.14: Konsensusempfehlungen zur adjuvanten Therapie des Mammakarzinoms; ET = endokrine Therapie; CT = Chemotherapie; Tam = Tamoxifen; AI = Aromatashemmer; OFS/A = Ovarsuppression/Ablation; Therapieschemata s. Auflistung am Ende des Beitrags; [1] Einsatz der CT zusätzlich zur ET abhängig von der Einschätzung, ob eine alleinige ET ausreicht; Entscheidung für alleinige ET unter Berücksichtigung des relativen Risikos, Alters, Komorbidität und Präferenz der Patientin; ** Bei fehlender Expression von Estrogen- und Progesteronrezeptoren Klassifikation in Intermediäre Risikogruppe.

Die adjuvante Chemotherapie wird meist zwischen 4-6 Wochen nach der Operation begonnen. In einer Analyse von fast 1800 prämenopausalen, nodal-positiven Patientinnen wurde bei Hormonrezeptor-negativen Patientinnen ein signifikanter Überlebensvorteil gezeigt, wenn die Therapie innerhalb von 3 Wochen nach der Operation begonnen wurde (Colleoni M et al., 80). In einer jüngst veröffentlichten Studie der Danish Breast Cancer Cooperative Group konnte dagegen keine signifikanter Unterschied in Abhängigkeit des Beginns der adjuvanten Therapie ermittelt werden (Cold S et al., 81). Eine abschließende Beurteilung, ob der frühe Beginn der adjuvanten Therapie einen Überlebensvorteil bedeutet, ist deshalb bisher nicht möglich.

4.10. Literatur

1. Fisher B, Ravdin RG, Ausman RK, Slack NH, Moore GE, Noer RJ: Surgical adjuvant chemotherapy in cancer of the breast: results of a decade of cooperative investigation. Ann Surg 1968; 168(3): 337-56

2. Skipper HE: Kinetics of mammary tumor cell growth and implications for therapy. Cancer 1971; 28(6): 1479-99

3. Fisher B, Carbone P, Economou SG, Frelick R, Glass A, Lerner H, Redmond C, Zelen M, Band P, Katrych DL, Wolmark N, Fisher ER: 1-Phenylalanine mustard (L-PAM) in the management of primary breast cancer. A report of early findings. N Engl J Med 1975; 292(3): 117-22

4. Fisher B, Slack N, Katrych D, Wolmark N: Ten year follow-up results of patients with carcinoma of the breast in a co-operative clinical trial evaluating surgical adjuvant chemotherapy. Surg Gynecol Obstet 1975; 140(4): 528-34

5. Bonadonna G, Rossi A, Valagussa P, Banfi A, Veronesi U: The CMF program for operable breast cancer with positive axillary nodes. Updated analysis on the disease-free interval, site of relapse and drug tolerance. Cancer 1977; 39(6 Suppl): 2904-15

6. Bonadonna G, Valagussa P, Moliterni A, Zambetti M, Brambilla C: Adjuvant cyclophosphamide, methotrexate, and fluorouracil in node-positive breast cancer: the results of 20 years of follow-up. N Engl J Med 1995; 332(14): 901-6

7. Launchbury AP, Habboubi N: Epirubicin and doxorubicin: a comparison of their characteristics, therapeutic activity and toxicity. Cancer Treat Rev 1993; 19(3): 197-228

8. Fisher B, Brown AM, Dimitrov NV, Poisson R, Redmond C, Margolese RG, Bowman D, Wolmark N, Wickerham DL, Kardinal CG, et al.: Two months of doxorubicin-cyclophosphamide with and without interval reinduction therapy compared with 6 months of cyclophosphamide, methotrexate, and fluorouracil in positive-node breast cancer patients with tamoxifen-nonresponsive tumors: results from the National Surgical Adjuvant Breast and Bowel Project B-15. J Clin Oncol 1990; 8(9): 1483-96

9. Hutchins L, Green S, Ravdin P, Lew D et al.: CMF versus CMF with and without tamoxifen in high risk node negative breast cancer patients: first results of Intergroup Trial INT 0102. Proc Am Soc Clin Oncol 1998; 17: 1a (Abstract #1)

10. Bang SM, Heo DS, Lee KH, Byun JH, Chang HM, Noh DY, Choe KJ, Bang YJ, Kim SR, Kim NK: Adjuvant doxorubicin and cyclophosphamide versus cyclophosphamide, methotrexate, and 5-fluorouracil chemotherapy in premenopausal women with axillary lymph node positive breast carcinoma. Cancer 2000; 89(12): 2521-6

11. Budman DR, Berry DA, Cirrincione CT, Henderson IC, Wood WC, Weiss RB, Ferree CR, Muss HB, Green MR, Norton L, Frei E 3rd.: Dose and dose intensity as determinants of outcome in the adjuvant treatment of breast cancer. The Cancer and Leukemia Group B. J Natl Cancer Inst 1998; 90(16): 1205-11

12. Henderson IC, Berry DA, Demetri GD, Cirrincione CT, Goldstein LJ, Martino S, Ingle JN, Cooper MR, Hayes DF, Tkaczuk KH, Fleming G, Holland JF, Duggan DB, Carpenter JT, Frei E 3rd, Schilsky RL, Wood WC, Muss HB, Norton L..: Improved outcomes from adding sequential Paclitaxel but not from escalating Doxorubicin dose in an adjuvant chemotherapy regimen for patients with node-positive primary breast cancer. J Clin Oncol. 2003 Mar 15;21(6):976-83.

14. Bastholt L, Dalmark M, Gjedde SB, Pfeiffer P, Pedersen D, Sandberg E, Kjaer M, Mouridsen HT, Rose C, Nielsen OS, Jakobsen P, Bentzen SM: Dose-response relationship of epirubicin in the treatment of postmenopausal patients with metastatic breast cancer: a randomized study of epirubicin at four different dose levels performed by the Danish Breast Cancer Cooperative Group. J Clin Oncol 1996; 14(4): 1146-55

15. Coombes RC, Bliss JM, Wils J, Morvan F, Espie M, Amadori D, Gambrosier P, Richards M, Aapro M, Villar-Grimalt A, McArdle C, Perez-Lopez FR, Vassilopoulos P, Ferreira EP, Chilvers CE, Coombes G, Woods EM, Marty M: Adjuvant cyclophosphamide, methotrexate, and fluorouracil versus fluorouracil, epirubicin, and cyclophosphamide chemotherapy in premenopausal women with axillary node-positive operable breast cancer: results of a randomized trial. The International Collaborative Cancer Group. J Clin Oncol 1996; 14(1): 35-45

16. Levine MN, Bramwell VH, Pritchard KI, Norris BD, Shepherd LE, Abu-Zahra H, Findlay B, Warr D, Bowman

D, Myles J, Arnold A, Vandenberg T, MacKenzie R, Robert J, Ottaway J, Burnell M, Williams CK, Tu D: Randomized trial of intensive cyclophosphamide, epirubicin, and fluorouracil chemotherapy compared with cyclophosphamide, methotrexate, and fluorouracil in premenopausal women with node-positive breast cancer. National Cancer Institute of Canada Clinical Trials Group. J Clin Oncol 1998; 16(8): 2651-8

17. Mouridsen HT, Andersen J, Andersson M, et al.: Adjuvant anthracycline in breast cancer. Improved outcome in premenopausal patients following substitution of methotrexate in the CMF combination with epirubicin. Proc Am Soc Clin Oncol 1999; 18: 68a (Abstract #254)

18. Piccart MJ, Di Leo A, Beauduin M, Vindevoghel A, Michel J, Focan C, Tagnon A, Ries F, Gobert P, Finet C, Closon-Dejardin MT, Dufrane JP, Kerger J, Liebens F, Beauvois S, Bartholomeus S, Dolci S, Lobelle JP, Paesmans M, Nogaret JM: Phase III trial comparing two dose levels of epirubicin combined with cyclophosphamide with cyclophosphamide, methotrexate, and fluorouracil in node-positive breast cancer. J Clin Oncol 2001; 19(12): 3103-10

19. Martin M, Villar A, Sole-Calvo A, Gonzalez R, Massuti B, Lizon J, Camps C, Carrato A, Casado A, Candel MT, Albanell J, Aranda J, Munarriz B, Campbell J, Diaz-Rubio E; GEICAM Group (Spanish Breast Cancer Research Group), Spain. Doxorubicin in combination with fluorouracil and cyclophosphamide (i.v. FAC regimen, day 1, 21) versus methotrexate in combination with fluorouracil and cyclophosphamide (i.v. CMF regimen, day 1, 21) as adjuvant chemotherapy for operable breast cancer: a study by the GEICAM group. Ann Oncol. 2003 Jun;14(6):833-42.

20. CarpenterJT, Velez-Garcia E, Aron BS, et al.: Five-year results of a randomized comparison of cyclophosphamide, doxorubicin (Adriamycin) and fluorouracil (CAF) vs. cyclophosphamide, methotrexate and fluorouracil (CMF) for node positive breast cancer: a Southeastern CancerStudy Group study. Proc Am Soc Clin Oncol 1994; 13: 66a (Abstract #68)

21. B Fisher, S Anderson, N Wolmark, E Tan-Chiu, NSABP, Pittsburgh, PA: Chemotherapy With or Without Tamoxifen for Patients with ERnegative Breast Cancer and Negative Nodes: Results from NSABP B23. Proc Am Soc Clin Oncol 2000; 19: 72a (Abstract #277)

22. Alba E, Ribelles N, Sevilla I, Rueda A, Alonso L, Marquez A, Ruiz I, Miramon J: Adjuvant anthracycline therapy as a prognostic factor in metastatic breast cancer. Breast Cancer Res Treat 2001; 66(1): 33-9

23. Pierga JY, Asselain B, Jouve M, Dieras V, Carton M, Laurence V, Girre V, Beuzeboc P, Palangie T, Dorval T, Pouillart P: Effect of adjuvant chemotherapy on outcome in patients with metastatic breast carcinoma treated with first-line doxorubicin-containing chemotherapy. Cancer 2001; 91(6): 1079-89

24. Bonneterre J, Rochè H, Bremont A, et al.: Results of a randomized trial of adjuvant chemotherapywith FEC 50 vs FEC 100 in high risk node positive breast cancer patients. Proc Am Soc Clin Oncol 1998; 17: 124a (Abstract #473)

25. Fumoleau P, Bremond A, Kerbrat P, et al.: Better outcom of premenopausal node-positive breast cancer patients treated with 6 cycles vs 3 cycles of adjuvant chemotherapy; eight year follow-up results of FASG 01. Proc Am Soc Clin Oncol 1999; 18: 67a (Abstract #252)

26. Tormey DC, Gelman R, Band PR, Sears M, Rosenthal SN, DeWys W, Perlia C, Rice MA: Comparison of induction chemotherapies for metastatic breast cancer. An Eastern Cooperative Oncology Group Trial. Cancer 1982; 50(7): 1235-44

27. Hryniuk W, Bush H: The importance of dose intensity in chemotherapy of metastatic breast cancer. J Clin Oncol 1984; 2(11): 1281-8

28. Goldie JH, Coldman AJ: Quantitative model for multiple levels of drug resistance in clinical tumors. Cancer Treat Rep 1983; 67(10): 923-31

29. Norton L: Theoretical concepts and the emerging role of taxanes in adjuvant therapy. Oncologist 2001; 6 (Suppl 3): 30-5

30. Norton L, Simon R: The Norton-Simon hypothesis revisited. Cancer Treat Rep 1986; 70(1): 163-9

31. Norton L: A Gompertzian model of human breast cancer growth. Cancer Res 1988; 48(24 Pt 1): 7067-71

33. Bonadonna G, Valagussa P: Dose-response effect of adjuvant chemotherapy in breast cancer. N Engl J Med 1981; 304(1): 10-5

34. Hryniuk W, Levine MN: Analysis of dose intensity for adjuvant chemotherapy trials in stage II breast cancer. J Clin Oncol 1986; 4(8): 1162-70

35. Fisher B, Anderson S, Wickerham DL, DeCillis A, Dimitrov N, Mamounas E, Wolmark N, Pugh R, Atkins JN, Meyers FJ, Abramson N, Wolter J, Bornstein RS, Levy L, Romond EH, Caggiano V, Grimaldi M, Jochimsen P, Deckers P: Increased intensification and total dose of cyclophosphamide in a doxorubicin-cyclophosphamide regimen for the treatment of primary breast cancer: findings from National Surgical Adjuvant Breast and Bowel Project B-22. J Clin Oncol 1997; 15(5): 1858-69

36. Fisher B, Anderson S, DeCillis A, Dimitrov N, Atkins JN, Fehrenbacher L, Henry PH, Romond EH, Lanier KS, Davila E, Kardinal CG, Laufman L, Pierce HI, Abramson N, Keller AM, Hamm JT, Wickerham DL, Begovic M, Tan-Chiu E, Tian W, Wolmark N: Further evaluation of intensified and increased total dose of cyclophosphamide for the treatment of primary breast cancer: findings

from National Surgical Adjuvant Breast and Bowel Project B-25. J Clin Oncol 1999; 17(11): 3374-88

38. Hudis C, Fornier M, Riccio L, Lebwohl D, Crown J, Gilewski T, Surbone A, Currie V, Seidman A, Reichman B, Moynahan M, Raptis G, Sklarin N, Theodoulou M, Weiselberg L, Salvaggio R, Panageas KS, Yao TJ, Norton L: 5-year results of dose-intensive sequential adjuvant chemotherapy for women with high-risk node-positive breast cancer: A phase II study. J Clin Oncol 1999; 17(4): 1118

39. Burtness B, Windsor S, Holston B, DiStasio S, Staugaard-Hahn C, Abrantes J, Kneuper-Hall R, Farber L, Orell J, Bober-Sorcinelli K, Haffty BG, Reiss M: Adjuvant sequential dose-dense doxorubicin, paclitaxel, and cyclophosphamide (ATC) for high-risk breast cancer is feasible in the community setting. Cancer J Sci Am 1999; 5(4): 224-9

40. Fountzilas G, Papadimitriou C, Aravantinos G, Nicolaides C, Stathopoulos G, Bafaloukos D, Kalofonos H, Ekonomopoulos T, Skarlos D, Pavlidis N, Dimopoulos AM: Dose-dense sequential adjuvant chemotherapy with epirubicin, paclitaxel and CMF in high-risk breast cancer. Oncology 2001; 60(3): 214-20

41. Moebus V, Heilmann V, Schneeweiss A, Jackisch C, Junker A, Kreienberg R, Untch M: Supportive therapy with epoetin-alpha in breast cancer patients (pts) receiving dose-dense sequential chemotherapy with epirubicin, paclitaxel and cyclophosphamide (ETC). Eur J Cancer 2001; 37 (Suppl 6): 171

42. Kummel S, Krocker JU, Breitbach GP, Blohmer J, Kohls A, Morack G, Koehler U, Schlosser H, Elling D: Sequential dose-dense epirubicin/paclitaxel followed by dose-dense CMF for resectable high-risk breast cancer patients - first toxicity evaluation of a randomized multicenter trial. Breast Cancer Res Treat 2001; 69(3): Abstract 249

43. Steward WP, von Pawel J, Gatzemeier U, Woll P, Thatcher N, Koschel G, Clancy L, Verweij J, de Wit R, Pfeifer W, Fennelly J, von Eiff M, Frisch J: Effects of granulocyte-macrophage colony-stimulating factor and dose intensification of V-ICE chemotherapy in small-cell lung cancer: a prospective randomized study of 300 patients. J Clin Oncol 1998; 16(2): 642-50

44. Cocconi G, Bella M, Lottici R, Leonardi F, Ceci G, Passalacqua R, Di Blasio B, Bordi C, Biscottini B, Melpignano M, De Biasi D, Finardi C, Bacchi M: Mature results of a prospective randomized trial comparing a three-weekly with an accelerated weekly schedule of cisplatin in advanced ovarian carcinoma. Am J Clin Oncol 1999; 22(6): 559-67

45. Thatcher N, Girling DJ, Hopwood P, Sambrook RJ, Qian W, Stephens RJ: Improving survival without reducing quality of life in small-cell lung cancer patients by increasing the dose-intensity of chemotherapy with granulocyte colony-stimulating factor support: results of a British Medical Research Council Multicenter Randomized Trial. Medical Research Council Lung Cancer Working Party. J Clin Oncol 2000; 18(2): 395-404

46. Sternberg C, de Mulder P, Schornagel J, et al.: Randomized Phase III trial in advanced urotherical tract tumors of high dose intensity M-VAC chemotherapy and G-CSF versus classic M-VAC. Proc Am Soc Clin Oncol 2000; 19: 329a (Abstract #1292)

47. Norton L: Evolving concepts in the systemic drug therapy of breast cancer. Semin Oncol 1997; 4 (Suppl 10): S10-3-S10-10

48. Bonadonna G, Zambetti M, Valagussa P: Sequential or alternating doxorubicin and CMF regimens in breast cancer with more than three positive nodes. Ten-year results. JAMA 1995; 273(7): 542-7

49. Fisher B, Dignam J, Mamounas EP, Costantino JP, Wickerham DL, Redmond C, Wolmark N, Dimitrov NV, Bowman DM, Glass AG, Atkins JN, Abramson N, Sutherland CM, Aron BS, Margolese RG: Sequential methotrexate and fluorouracil for the treatment of node-negative breast cancer patients with estrogen receptor-negative tumors: eight-year results from National Surgical Adjuvant Breast and Bowel Project (NSABP) B-13 and first report of findings from NSABP B-19 comparing methotrexate and fluorouracil with conventional cyclophosphamide, methotrexate, and fluorouracil. J Clin Oncol 1996; 14(7): 1982-92

53. Mamounas EP, Bryant J, Lembersky B, Fehrenbacher L, Sedlacek SM, Fisher B, Wickerham DL, Yothers G, Soran A, Wolmark N Paclitaxel after doxorubicin plus cyclophosphamide as adjuvant chemotherapy for node-positive breast cancer: results from NSABP B-28. J Clin Oncol. 2005 Jun 1;23(16):3686-96. Epub 2005 May 16.

54. Buzdar AU, Singletary SE, Valero V, Booser DJ, Ibrahim NK, Rahman Z, Theriault RL, Walters R, Rivera E, Smith TL, Holmes FA, Hoy E, Frye DK, Manuel N, Kau SW, McNeese MD, Strom E, Thomas E, Hunt K, Ames F, Berry D, Hortobagyi GN Evaluation of paclitaxel in adjuvant chemotherapy for patients with operable breast cancer: preliminary data of a prospective randomized trial. Clin Cancer Res. 2002 May;8(5):1073-9.

59. Early Breast Cancer Trialists' Collaborative Group (EBCTCG): Polychemotherapy for early breast cancer: an overview of the randomised trials. Early Breast Cancer Trialists' Collaborative Group. Lancet 1998; 352(9132): 930-42

60. The National Institutes of Health Consensus Development Conference: Adjuvant Therapy for Breast Cancer. Bethesda, Maryland, USA. November 1-3, 2000. Proceedings. J Natl Cancer Inst Monogr 2001;(30):1-152

61. Goldhirsch A, Glick JH, Gelber RD, Coates AS, Senn HJ. Meeting highlights: International Consensus Panel on the Treatment of Primary Breast Cancer. Seventh International Conference on Adjuvant Therapy of Primary Breast Cancer. J Clin Oncol 2001 Sep 15;19:3817-27

62. Möbus V.: Adjuvante Chemotherapie - optimale Medikamente. In: Von Minckwitz G. für die AGO-Kommission "Mamma" (Hrsg.): Aktuelle Empfehlungen zur Therapie primärer und fortgeschrittener Mammakarzinome. Zuckschwerdt-Verlag, München 2002; 73-81

63. Misset JL, di Palma M, Delgado M, Plagne R, Chollet P, Fumoleau P, Le Mevel B, Belpomme D, Guerrin J, Fargeot P, Metz R, Ithzaki M, Hill C, Mathe G: Adjuvant treatment of node-positive breast cancer with cyclophosphamide, doxorubicin, fluorouracil, and vincristine versus cyclophosphamide, methotrexate, and fluorouracil: final report after a 16-year median follow-up duration. J Clin Oncol. 1996 Apr;14(4):1136-45.

64. Wood WC, Budman DR, Korzun AH, Cooper MR, Younger J, Hart RD, Moore A, Ellerton JA, Norton L, Ferree CR, et al.: Dose and dose intensity of adjuvant chemotherapy for stage II, node-positive breast carcinoma. N Engl J Med. 1994 May 5;330(18):1253-9.

65. Hryniuk W, Levine MN: Analysis of dose intensity for adjuvant chemotherapy trials in stage II breast cancer. J Clin Oncol. 1986 Aug;4(8):1162-70.

66. Early Breast Cancer Trialist´s Collabarative Group. 2000 analysis overview results. In: Fifth meeting of the Early Breast Cancer Trialist´s Collaborative Group. Oxford, UK; 21-23 September, 2000

67. C. J. Poole, H. M. Earl, J. A. Dunn, L. Hiller, S. Bathers, D. Spooner, R. Grieve, R. K. Agrawall, E. Foster, C. Twelves, NEAT (National Epirubicin Adjuvant Trial) and SCTBG BR9601 (Scottish Cancer Trials Breast Group) phase III adjuvant breast trials show a significant relapse-free and overall survival advantage for sequential ECMF. Proc Am Soc Clin Oncol 22: page 4, 2003 (abstr 13)

68. De Placido S, Perrone F, Carlomagno C, Morabito A, Pagliarulo C, Lauria R, Marinelli A, De Laurentiis M, Varriale E, Petrella G, et al. CMF vs alternating CMF/EV in the adjuvant treatment of operable breast cancer. A single centre randomised clinical trial (Naples GUN-3 study). Br J Cancer. 1995 Jun;71(6):1283-7.

69. Citron ML, Berry DA, Cirrincione C, Hudis C, Winer EP, Gradishar WJ, Davidson NE, Martino S, Livingston R, Ingle JN, Perez EA, Carpenter J, Hurd D, Holland JF, Smith BL, Sartor CI, Leung EH, Abrams J, Schilsky RL, Muss HB, Norton L Randomized trial of dose-dense versus conventionally scheduled and sequential versus concurrent combination chemotherapy as postoperative adjuvant treatment of node-positive primary breast cancer: first report of Intergroup Trial C9741/Cancer and Leukemia Group B Trial 9741. J Clin Oncol. 2003 Apr 15;21(8):1431-9. Epub 2003 Feb 13.

70. Levine MN, Pritchard KI, Bramwell VH, Shepherd LE, Tu D, Paul N; National Cancer Institute of Canada Clinical Trials Group Randomized trial comparing cyclophosphamide, epirubicin, and fluorouracil with cyclophosphamide, methotrexate, and fluorouracil in premenopausal women with node-positive breast cancer: update of National Cancer Institute of Canada Clinical Trials Group Trial MA5. J Clin Oncol. 2005 Aug 1;23(22):5166-70.

71. V. J. Möbus, M. Untch, A. Du Bois, H.-J. Lueck, C. Thomssen, W. Kuhn, C. Kurbacher, U. Nitz, R. Kreienberg, C. Jackisch: Dose-dense sequential chemotherapy with epirubicin(E), paclitaxel (T) and cyclophosphamide (C) (ETC) is superior to conventional dosed chemotherapy in high-risk breast cancer patients (= 4 +LN). First results of an AGO-trial. *Journal of Clinical Oncology*, 2004 ASCO Annual Meeting Proceedings (Post-Meeting Edition). Vol 22, No 14S (July 15 Supplement), 2004: 513

72. Jones SE, Erban J, Overmoyer B, Budd GT, Hutchins L, Lower E, Laufman L, Sundaram S, Urba WJ, Pritchard KI, Mennel R, Richards D, Olsen S, Meyers ML, Ravdin PM. Randomized phase III study of docetaxel compared with paclitaxel in metastatic breast cancer. J Clin Oncol. 2005 Aug 20;23(24):5542-51.

73. Braakhuis BJ, Hill BT, Dietel M, Kelland LR, Aapro MS, Zoli W, Lelieveld P. In vitro antiproliferative activity of docetaxel (Taxotere), paclitaxel (Taxol) and cisplatin against human tumour and normal bone marrow cells. Anticancer Res. 1994 Jan-Feb;14(1A):205-8.

74. Lavelle F, Bissery MC, Combeau C, Riou JF, Vrignaud P, Andre S. Preclinical evaluation of docetaxel (Taxotere). Semin Oncol. 1995 Apr;22(2 Suppl 4):3-16.

75. Diaz JF, Andreu JM. Assembly of purified GDP-tubulin into microtubules induced by taxol and taxotere: reversibility, ligand stoichiometry, and competition. Biochemistry. 1993 Mar 23;32(11):2747-55.

76. Martin M, Pienkowski T, Mackey J et al.: Docetaxel based regimen (TAC) improves disease free and overall survival over FAC in node positive early breast cancer patients : Efficacy, safety and quality of life at 55 month of follow up. Eur J Cancer Suppl 2:70, 2004 (abstr. 50)

77. Gianni L, Baselga J, Eiermann W, et al. European Cooperative Trial in Operable Breast Cancer (ECTO): improved freedom from progression (FFP) from adding paclitaxel (T) to doxorubicin (A) followed by cyclophosphamide, methotrexate, and fluourouracil (CMF). Proc Am Soc Clin Oncol. 2005;23:7s. Abstract 513.

78. Goldstein L, O'Neill A, Sparano S, et al. E2197: phase III AT (doxorubicin/docetaxel) vs. AC (doxorubicin/cyclophosphamide) in the adjuvant treatment of node po-

sitive and high risk node negative breast cancer. Proc Am Soc Clin Oncol. 2005;23:7s. Abstract 512.

79. De Placido S, De Laurentiis M, De Lena M, Lorusso V, Paradiso A, D'Aprile M, Pistillucci G, Farris A, Sarobba MG, Palazzo S, Manzione L, Adamo V, Palmeri S, Ferrau F, Lauria R, Pagliarulo C, Petrella G, Limite G, Costanzo R, Bianco AR; GOCSI Cooperative Group. A randomised factorial trial of sequential doxorubicin and CMF vs CMF and chemotherapy alone vs chemotherapy followed by goserelin plus tamoxifen as adjuvant treatment of node-positive breast cancer. Br J Cancer. 2005 Feb 14;92(3):467-74.

80. Colleoni M, Bonetti M, Coates AS, Castiglione-Gertsch M, Gelber RD, Price K, Rudenstam CM, Lindtner J, Collins J, Thurlimann B, Holmberg S, Veronesi A, Marini G, Goldhirsch A. Early start of adjuvant chemotherapy may improve treatment outcome for premenopausal breast cancer patients with tumors not expressing estrogen receptors. The International Breast Cancer Study Group. J Clin Oncol. 2000 Feb;18(3):584-90.

81. Cold S, During M, Ewertz M, Knoop A, Moller S. Does timing of adjuvant chemotherapy influence the prognosis after early breast cancer? Results of the Danish Breast Cancer Cooperative Group (DBCG). Br J Cancer. 2005 Aug 30; [Epub ahead of print]

Hormontherapie des Mammakarzinoms und des DCIS

5. Hormontherapie des Mammakarzinoms und des DCIS

5.1. Einleitung

Trotz zahlreicher Fortschritte in der Behandlung bleibt das Mammakarzinom die häufigste bösartige Erkrankung der weiblichen Bevölkerung in der westlichen Welt und stellt die zweithäufigste Ursache karzinombedingter Mortalität bei Frauen dar. Das Wachstum des Mammakarzinoms ist bei ca. zwei Drittel der Patientinnen endokrin modulierbar. Hinweise, ob Estrogene auch für die Entstehung des Mammakarzinoms eine entscheidende Rolle spielen können, sind derzeit weiterhin Gegenstand anhaltender kontroverser Diskussion. Für keinen anderen Bereich der systemischen Therapie verfügt man mit den Steriodhormonrezeptoren über einen gleichermaßen prädiktiv, aber auch prognostisch relevanten Faktor.

> Die Daten der im Mai 2005 aktualisierten Metaanalyse der Early Breast Cancer Trialists´ Collaborative Group (EBCTCG) sowie die Therapieempfehlungen der im Februar 2001 in St. Gallen/Schweiz verabschiedeten 7. Konsensus-Empfehlungen für die Behandlung des primären Mammakarzinoms stellen die Basis für die Therapieempfehlungen diese Beitrages dar (1, 2,3,4).

Für Deutschland liegen evidenzbasierte Therapieempfehlungen der Organkommission "Mammakarzinom" der Arbeitsgemeinschaft Gynäkologischer Onkologie (AGO) der Deutschen Gesellschaft für Gynäkologie und Geburtshilfe (DGGG) vor, die 2005 aktualisiert wurden und sich sowohl auf die Behandlungsempfehlungen in der adjuvanten als auch in der metastasierten Situation beziehen (www.ago-online.org).

5.2. Pathologisch-molekulare Kriterien für ein endokrines Tumoransprechen

Seit der Einführung von Tamoxifen in die Therapie des Mammakarzinoms sind viele Parameter hinsichtlich ihrer prädiktiven Wertigkeit für das Therapieansprechen untersucht worden. So konnten bis heute der Estrogen- und Progesteronrezeptor nicht von ihrer unumschränkten Aussagekraft abgelöst werden. Durch die Hinzunahme des Progesteronrezeptors wurde eine differentere Prognose hinsichtlich eines Therapieerfolges möglich. So kann z.B. bei Expression von beiden Rezeptoren mit einer Ansprechwahrscheinlichkeit von ca. 70 %, hingegen bei Expression nur des Progesteron- oder des Estrogenrezeptors mit einer Wahrscheinlichkeit von 45 bzw. 34 % gerechnet werden (5). Unklar bleibt jedoch, warum etwa 30-40 % aller Karzinome mit Rezeptorexpression nicht auf eine Antiestrogentherapie ansprechen. Gründe dafür könnten in steroidrezeptorunabhängigen Wachstumssignalen in der Tumorzelle (z.B. HER-2/neu), "splicing variants" des Estrogenrezeptorgens und ein heterogenes Rezeptorexpressionsmuster auf den Tumorzellen sein (6, 7). Eine weitere Rolle könnte der kürzlich entdeckte Estrogenrezeptor β spielen, der eine hohe molekulare und funktionelle Homologie zum Estrogenrezeptor α besitzt (8). Estrogene binden in gleicher Weise an den ER-β wie and den ER-α und führen zu einer transkriptionalen Aktivierung über estrogen response elements (ERE) (9). Allerdings wird ER-β offenbar mit ER-α und PR koexprimiert (10). Weitere Daten deuten jedoch daraufhin, daß die Rezeptorkombination ER-α positiv/ER-β negativ/PR positiv mit geringerer Wahrscheinlichkeit auf eine endokrine Therapie mittels Rezeptorblockade anspricht. Andere Autoren konnten ein estrogenunabhängiges Wachstum bzw. eine Antiestrogenresistenz in Tumoren beobachten, die eine Überexpression von tissue-growth factor β (TGF-β) aufwiesen (11). Dabei wurde auch eine Antiestrogenresistenz durch TGF-β-blockierende Antikörper aufgehoben (12). In jüngster Zeit wurde, durch retrospektive Analysen bei fortgeschrittenen Mammakarzinomen, die Überexpression des HER-2/neu- und p53-Proteins als prädiktiver Marker für eine Antiestrogenresistenz bei positivem Rezeptornachweis diskutiert. Allerdings konnte diese Vermutung durch Analyse der im Rahmen der CALGB (Cancer and Leukemia Group B) 8541 Studie rekrutierten Patienten mit nodalpositivem Mammakarzinom, die eine adjuvante Chemotherapie mit Cyclophosphamid, Doxorubicin und 5-Fluouracil, in verschiedenen Dosierungsstufen, gefolgt von einer Tamoxifengabe bei positivem ER-Status erhielten, nicht bestätigt werden. Weder bei HER-2/*neu*, noch p53-Überexpression konnte ein vermindertes Ansprechen nach Tamoxifengabe beobachtet werden (13).

Paik et al. haben an Paraffinmaterial von nodalnegativen, estrogenrezeptor-positiven Mammakarzinomen, die im Rahmen der NSABP B-14 Studie behandelt wurden, zeigen können, daß durch die kombinierte Analyse von 21 verschiedenen molekularen Parametern ein Risikoscore berechnet werden kann, mit dessen Hilfe das Ansprechen auf eine endokrine Therapie mit Tamoxifen vorhergesagt werden kann (Prädiktion) (13a). Dieser Multigenassay ist allerdings nicht nur in der Lage, das Ansprechen vorherzusagen, sondern ist auch ein prognostischer Marker, wie die entsprechende Analyse am placebobehandelten Kollektiv zeigen konnte (13b).

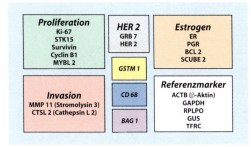

Abb. 5.1: 21-Gen Panel zur Rezidiv-Score Bestimmung nach Paik S. (13a) (linke Abbildung)

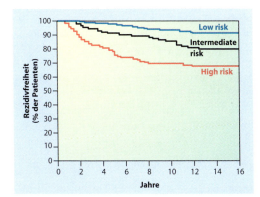

Abb. 5.2: Rezidivwahrscheinlichkeit in Abhängigkeit des Rezidiv-Score nach Paik S et. al. (13a) (rechte Abbildung)

Weiterhin bestehen Hinweise für eine Assoziation zwischen gesteigerter Angiogenese und Tamoxifenresistenz. Dabei konnte bei nodalpositiven Mammakarzinomen gezeigt werden, daß ER-positive Tumore mit geringer angiogenetischer Aktivität die besten Ansprechraten auf Tamoxifen haben (14).

Nicht selten wird auch ein Wechsel von positivem Rezeptornachweis am Primärtumor zum Rezeptorverlust an der Metastase beobachtet, der mit einer endokrinen Resistenz assoziiert ist. Eine mögliche Ursache könnte die Selektion rezeptornegativer Zellklone aus dem Tumorverband sein (15).

5.3. Adjuvante endokrine Therapie des Mammakarzinoms

> Übereinstimmung besteht mittlerweile darüber, daß bis auf wenige Ausnahmen alle Frauen mit einem Mammakarzinom (invasiv oder DCIS) von einer adjuvanten Therapie profitieren. Dies gilt auch für Frauen mit einem minimalen Risiko (< 10 % Rezidivrisiko in 10 Jahren). In diesen Fällen kann eine Antiestrogentherapie zur Prävention des kontralateralen Mammakarzinoms eingesetzt werden.

Neu wurde der Terminus "*endocrine responsive*" (hormonempfindlich) und "*endocrine non responsive*" (hormonunempfindlich) geprägt. Bei hormonunempfindlichen Mammakarzinomen fehlt in der immunhistochemischen Analytik jeglicher Nachweis für den Estrogen- oder Progesteronrezeptor. Von einem "endocrine responsive" Karzinom kann ausgegangen werden, wenn 10 % und mehr der Tumorzellen eine positive Färbung des Estrogen- und/oder Progesteronrezeptors aufweisen. Bei einem Steroidrezeptornachweis von 1-9 % der Tumorzellen kann möglicherweise schon von einer Hormonempfindlichkeit ausgegangen werden.

In Abhängigkeit weiterer Risikofaktoren, die das Auftreten eines Lokalrezidivs oder einer Fernmetastasierung bestimmen, bleibt über die Zuordnung einer alleinigen endokrinen Therapie oder einer kombinierten chemo-endokrinen Therapie im Einzelfall zu entscheiden. In Fällen mit einem eindeutig negativen Estrogen- und/oder Progesteronrezeptor ist eine endokrine Therapie, jedweder Art, als kontraindiziert anzusehen (☞ Tab.

Risikogruppe	endocrine responsive	endovrine non-responsive
Niedriges Risiko	ER und/oder PR positiv und **Vorliegen aller** Faktoren: • pT2 ≤ 2 cm (invasive Komponente) • G I • ≤ 35 Jahre • Her-2 negativ • V0 • L0	• ER + PR negativ
Mittleres Risiko	N0 und Her-2 negativ, V0, L0 und **Vorliegen mindestens eines** der folgenden Kriterien: < 35 Jahre G2 oder G3 Tumor > 2 cm N1-3 und Her-2 negativ, V0, L0	•
Hohes Risiko	ER und/oder PR positiv und **Vorliegen mindestens eines** der folgenden Faktoren: • N > 4 • oder N + und: • V1 • L1 • Her-2 positiv	• ER + PR negativ

Tab. 5.1: Risikoeinteilung des Mammakarzinoms St. Gallen 2005.

5.1). Patientinnen mit diesem Risikoprofil (minimal/niedriges Risiko) sollten in der Prä- und Postmenopause entweder gar nicht, oder nur mit Tamoxifen behandelt werden. Soweit kann also das Vorliegen oder Fehlen des Hormonrezeptornachweises als einziger therapierelevanter prädiktiver Faktor für das Einleiten einer endokrinen Therapie angesehen werden. In einigen retrospektiven Analysen wurde der Frage nachgegangen, in wieweit eine HER-2/neu-Überexpression mit einer Tamoxifen-Resistenz verbunden ist. Die kürzlich erfolgte Konsensuskonferenz St. Gallen 2005 kommt eindeutig zu dem Schluß, daß derzeit eine Tamoxifentherapie bei positivem Rezeptorstatus durchzuführen sei, bei einer Überexpression von HER-2/neu allerdings in der Postmenopause durch einen Aromatasehemmer der III. Generation ersetzt werden sollte.

5.3.1. Adjuvante endokrine Therapie in der Prämenopause

5.3.1.1. Ovarielle Ablation

Nahezu 20-25 % aller Mammakarzinome werden bei Frauen unterhalb des 50. Lebensjahres, also in der Prämenopause, diagnostiziert. Bei prämenopausalen Patientinnen mit hormonempfindlichen Tumoren ist die auf verschiedene Weise zu erzielende ovarielle Ablation von entscheidender Bedeutung und kann ebenso effektiv wie einige Chemotherapien sein (☞ Tab. 5.2).

Dauer	Methode
Temporär	• GnRH-Analoga
Permanent	• Ovarektomie beidseits • Radiomenolyse

Tab. 5.2: Möglichkeiten der endokrinen Ablation.

Die EBCTCG konnte an 3408 Frauen, jeweils jünger als 50 Jahre mit einer Nachbeobachtungsphase von bis zu 15 Jahre zeigen, daß durch eine alleinige ovarielle Ablation (unabhängig von der Methode)

Studie	Pat. (n)	LK-Status	Vergleichsarm	Dauer (Jahre)
GABG 93-A	769	negativ	Z vs. CMF x 3	2
IBCSG VIII	1170	negativ	Z vs. CMF vs. CMF + Z vs. Nil	1,5-2
ZEBRA	1640	positiv	Z vs. CMF	2
ABCSG	1045	negativ/positiv	Z+T vs. CMF	3
GROCTA	244	positiv	Z+T vs. CMF	2
ZIPP	2648	negativ/positiv	(CHT) + Z vs. Z + T vs. Nil	2 +
INT0101	1504	positiv	CAF vs. CAF + Z vs CAF + Z + T	5
IBCSG XI	174	positiv	Z + T vs. CHT + Z + T	2 +
GABG 93-(B) B	729	negativ/positiv	EC → CMF vs. EC → CMF + Z	2

Tab. 5.3: Überblick der bedeutenden Studien zur ovariellen Ablation mit Goserelin.

ein absoluter Gewinn von 3,2 % und eine relative Risikoreduktion der brustkrebsbezogenen Mortalität um 29 % erreicht werden konnte (2). Für die Kombinationstherapie (ovarielle Ablation + Chemotherapie) konnte bisher kein Vorteil belegt werden. In verschiedenen Phase III-Studien wurde der Effekt einer medikamentösen, also temporären II°-Amenorrhoe mit einer adjuvanten Chemotherapie (CMF oder Anthrazykline) verglichen (☞ Tab. 5.3). Als Therapie der Wahl sollten heute die verfügbaren GnRH Analoga für die Dauer von 2 Jahren (q28d x 24, s.c.) eingesetzt werden. Besteht bei erhaltener Ovarialfunktion (Menstruatio regularis oder prämenopausaler Hormonstatus) die Indikation zu einer alleinigen endokrinen Therapie, so sollte gleichzeitig zur fünfjährigen Antiestrogentherapie eine GnRH-Analogatherapie für 2-3 Jahre durchgeführt werden.

5.3.1.2. Bedeutung der therapieinduzierten Amenorrhoe

Der alleinige zytotoxische Effekt einer Chemotherapie bei sehr jungen Frauen mit positiven Steroidhormonen ist oft unzureichend. Dies kann eventuell durch eine fehlende Ovarialsuppression in dieser Altersgruppe erklärt werden.

In der ZEBRA-Studie (GnRH Analoga vs. CMF) konnte für prä/perimenopausale, nodal positive Frauen mit einem positiven Hormonrezeptorstatus die Gleichwertigkeit einer CMF-Chemotherapie mit einer 2-jährigen ovariellen Ablation belegt werden (☞ Abb. 5.3).

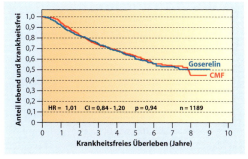

Abb. 5.3: ZEBRA-Studie: Krankheitsfreies Überleben für nodal positive, prä/perimenopausale Frauen mit positivem Hormonrezeptorstatus.

In dieser Studie waren 97 % aller Frauen die mit GnRH Analoga behandelt wurden, amenorrhoisch (16). Sechs Monate nach Absetzen dieser Therapie blieben ca. 30 % der Frauen postmenopausal. Frauen < 40 Jahren menstruierten im Mittel nach Therapieende für weitere vier Jahre. Eine durch die CMF Therapie induzierte II°-Amenorrhoe trat dagegen in 60-65 % auf (☞ Abb. 5.4).

In dieser Studie hatten Frauen mit einer CMF induzierten Amenorrhoe ein besseres progressionsfreies Überleben, gegenüber denjenigen, die weiterhin menstruierten (HR = 0.64 (0.48-0.87). Für die Bedeutung der durch andere Chemotherapeutika induzierten II°-Amenorrhoe liegen derzeit noch unzureichende Daten vor.

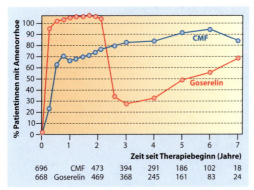

Abb. 5.4: ZEBRA-Studie: Verlauf und Reversibilität der therapieinduzierten II°-Amenorrhoe. Ausgeschlossen: abnormale Menstruation zu Studienbeginn, Hysterektomie, fehlende Daten.

5.3.1.3. Reduktion des kontralateralen Mammakarzinoms

Gemäß der vorliegenden Meta-Analysen der Early Breast Cancer Trialists´ Collaborative Group konnte durch die adjuvante endokrine Therapie die Inzidenz des kontralateralen Mammakarzinoms erheblich gesenkt werden (1, 3). Obwohl die Nachbeobachtungsperiode für die adjuvanten Studien zur medikamentösen ovariellen Ablation noch relativ kurz ist, konnte in drei Studien (ZIPP, Rutquist, ABCSG) eine Reduktion der kontralateralen Mammakarzinome beobachtet werden. Der alleinige Effekt der GnRH Analoga bleibt allerdings noch abzuwarten, da in den meisten Studien eine Kombination von GnRH Analoga und Tamoxifen erfolgte (17).

5.3.1.4. Aromatasehemmer in der adjuvanten Therapie des hormonempfindlichen Mammakarzinoms in der Prämenopause

Die Diskussion um die adjuvante endokrine Therapie in Prämenopause ist geprägt durch die vielversprechenden Daten des Einsatzes der Aromatasehemmer in der Postmenopause. Beantwortet werde muß die Frage, ob prämenopausale Frauen, die medikamentös bedingt in die Postmenopause versetzt wurden, auch wie postmenopausale Patientinnen behandelt werden sollten. Der Einsatz von Aromatasehemmern der dritten Generation bedingen notwendigerweise die zeitgleiche Anwendung von Maßnahmen der ovariellen Ablation. Allerdings stehen derzeit valide Daten zum Einsatz in der Prämenopause aus und sollten daher nur bei gegebener Indikation eingesetzt werden. Drei große internationale, multizentrische Studien untersuchen derzeit in diesem Zusammenhang drei Fragestellungen (SOFT, TEXT, PERCHE Studie (☞ Abb. 5.5):

- Sind die Aromataseinhibitoren effektiver als Tamoxifen?
- Ist eine ovarielle Suppression obligat in Kombination mit den Aromataseinhibitoren?
- In welcher Sequenz in Bezug auf eine begleitende Chemotherapie sollte die endokrine Therapie erfolgen?

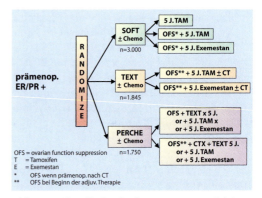

Abb. 5.5: Aktuelle Studienkonzepte zur endokrinen adjuvanten Therapie in der Prämenopause.

5.3.1.5. Schlußfolgerungen für die Praxis

Die Möglichkeiten einer endokrinen Therapie für prämenopausale Patientinnen ist in Tab. 5.4 zusammengefaßt.

Hormonempfindliche Karzinome		
Niedriges Risiko	Mittleres Risiko	Hohes Risiko
Tamoxifen oder nil	• Ovarielle Ablation + Tamoxifen oder • CT → Tamoxifen oder • CT → Tamoxifen+ovarielle Ablation	• CT → Tamoxifen + ovarielle Ablation oder • CT → Tamoxifen

Tab. 5.4: Möglichkeiten der adjuvanten endokrinen Therapie in der Prämenopause.
CHT: Chemotherapie, **OX**: Ovarektomie oder GnRH.

5.3.2. Adjuvante endokrine Therapie in der Postmenopause

Die häufigste Anwendung einer endokrinen Therapie erfolgt bei postmenopausalen Patientinnen in Form einer 5-jährigen oralen Antiestrogentherapie vom Typ Tamoxifen in einer Dosierung von 20-30 mg. Die 15- Jahres-Daten zum rezidivfreien Überleben nach einer fünfjährigen Tamoxifentherapie bei rezeptorpositiven Patientinnen ergeben einen absoluten Vorteil von 11,8 % (66,8 % vs. 55 %). Für rezeptornegative Patientinnen besteht kein Unterschied innerhalb der beiden Gruppen (☞ Abb. 5.6).

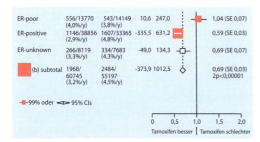

Abb. 5.6: Event-Ratio: Tamoxifen versus Kontrolle, nach ER-Status und Behandlungsdauer (1-2 Jahre oder 5 Jahre Tamoxifen) nach EBCTCG 2005.

Auf Grund der bisher vorliegenden Daten überwiegen die Vorteile der Tamoxifen-Therapie eindeutig mögliche Nachteile (Endometriumkarzinom, venöse Thromboembolien). Die öffentliche Diskussion um die gesteigerte Inzidenz des Endometriumkarzinoms unter einer laufenden Tamoxifentherapie hat zu Empfehlungen der American Society of Clinical Oncology (ASCO) und des National Institute of Health geführt. Beide Institutionen empfehlen die Durchführung einer Hysteroskopie und fraktionierte Abrasio nur beim Einsetzen irregulärer Blutungen und nicht bereits beim Auftreten vagino-sonographischer Veränderungen. Wegen seiner partiell estrogenen Restwirkung kann davon ausgegangen werden, daß sich die Tamoxifentherapie protektiv auf die Knochendichte und das kardio-vaskuläre Risiko auswirkt. Eine fünfjährige Tamoxifentherapie bei hormonrezeptor-positiven postmenopausalen Frauen reduziert die Inzidenz des kontralateralen Mammakarzinoms um 47 %. Der therapeutische Nutzen einer fünfjährigen Tamoxifentherapie ist in Tab. 5.5 dargestellt (nach EBCTCG 2005) (4a).

Kollektive	Rezidivate	Mortalitätsrate
Nodal negativ		
Ohne Tamoxifen	3,5 %/Jahr	19,4 %/Jahr
Mit Tamoxifen	2,2 %/Jahr	13,4 %/Jahr
Risikoreduktion	39 %	31 %
Nodal positiv		
Ohne Tamoxifen	8,7 %/Jahr	42,1 %/Jahr
Mit Tamoxifen	5,5 %/Jahr	33,3 %/Jahr
Risikoreduktion	39 %	31 %
Gesamt		
Ohne Tamoxifen	55 % *	65,2 % **
Mit Tamoxifen	66,8 % *	74,4 % **

Tab. 5.5: Therapeutischer Nutzen einer fünfjährigen adjuvanten Tamoxifentherapie (4a).
* = 15-year gain 11,8 % (SE 1,3), logrank 2p < 0,00001.
** = 15-year gain 9,2 % (SE 1,2), logrank 2p < 0,00001.

Die Kriterien zur Einteilung des individuellen Risikos für Frauen in der Postmenopause sind Tab. 5.1 zu entnehmen.

Der Einsatz weiterer selektiver Estrogen Rezeptor Modulatoren (SERMS) über das Tamoxifen hinaus, beispielsweise des Toremifens oder des Raloxifens, ist für die adjuvante Therapie in Deutschland nicht zugelassen. Daher sollten diese Wirkstoffe außerhalb klinischer Studien nicht zur Anwendung kommen und ist keinesfalls als Alternative zu Tamoxifen zu sehen.

Die adjuvante endokrine Therapie der postmenopausalen Patientin hat durch die neue Substanzklasse der modernen Aromataseinhibitoren eine neue Dimension erreicht. Alle klinische Studien haben einen Vorteil hinsichtlich des krankeitsfreien Intervalls zeigen können, allerdings fehlt noch bei teilweise zu kurzem follow-up der Nachweis eines Überlebensvorteils, mit dem jedoch bei längerer Nachbeobachtungszeit gerechnet werden darf. Die verschiedenen Studiendesigns der größten Studien zur Überprüfung der Aromatasehemmstoffe sind vergleichend dargestellt (☞ Abb. 5.7).

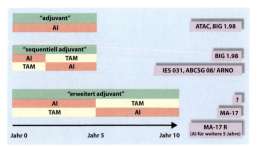

Abb. 5.7: Möglichkeiten der endokrinen Therapie in der Postmenopause (AI: Aromatasehemmer, Tam: Tamoxifen). Das "?" steht an dieser Stelle für eine momentan noch unklare Datenlage.

Die Konsensusempfehlungen St. Gallen 2005 haben diesem neuen Therapiekonzept Rechnung getragen und die Aromataseinhibitoren in die adjuvanten Therapieempfehlungen aufgenommen. Dabei ist prinzipiell ein "switching" zu einem Aromataseinhibitor nach einer 2-3 jährigen Tamoxifentherapie der Vorzug gegeben worden. Patientinnen mit einer Kontraindikation gegen Tamoxifen, Tumoren mit der Rezeptorkonstellation ER+/PR- und Her-2-Überexpression sollten eine 5-jährige "upfront"-Therapie mit einem Aromataseinhibitor erhalten.

Erstmalig hat die ATAC-Studie Daten zum Überleben nach einem medianen follow-up von 68 Monaten vorgelegt (17a). Zum Zeitpunkt dieser Analyse hatten 92 % aller Studienpatientinnen die Therapie abgeschlossen, 61 % waren nodalnegativ, 20 % hatten zusätzlich zur endokrinen Therapie eine zytotoxische Therapie erhalten. In der Analyse wurde der Kombinationsarm Anastrozol + Tamoxifen nicht weiter berücksichtigt. Im Hinblick auf das DFS konnte für die hormonrezeptorpositiven Patientinnen ein statistisch signifikanter Unterschied zugunsten des Anastrozolarmes beobachtet werden (HR 0.83, p=0.005), entsprechend einem absoluten Benefit von 3,3 %. Um diese Daten besser einordnen zu können, muß man den Effekt mit dem des Tamoxifens vergleichen. Tamoxifen führt zu einer Reduktion der Rezidivwahrscheinlichkeit um 50 % (EBCTCG), Anastrozol bewirkt nunmehr zusätzlich eine weitere Reduktion um 26 %. Dieser Effekt ist nur bei positivem Rezeptorstatus zu beobachten, nicht jedoch bei negativem oder unbekanntem Rezeptorstatus (84 % des Gesamtkollektivs waren HR positiv). Keine Rolle spielt dabei die Tumorgröße, allerdings profitieren nodalnegative Patientinnen und Patientinnen ohne zusätzliche adjuvanten Chemotherapie am stärksten von einer adjuvanten Therapie mit Anastrozol. In der Subgruppenanalyse der HR positiven Mammakarzinome konnte der sich in den ersten Analysen abgezeichnete Effekt, daß offenbar die ER+/PR- Mammakarzinome am stärksten profitieren bestätigt werden (ER+/PR+: HR 0.84, ER+/PR-: HR 0.43). Allerdings konnte in der Zusammenschau der Daten bisher noch kein Überlebensvorteil herausgearbeitet werden. Dies liegt sicherlich an der Tatsache, daß das Beobachtungsintervall für das ingesamt als Niedrigrisikokollektiv zu beurteilende Gesamtkollektiv noch zu kurz ist. Die Rate an unerwünschten Ereignissen lag mit 60,9 % im Anastrozolarm signifikant niedriger als im Tamoxifenarm (68,4 %, p<0.0001). Die Frakturrate lag allerdings im Vergleich zu Tamoxifen in bezug auf 1000 Frauenjahre mit 22,6 zu 15,6 etwas zuungunsten des Anastrozols.

Die BIG 1-98 Studie (17g) ist die einzige klinische Studie, in der ein Direktvergleich von Femara mit Tamoxifen während der ersten fünf Jahre nach einer Brustkrebsoperation und einer sequentiellen Anwendung der beiden Medikamente erfolgt, um die effektivste Behandlungsstrategie zur Minimierung des Rezidivsrisikos zu ermitteln. 8010 Patientinnen wurden in 4 verschiedene Therapiearme randomisiert: Tamoxifen über 5 Jahre (n=2459); Femara über 5 Jahre (n=2463); Tamoxifen für 2 Jahre und im Anschluß Femara für 3 Jahre (n=1548); Femara für zwei Jahre und im Anschluß Tamoxifen für drei Jahre (n=1540). Es handelt sich um gut ausbalancierte Patientinnenkollektive. Das mediane Alter der Patientinnen betrug 61 Jahre. Rund 40 % der Patientinnen wiesen bei Diagnose bereits einen Lymphknotenbefall auf, und bei rund einem Drittel betrug der Tumordurchmesser bereits mehr als 2 cm. Ungefähr ein Viertel der Patientinnen hatte im Anschluss an die Operation bereits eine Chemotherapie erhalten. Fast alle Patientinnen mit brusterhaltender Operation waren adjuvant bestrahlt worden.

Die Ergebnisse der BIG 1-98 zeigen, daß Femara nach einer medianen Nachbeobachtung von 26 Monaten, bei ca. 15 % der Frauen beträgt das Follow-up 5 und mehr Jahre, das krankheitsfreie Überleben bei allen Patientinnen verlängerte, indem es das Rezidivrisiko über die unter Tamoxifen erreichte Reduktion von 50 % hinaus um zusätzliche 19 % (p=0,003) reduziert. Die absolute Risikoreduktion bzgl. des krankheitsfreien Überlebens beträgt 2,6 %. Der Vorteil zugunsten der Letrozol-Behandlung war unabhängig vom PgR- und HER2/neu-Status. Bei Frauen, die mit Femara behandelt wurden, kam es im Vergleich zu Tamoxifen außerdem zu einer 27 %igen Reduktion des Risikos für das Auftreten von Fernmetastasen (p=0,0012). Unter Letrozol traten 184 versus 249 Ereignisse in der Tamoxifen-Gruppe auf.

Dies ist ein klinisch relevantes Ergebnis, da das Auftreten von Fernmetastasen ein Surrogatparameter für das Gesamtüberleben ist. Patientinnen, die Fernmetastasen entwickeln, haben ein wesentlich größeres Risiko, an ihrer Erkrankung zu sterben. Femara führte auch zu einer Reduktion des Sterberisikos um 14 %. Ein Wert, der zu diesem frühen Zeitpunkt der Auswertung allerdings noch nicht signifikant ist (p=0,08).

Subgruppenanalysen zeigen, daß Patientinnen mit erhöhtem Risiko, d.h. adjuvant chemotherapeutisch vorbehandelte Patientinnen und Patientinnen mit Lymphknotenbefall, bei Erstdiagnose besonders deutlich von Letrozol profitierten. Ihr Rezidivrisiko wurde durch Femara im Vergleich zu Tamoxifen signifikant um 30 % (HR 0,70, p=0,01) bzw. 29 % (HR 0,71, p<0,001) gesenkt.

Die Anzahl der schweren unerwünschten Ereignisse war in beiden Armen vergleichbar. Der Einsatz von Letrozol resultierte, wie bei allen Aromatasehemmern der 3. Generation, in einer Verminderung der Knochendichte. Die Frakturrate unter Letrozol betrug 5,7 % versus 4,0 % unter Tamoxifen (p< 0,001). Einem Verlust an Knochendichte kann jedoch durch eine Bisphosphonat- Gabe vorgebeugt werden.

R. Jakesz stellte die Ergebnisse der ABCSG 8 und ARNO 95-Studie vor (17b). In dieser Studie wurde untersucht, ob nach einer zweijährigen Tamoxifentherapie ein switching auf Anastrozol vorteilhaft für die postmenopausale, rezeptorpositive Patientin ist. Insgesamt wurden 3.224 Patientinnen in diesen beiden Studien behandelt, das erste follow-up erfolgte nach einer medianen Nachbeobachtungszeit von 28 Monaten. Dabei zeigte sich eine klare Überlegenheit des Anastrozols gegenüber des Tamoxifens in Bezug auf das event-free survival (HR 0.60, p=0.0009), sowohl hinsichtlich des Lokalrezidivs, des kontralateralen Karzinoms und der Fernmetastasierung. Auch das rezidivfreie Überleben war signifikant günstiger im Anastrozolarm (HR 0.61, p=0.0067). In der Subgruppenanalyse hinsichtlich des EFS konnte analog zur ATAC-Studie der größte Benefit in der ER+/PR-Subgruppe gezeigt werden. G3-Tumore hingegen profitierten nicht von einem Wechsel auf Anastrozol. Auch im Hinblick auf den Nodalstatus wurde kein signifikanter Unterschied gezeigt. Die Frakturrate lag mit 2,4 % im Anastrozolarm doppelt so hoch im Vergleich zum Tamoxifenarm (1,2 %).

Die IES 031 Studie präsentierte ebenfalls ein update ihrer Daten. Auch diese Studie verfolgte das sogenannte "switching"-Konzept allerdings auf den steroidalen Aromataseinhibitor Exemestan (17c). Im Vergleich zu 30,6 Monaten im medianen follow-up in der Originalpublikation 2003 konnte jetzt auf eine Nachbeobachtungszeit von 37,4 Monaten mit 615 Ereignissen und 339 Todesfällen zurückgeblickt werden. Es zeigte sich, daß das krankheitsfreie Überleben (HR 0.73, p=0.0001), das brustkrebsfreie Überleben (HR 0.70, p=0.00005) und das Intervall bis zum Auftreten eines kontralateralen Mammakarzinoms (HR 0.50, p=0.04) zugunsten einer Therapie mit Exemestan lag. Im Hinblick auf das Gesamtüberleben ist allerdings weiterhin lediglich ein Trend für das Exemestan erkennbar (HR 0.83, p=0.08). Bei der Betrachtung der Zweitkarzinome fiel auf, daß im Exemestanarm deutlich seltener Hals-Kopftumore, Uterusmalignome, Melanome und Lungenkarzinome auftraten. Die Rate an kardiovaskulären Ereignissen war bezüglich Myokardinfarkten nicht signifikant unterschiedlich, allerdings traten im Tamoxifenarm vermehrt thromboembolische Ereignisse auf (3,3 % vs. 1.9 %, p<0.001).

Die Veröffentlichung der Interims-Analyse des MA-17 Trials hat den Ansatz der sogenannten "extended adjuvant therapy" verfolgt (17d). In dieser Studie konnte erstmalig im Vergleich zu anderen Studienkonzepten ein Überlebensvorteil für nodalpositive Patientinnen gezeigt werden (p=0,04).

In der MA-17 Studie in der erweiterten adjuvanten Therapie, d.h. nach abgeschlossener fünfjähriger Tamoxifen-Therapie, erhielten 5187 postmenopausale Patientinnen mit Brustkrebs im Frühstadium, die krankheitsfrei waren, randomisiert Letrozol (2,5 mg einmal täglich) oder Placebo für weitere fünf Jahre. Die erste Interimsanalyse nach einer medianen Beobachtungszeit von 28 Monaten resultierte bei allen Patientinnen unabhängig vom Lymphknotenstatus in einer Reduktion des Rezidivrisikos durch Femara um 42 %, dies betrifft Fernmetastasen, lokoregionäre Rezidive und das Auftreten von kontralateralen Mammakarzinomen.

Bei Patientinnen mit Nodal-positivem Mammakarzinom wurde das Rezidivrisiko um 39 %, das metastasenfreie Überleben um 47 % und das Gesamtüberleben durch Femara um 39 % verbessert. Aufgrund dieser herausragenden Ergebnisse wurde die MA-17 Studie laut Empfehlung eines unabhängigen Expertenpanels vorzeitig entblindet und den Patientinnen im Placebo-Arm der Wechsel auf Femara angeboten. 1655 der 2457 Placebo-Patientinnen haben sich für den Wechsel auf die Femara-Therapie entschieden.

Im Dezember 2005 wurden in San Antonio nun drei neue Auswertungen dieser Studie vorgestellt.

Die erste Auswertung der Studiendaten nach der Entblindung zeigt, daß sich hauptsächlich Patientinnen mit einem höheren Rezidivrisiko (jüngere und/oder nodalpositive Patientinnen) für den Wechsel auf die Femara-Therpie entschieden haben. Diese Patientinnen profitieren signifikant hinsichtlich des krankheitsfreien Überleben (Risikoreduktion um 69 %, p<0,0001) bzgl. des Auftretens eines kontralateralen Mammakarzinoms (Risikoreduktion 77 %, p=0,012), im fernmetastasenfreien Überleben (Risikoreduktion 72 %, p=0,002) und im Gesamtüberleben (Risikoreduktion 47 %, p=0,05). Eine weitere Auswertung zeigt, daß der positive Letrozol-Effekt kontinuierlich mit längerer Therapiedauer zunimmt. Die Reduktion des Rezidivrisikos steigt von 48 % nach 1 Jahr auf 81 % nach vier Jahren (p < 0,0001) und die Reduktion des Risikos für das Auftreten von Fernmetastasen von 57 % nach einem Jahr auf 79 % nach vier Jahre (p=0,0013). Bei den Patientinnen mit befallenen Lymphknoten wird das Gesamtüberleben durch die Femara-Therapie signifikant verbessert (p=0,038).

In der dritten in San Antonio 2005 präsentierten neuen Analyse wurde gezeigt, daß die erweiterte adjuvante Femara-Therapie bei Patientinnen mit ER und PR positiven Tumoren (ca. 75 % aller Rezeptor-positiven Patientinnen) in einer signifikanten Verbesserung des krankheitsfreien (51 % weniger Ereignisse unter Femara), fernmetastasenfreien (47 % weniger Fernmetastasen) und des Gesamtüberlebens (42 % wenige Brustkrebsbedingte Todesfälle) resultiert.

Der Einsatz von Femara in der erweiterten adjuvanten Therapie, d.h. nach 5 Jahren adjuvanter Tamoxifen-Therapie, resultiert bei Nodal-positiven Brustkrebspatientinnen, bei Patientinnen mit ER und PR positiven Tumoren sowie bei Patientinnen mit verlängertem therapiefreien Intervall nach der 5jährigen Tamoxifen-Therapie in einem signifikanten Überlebensvorteil, d. h. fast alle Patientinnen profitieren hinsichtlich des Gesamtüberlebens von Femara nach 5 Jahren Tamoxifen.

Eine Übersicht der aktuellen Studien zum Einsatz der Antiaromatasewirkstoffen sind in Tab. 5.6 dargestellt. Im Hinblick auf das Ansprechen auf einen Aromatsehemmer bei HER 2/neu Überexpression konnte in einer Subgruppenanalyse der BIG 1-98 Studie gezeigt werden, daß durch Femara das krankheitsfreie Überleben unabhängig vom PgR-

Studie	Pat.	follow-up	Design	DFS/EFS (HR)	OAS (HR)
ATAC (Lancet 2005)	6241	68 Mo	"upfront"	0,87 (p=0,01)	0,97 (p=0,7)
BIG-1-98 (ASCO 2005)	8010	25,6 Mo	"upfront"	0,81 (p=0,003)	0,86 (n.s.)
IES 031 (NEJM 2004)	4742	37,4 Mo	sequentiell adjuvant	0,73 (p=0,0001)	0,83 (p=0,08)
ABCSG 8/ ARNO 95	3224	28 Mo	sequentiell adjuvant	0,60 (p=0,0009)	n.g.
MA.17 (NEJM 2003)	5187	30 Mo	erweitert adjuvant	0,57 (p=0,00008)	0,76 (p=0,25; N+ p=0,04; N0 n.s.)

Tab. 5.6: Differenzierter Einsatz der Aromatasehemmer in der adjuvanten Therapie des postmenopausalen endocrine responsive Mammakarzinoms – Eine Übersicht.

Hormonempfindliche Karzinome		
niedriges Risiko	mittleres Risiko	hohes Risiko
• AI oder Tamoxifen oder • 2-3 J. TAM → 2-3 J. AI oder • nil	• AI oder Tamoxifen oder • Tamoxifen → AI oder • CT → AI/Tamoxifen	• CT → AI oder • CT → Tamoxifen oder • AI nach 5 J. Tamoxifen

Tab. 5.7: Möglichkeiten der adjuvanten endokrinen Therapie in der Postmenopause.
CHT*: Der Allgemeinzustand sollte die Durchführbarkeit der gesamten Therapie unter Aufrechterhaltung der geplanten Dosisintensität erlauben.

und HER2/neu- Status signifikant verbessert wird. In den Therapieempfehlungen von St. Gallen 2005 wurden aber bereits der Ergebnisse aus neoadjuvanten Studien (als Grundlage für die Empfehlung des upfront Einsatzes von Aromatasehemmern bei Patientinnen mit HER2/neu überexpremierenden Tumoren genommen. In einer neoadjuvanten Studie wurde bei 324 postmenopausalen, Hormonrezeptor- positiven Patientinnen eine 4monatige Femara- vs Tamoxifen-Therapie verglichen. Unter Femara zeigten 88 % und unter Tamoxifen nur 21 % der Patientinnen ein klinisches Ansprechen (p=0,0004) (17e, 17f).

5.3.2.1. Schlußfolgerungen für die Praxis

Die aktuellen Behandlungsempfehlungen zur adjuvanten endokrinen Therapie in der Postmenopause sind in Tab. 5.7 zusammengefaßt.

Alle Patientinnen mit positivem oder unbekanntem Rezeptorstatus profitieren von einer adjuvanten Tamoxifentherapie. Dieser Effekt ist unabhängig vom Alter, dem Menopausenstatus, dem Progesteronrezeptor Status, der täglichen Tamoxifendosis 20 oder 30 mg (heutige Empfehlung 20 mg, frühere Studienmedikation war 30 mg) oder einer zusätzlich durchgeführten Chemotherapie. Die optimale Dauer einer Tamoxifentherapie sollte mindestens fünf Jahre betragen, da der Nutzen dieser Therapiedauer eindeutig einer kürzeren Einnahmedauer überlegen ist (3, 18). Bezüglich des Einsatzes der Antiaromatasewirkstoffen sollte sich an den derzeit aktuellen Studienergebnissen orientiert werden (☞ Tab. 5.8).

5.4. Endokrine Therapie des metastasierten Mammakarzinoms

> Die Therapie des metastasierten Mammakarzinoms orientiert sich in erster Linie an der Metastasenlokalisation und dem klinischen Beschwerdebild der Patientin. Dabei stellt auch die zu erwartende Überlebenszeit ein erhebliches Kriterium dar.

Aus verschiedenen Untersuchungen wissen wir heute, daß ab dem Zeitpunkt der Metastasierung im Median mit einer Lebenserwartung von 24 Monaten zu rechnen ist (rein ossäre Metastasierung 31 Monate) - und dies, obwohl ein Langzeitüberleben nach kompletter Remission auch im konventio-

Risikogruppe*	Studie	Therapiesituation	AI
N-/ N+	ABCSG8/ARNO95	"switch" nach 2 J. TAM	Anastrozol
	IES	"switch" nach 2 J. TAM	Exemestan
Her-2/neu + ER+/PR- TAM-Unverträglichkeit bzw. Kontraindikation	BIG 1-98 ATAC	"upfront"	Letrozol oder Anastrozol
N+ (primär) nach 5 J. Tam	MA.17	"extended adjuvant"nach 5 J. TAM	Letrozol

Tab. 5.8: Einsatz der Aromatasehemmer in der Postmenopause – Resultate klinischer Studien der Phase III.

nellen Therapiebereich beim metastasierten Stadium möglich ist (19). Derzeit existiert keine randomisierte Studie, die die Überlegenheit einer Chemotherapie gegenüber einer endokrinen Therapie hinsichtlich des progressionsfreien Überlebens und des Gesamtüberlebens im metastasierten Krankheitsstadium nachweisen konnte (20). In dieser Situation ist die Aufrechterhaltung der Lebensqualität und die Linderung tumorassoziierter Beschwerden oberstes Therapieprinzip.

> Die endokrine Therapie stellt eine effektive Therapieoption dar, da sie ein geringes Nebenwirkungsspektrum aufweist. Der Steroidhormonrezeptorstatus ist der Faktor mit der höchsten prädiktiven Aussagekraft im Hinblick auf das Ansprechen der Therapie.

Dabei kann bei Nachweis beider Hormonrezeptoren in bis zu 70 % ein Ansprechen beobachtet werden. Allerdings ist mit einem klinischen und bildgebend nachweisbaren Ansprechen erst nach 8-12 Wochen zu rechnen. Bei Vorliegen eines positiven Hormonrezeptorstatus des Primärtumors sollte, bis auf wenige Ausnahmen (rascher Progreß, disseminierte Lebermetastasen, erhebliche Organfunktionsstörung, massive Dyspnoe bei Lymphangiosis carcinomatosa pulmonis), grundsätzlich die Einleitung einer endokrinen Therapie bei der Behandlung des metastasierten Mammakarzinom erwogen werden. Die hohe Prädiktion des Therapieerfolges einer endokrinen Behandlung begründet eine hohe Therapiecompliance. Durch den Einsatz einer sequentiellen endokrinen Therapie kann der Beginn einer zytotoxischen Chemotherapie meist über einen längeren Zeitraum hinausgezögert werden und somit zwangsläufig eine bessere Lebensqualität der Patientin erreicht werden (☞ Abb. 5.8). Das gilt vor allem für die Fälle, in denen die endokrine Therapie eine über einen längeren Zeitpunkt andauernde objektive Remission erzielen konnte (21).

> Ideale Voraussetzungen für die Einleitung einer endokrinen Therapie sind beispielsweise bei Vorliegen folgender Kriterien gegeben:
> - langes krankheitsfreies Intervall
> - Weichteil-, Knochenmetastasen, geringfügige viszerale Metastasierung
> - insgesamt geringe Tumorlast
> - geringes Beschwerdebild

5.4.1. Ovarielle Ablation beim metastasierten Mammakarzinom

Beatson konnte erstmals 1896 durch Ovarektomie eine Wachstumsregression von Mammakarzinomen bei primär inoperablen prämenopausalen Patientinnen zeigen (22). Eine Alternative zur chirurgischen oder radiogenen ovariellen Ablation

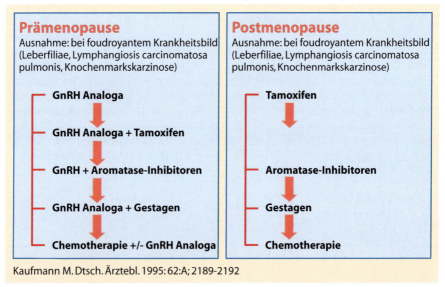

Abb. 5.8: Stufenkonzept der endokrinen Therapie des metastasierten Mammakarzinoms (nach Kaufmann).

stellt die medikamentöse Ausschaltung der Eierstockfunktion dar. Durch den Einsatz von GnRH-Agonisten konnte erstmals 1998 im Rahmen einer Intergroup-Studie gezeigt werden, daß durch Goserelin bei ER-positiven prämenopausalen Patientinnen im metastasierten Stadium ein gleiches Ansprechen und Überleben zu erreichen ist, wie durch eine Ovarektomie (23). Somit sind die GnRH-Analoga als Maßnahme der ersten Wahl bei rezeptorpositiven Patientinnen im metastasierten Stadium außerhalb einer Hochrisikometastasierung anzusehen. Hinsichtlich des Einsatzes von Tamoxifen (☞ unten) bei prämenopausalen Frauen ist die Datenlage aufgrund geringer Fallzahlen nicht vergleichbar. Außerdem kann durch Tamoxifen eine hypothalamisch-induzierte Stimulation der ovariellen Funktion ausgelöst werden. Diese wird von einem deutlichen Anstieg der Estradiolkonzentrationen und dem Auftreten von Ovarialzysten (37-80 %) begleitet (24, 25). Durch die zusätzliche Gabe von GnRH-Analoga kann der tamoxifen-vermittelte Anstieg von Estradiol allerdings reduziert werden. Eine Metaanalyse von vier randomisierten Studien, die den Einsatz von GnRH-Agonisten mit der Kombination GnRH-Agonist und Tamoxifen vergleicht, konnte bei kombinierter Therapie einen statistisch signifikanten Vorteil für den Kombinationsarm hinsichtlich des Ansprechens (38,8 % vs. 29,7 %, p=0,03), des progressionsfreien Intervalls (8,7 vs. 5,4 Monate, p=0,0003) und des Gesamtüberlebens (2,9 vs. 2,5 Jahre, p=0,02) zeigen (26).

5.4.2. Antiestrogentherapie beim metastasierten Mammakarzinom

Seit der Einführung des Antiestrogens Tamoxifen im Jahre 1960 konnte die Effektivität dieser Substanz eindrucksvoll an Patienten im metastasierten Krankheitsstadium demonstriert werden. Kurze Zeit später zeigten sich jedoch differente, teils estrogene, teils antiestrogene Effekte von Tamoxifen in unterschiedlichen Organen, so daß der Begriff der selektiven Estrogenrezeptormodulatoren (SERMS) geprägt wurde. Neben Tamoxifen, daß sowohl für den Einsatz in der adjuvanten und palliativen Situation zugelassen ist, hat Toremifen seine Zulassung ausschließlich für das metastasierte Stadium erhalten. Weitere Substanzen sind noch in der Erprobung (☞ Tab. 5.9).

Estrogenrezeptorantagonisten	
• Tamoxifen*	• Idoxifen
• Toremifen*	• Zindoxifen
• Trioxifen	• TAT-59
• Droloxifen	• ICI 164.384
• Raloxifen	• ICI 182.780

Tab. 5.9: Estrogenrezeptorantagonisten (*zugelassen oder in Erprobung).

Tamoxifen gilt als der klassische SERM, der bei Einsatz in der *first line* des metastasierten Stadiums Ansprechraten zwischen 25 und 40 %, bei ER- und PR-Positivität sogar bis 60 % erzielen kann (27). Erstaunlicherweise kann nach initialem Ansprechen auf Tamoxifen durch den Entzug dieser Substanz ein klinisch signifikanter Effekt bis zu 20 % beobachtet werden (28). Das gut beschriebene Toxizitätsprofil reicht von der Entstehung des Endometriumkarzinoms (1 % bei Einnahme über 5 Jahre), Thrombose (1-2 %), Hitzewallungen bis hin zu Katarakt und Retinopathie. Des weiteren wurde die Entstehung von Leberzellkarzinomen im Tierexperiment durch Tamoxifen beschrieben, die durch Toremifen, bei identischem Wirkungs- und Nebenwirkungsspektrum, nicht induziert wurden (28). Eine Phase III-Studie mit insgesamt 207 Patientinnen mit fortgeschrittenem Mammakarzinom, die Toremifen (60 mg/d) mit Tamoxifen (40 mg/d) verglich, zeigte hinsichtlich des Ansprechens (37 % Toremifen, 32 % Tamoxifen), des progressionsfreien Intervalls (11,9 vs. 9,2 Monate, p=n.s.) und des Gesamtüberlebens (15,4 vs. 12,3 Monate, p=n.s.) im wesentlichen Äquieffektivität (29). Beachtenswert ist, daß in ca. 20 % ein stable disease über einen Zeitraum von 6 Monaten zu erreichen ist. Weiterhin können Patientinnen, die innerhalb von 6 Monaten nach Beendigung der adjuvanten Therapie mit Tamoxifen ein Rezidiv erleiden, mit Tamoxifen oder Toremifen reexponiert werden (30). Eine Krankheitsprogression während einer Tamoxifentherapie bei nachweisbarem ER kann u.U. durch eine Tamoxifeninduzierte Wachstumsstimulation des Tumors und eine Tumorregression durch Entzug erklärt werden (31). Bei prämenopausalen Patientinnen bietet sich die kombinierte hormonelle Blockade wie oben beschrieben an. ICI 182.780 (Fulvestrant) weist einen von anderen SERMS differenten Wirkungsmechanismus auf und dabei zeigen erste präklinische Daten ein höhere Effektivität als Tamoxifen und eine fehlende Kreuzresistenz (32). Bei 19 Patientinnen im metastasierten Erkrankungsstadium mit nachweisbarer Tamoxifenresistenz, konnte eine Ansprechrate von 69 % mit einer Responsedauer von 25 Monaten erzielt werden (33). Eine Phase III-Studie, die ICI 182.780 mit Tamoxifen vergleicht, befindet sich derzeit in der Rekrutierungsphase.

5.4.3. Einsatz von Antiaromatasewirkstoffen beim metastasierten Mammakarzinom

Prämenopausale Frauen produzieren Estrogene hauptsächlich in den Ovarien. Mit Beginn der Postmenopause stellen die Ovarien die Estrogenproduktion weitgehend ein. Postmenopausale Frauen decken ihren Estrogenbedarf primär durch Umwandlung zirkulierender Androgene in Leber, Muskulatur oder peripherem Fettgewebe (☞ Abb. 5.9).

Die wichtigste Determinante der Estrogenproduktion ist die Gewebekonzentration von Testosteron und Androstendion sowie des Enzyms Aromatase (34), das die Umwandlung der Androgene in Estradiol bzw. Estron katalysiert (☞ Abb. 5.10).

In jüngerer Zeit setzte sich die Erkenntnis durch, daß Brustgewebe ebenfalls Aromatase enthält und zur *in situ*-Produktion von Estrogenen befähigt ist. Nach experimentellen Ergebnissen von Yue et al. wird der Estrogenspiegel im Brustgewebe postmenopausaler Frauen primär durch *in situ*-Aromatisierung bestimmt (35). Verschiedene Gruppen haben in Brustkrebsgewebe eine erhöhte Aromataseaktivität nachgewiesen (36). Diese Ergebnisse lassen darauf schließen, daß die lokale Estrogenproduktion in der Brust einen wichtigen Faktor für das Wachstum des Hormonrezeptor-positiven Mammakarzinoms und somit auch seiner Metastasen darstellt. Aminogluthetimid, als Vertreter eines unselektiven Aromatasehemmers, konnte zwar die Aromataseaktivität um 90-95 % reduzieren, zeigte allerdings ein ungünstiges Nebenwirkungsprofil durch die Hemmung weiterer Cytochrom P 450-vermittelter Hydroxilierungsmechanismen (Cortisol, Aldosteron). Hinsichtlich der Nomenklatur werden heute steroidale von nichtsteroidalen Aromataseinhibitoren unterschieden (☞ Abb. 5.11).

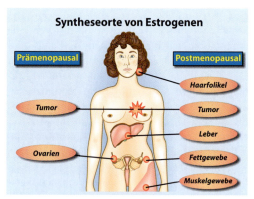

Abb. 5.9: Übersicht der Estrogenproduktion in Prä- und Postmenopause.

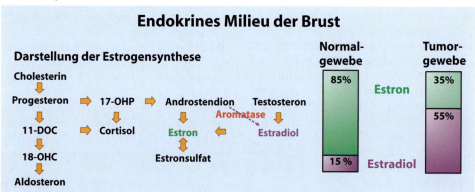

Abb. 5.10: Endokrines Milieu der Brust.

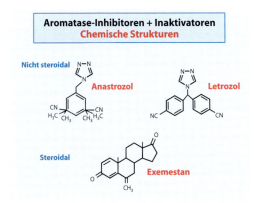

Abb. 5.11: Chemische Struktur der Aromatasehemmstoffe.

Anastrozol, Letrozol, Vorozol und Fadrozol werden dabei zu den nichtsteroidalen; Formestan (nicht mehr im Handel), Atamestan und Exemestan zu den steroidalen Aromatasehemmstoffen gerechnet. In zwei großen Phase III-Studien konnte die Äquieffektivität von 1 mg Anastrozol im Vergleich zu 160 mg Megestrolacetat gezeigt werden. Ein Drittel zeigten in beiden Gruppen ein klinisch relevantes Ansprechen allerdings mit einem signifikanten 2-Jahres-Überlebensvorteil für die Anastrozolgruppe (37). In einer Subgruppenanalyse konnte auch für Patienten mit einer stable disease > 24 Wochen ein vergleichbares Gesamtüberleben gezeigt werden, wie für Patienten mit einem objektiven Therapieansprechen (38). Letrozol (0,5 und 2,5 mg) zeigte ebenfalls im Vergleich zu Megestrolacetat einen statistisch signifikanten Vorteil im Hinblick auf die objektive Responserate und die Ansprechdauer (39). Dies konnte auch im direkten Vergleich mit Aminogluthetimid demonstriert werden (40).

Der Unterschied hinsichtlich der Responseraten zwischen Anastrozol (12,6 % CR+PR) und Letrozol (23,6 % CR+PR) im indirekten Vergleich wird auch unterschiedliche Responsekriterien zurückgeführt.

Der direkte Vergleich zwischen Tamoxifen und Femara in der *first line*-Therapie erbrachte einen statistisch signifikanten Vorteil zugunsten des Aromatasehemmers in bezug auf die Ansprechdauer (9,4 vs. 6.0 Monate, p< 0,0001), das objektive Ansprechen (32 vs 21 %, p< 0,0001), und den klinischen Benefit (50 vs 38 %, p=0,0004). In den ersten beiden Jahren konnte hinsichtlich des Gesamtüberlebens sogar eine signifikante Überlegenheit von Femara gezeigt werden. Das mediane Gesamtüberleben betrug unter dem Aromatasehemmer 34 Monate versus 30 Monate unter Tamoxifen (41, 41a, 41b).

Der Vergleich von Anastrozol und Tamoxifen konnte bei gleichen Ansprechraten (21 vs. 17 %) einen signifikanten klinischen Benefit (CR + PR + SD > 24 Wochen; 59 % vs. 46 %, p=0,0098) und eine längere Ansprechdauer (11,1 vs. 5,6 Monate, p=0,005) zugunsten von Anastrozol dokumentieren (42). Unter den steroidal konfigurierten Substanzen stellt Exemestan einen irreversiblen Aromataseinaktivator dar. Zwei weitere randomisierte Phase III-Studien liegen vor, die die Anastrozol und Letrozol mit Megestrolacetat nach Tamoxifenversagen verglichen. In einer weiteren Studie wurde Exemestan mit der gleichen Fragestellung überprüft. Es konnte jeweils ein Vorteil hinsichtlich der klinischen Ansprechrate (CR, PR) und der Ansprechdauer für die Aromatasehemmung gezeigt werden. Exemestan zeigte einen statistisch signifikanten Vorteil hinsichtlich des progressionsfreien Überlebens (20,3 vs. 16,6 Wochen, p=0,037) und des Gesamtüberlebens (median not reached vs. 123,4 Wochen, p=0,039)(43). Letrozol (2,5 mg) konnte im Vergleich zu 160 mg Megestrolacetat höhere objektive Responseraten (24 vs. 16 %, p=0,04) aufweisen, jedoch ohne einen signifikanten Vorteil für das progressionsfreien Intervall oder Überleben (39). Ähnliches wurde auch im Vergleich von Anastrozol und Megestrolacetat gezeigt. Der indirekte Vergleich der drei Substanzen ist nur schwerlich möglich, da allen drei Studien unterschiedliche Einschlußkriterien zugrunde lagen (☞ Abb. 5.12).

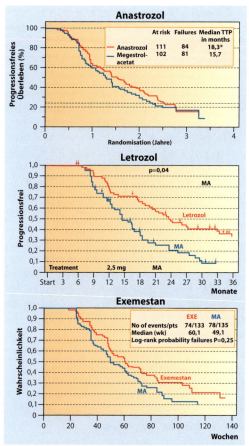

Abb. 5.12: Therapie des metastasierten Mammakarzinoms - Phase III-Studien Antiaromatasewirkstoffe vs. Megestrolacetat.

5.5. Chemoprävention des Mammakarzinoms

Mit dem Wissen um die Bedeutung der Estrogene für die pathophysiologischen Zusammenhänge des Mammakarzinoms liegt der Schluß nahe, diese Erkrankung durch die Blockade estrogenvermittelter Mechanismen zu verhindern (primäre Prävention). Fisher et al. konnten 1998 erstmals an einem Kollektiv von 13.388 Frauen mit einem anamnestisch erhöhten Mammakarzinomrisiko (Frauen > 60 Jahre oder Frauen ab dem 35. Lebensjahr mit einem prognostizierten 5-Jahres-Erkrankungsrisiko von mindestens 1,66 %, berechnet nach einem multivariaten logistischen Regressionsmodell) bzw. einem lobulären Carcinoma in situ in der Vorgeschichte (CLIS) belegen, daß die prophylaktische Gabe von Tamoxifen eine Reduktion der Inzidenz des invasiven Mammakarzinoms und des DCIS bewirken konnte (44). Diese Frauen erhielten, doppelt blind randomisiert, entweder Placebo oder 20 mg Tamoxifen über 5 Jahre. In einem nachfolgenden Beobachtungszeitraum von vier Jahren traten in der mit Tamoxifen behandelten Gruppe (n=6.567) 85 invasive Mammakarzinome, im Vergleich zu 154 Erkrankungen in der Kontrollgruppe (n=6.599) auf, was einer statistisch signifikanten Reduktion der Erkrankungsinzidenz von 49 % entspricht (p<0,0001). Weiterhin konnte auch die Rate der präinvasiven Läsion (DCIS) statistisch signifikant gesenkt werden (n=31 vs. n=59 [Kontrollgruppe]). An unerwünschten Nebenwirkungen wurden in der Tamoxifengruppe 33 Fälle eines Endometriumkarzinoms (Kontrolle n=14), n=17 Lungenembolien (Kontrolle n=6) und 30 Fälle einer tiefen Beinvenenthrombose (Kontrolle n=19) erfaßt.

Im gleichen Jahr veröffentlichte eine italienische Arbeitsgruppe die Ergebnisse ihrer Präventionsstudie (45). Hier wurde zwar ein Gesamtkollektiv von 13.419 Frauen rekrutiert. In dieser Studie wurden allerdings nur 5408 Frauen randomisiert, von denen 1420 die Studie vorzeitig abbrachen. Die dritte große englische Präventionsstudie umfaßt 2494 Frauen, die prospektiv doppelblind entweder mit 20 mg Tamoxifen, oder Placebo für acht Jahre behandelt wurden (46). Die Kernaussagen dieser drei abgeschlossenen Präventionsstudien sind in Tab. 5.10 dargestellt. Als Erklärung für die erhebliche Diskrepanz der drei Studien können die unterschiedlichen Einschlußkriterien und Risikodefinitionen, die unterschiedliche Altersstruktur, die Dauer der Tamoxifentherapie, das Ausmaß der Hormonersatztherapie und die unterschiedlichen Nachbeobachtungszeiten herangezogen werden.

Die Daten bezüglich der Aromatasehemmstoffe in der adjuvanten Situation in der Postmenopause haben gezeigt, daß diese Substanzen auch in der Lage sind, die Inzidenz der kontralateralen Mammakarzinome im Vergleich zum Tamoxifen um etwa weitere 20 % zu senken (☞ Abb. 5.13).

	NSABP-P-1 Fisher et al. 1998	Royal Marsden Hospital Powels et al. 1998	Italienische Präventionsstudie Veronesi et al. 1998
Anzahl der Patientinnen	13.175	2.471	3.837
Risikobestimmung	• > 60 Jahre • 5-Jahresrisiko > 1,66 • CLIS	• hohes familiäres Risiko	• Z.n. Hysterektomie
Risiko	erhöht (sporadisch)	erhöht (familiär)	normal bis niedrig
Altersverteilung 35-49 50-59 > 60	 40,0 % 30,0 % 30,0 %	61,0 %, medianes Alter 47 Jahre	 38,0 % 50,3 % 11,7 %
Beobachtungszeitraum (median)	55 Monate	70 Monate	46 Monate
Dauer der Tamoxifen-therapie	5 Jahre	8 Jahre	5 Jahre
Hormonsubstitution	keine	41 %	14 %
Mammakarzinome Tamoxifen Placebo	 124 244	 34 36	 19 22
Mammakarzinome pro 1000 Frauenjahre Tamoxifen Placebo	 3,6 6,6	 4,7 5,0	 2,1 2,3
p-Wert	<0,00001	=0,8	=0,6356

Tab. 5.10: Präventionsstudien mit Tamoxifen im Vergleich.

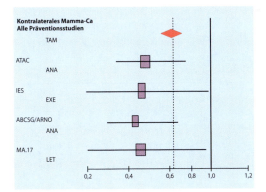

Abb. 5.13: Reduktion des kontralateralen Mammakarzinoms durch den Einsatz von Aromatasehemmern (nach Cuzick J. et al.).

Somit scheinen diese Substanzen auch attraktiv im Hinblick auf die Prävention zu sein. In diesem Zusammenhang überprüft die IBIS II-Studie die Effektivität von Anastrozol bei postmenopausalen Frauen mit einer erhöhten familiären Belastung bzw. mit einem rezeptorpositiven DCIS.

5.6. Ductales Carcinoma in situ (DCIS)

5.6.1. Allgemeine Pathomorphologie

Das *ductale Carcinoma in situ (DCIS)* ist nach der WHO definiert als Karzinom innerhalb der Brustdrüsengänge (47).

Es unterscheidet sich vom invasiven Karzinom durch das Fehlen einer Stromainvasion und durch eine durchgehende Begrenzung der Tumorzellen durch eine Basalmembran. Man nimmt heute an, daß die meisten intraduktalen Karzinome von terminalen duktulo-lobulären Einheiten (TDLE) ausgehen. Das DCIS variiert nach Zelltyp, Wachstumsmuster und Malignitätsgrad und stellt somit ein heterogene Gruppe bzw. ein Spektrum mitein-

Kerngrading		Kerngröße	Chromatin	Nukleoli
I	gering (Abb. 5.9 a)	1-1,5 Erythrozytendurchmesser	diffus	keine
II	intermediär (Abb. 5.9 b)	1-2 Erythrozytendurchmesser	grobkörnig	selten
III	hoch (Abb. 5.9 c)	> 2 Erythrozytendurchmesser	vesikulär	1 oder mehr

Tab. 5.11: Kerngrading nach Lagios (49).

Kerngrading	non high grade	non high grade	high grade
Nekrosen	ohne Komedonekrosen	mit Komedonekrosen	ohne/mit Komedonekrosen
Van Nuys Klassifikation	= Van Nuys-Gruppe 1	= Van Nuys-Gruppe 2	= Van Nuys-Gruppe 3

Tab. 5.12: Van Nuys-Klassifikation nach Silverstein (50).

ander verwandter In-situ-Neoplasien dar. Diese verschiedenen Gruppen weisen hinsichtlich ihres Risikos, sich zu einem invasiven Karzinom zu entwickeln bzw. ihres Lokalrezidivrisikos nach brusterhaltender Therapie unterschiedliche Verhaltensmuster auf. Verschiedene pathomorphologische Parameter geben Hinweise auf ein höheres Risiko, ein invasives Lokalrezidiv zu entwickeln. Traditionellerweise wurde eine Klassifizierung einzig auf dem Boden des Wachstumsmusters zugrunde gelegt; das geschah jedoch ohne große Überzeugung, da das Wachstumsmuster allein keine besondere klinische Relevanz aufweist. Bei der Bestimmung des Malignitätsgrades sind nach den derzeitigen Klassifikationen die Kernmerkmale die entscheidenden Kriterien. So zeigte sich, daß sich das DCIS mit hohem Kernmalignitätsgrad aggressiver verhält und mit einem höheren Risiko eines invasiven Rezidivs behaftet ist (48). Die weitere morphologische Charakterisierung umfaßt den Malignitätsgrad, die Größe und den tumorfreien Resektionsrand (in mm).

■ **Klassifikationssysteme**

▶ Kerngrading nach Lagios (49)

☞ Tab. 5.11.

▶ Van Nuys-Klassifikation nach Silverstein (50)

☞ Tab. 5.12.

▶ EORTC-Klassifikation nach Holland (51)

In der EORTC-Klassifikation nach Holland ist das gut differenzierte DCIS durch relativ kleine, monomorphe und hyperchromatische Kerne, das schlecht differenzierte DCIS durch polymorphe große Kerne gekennzeichnet. Zusätzlich werden in dieser Klassifikation zytologische Merkmale (Po-larisierung) und Wachstumsmuster (kribriform, solide, mikropapillär, Comedo-/Non-Comedo-Nekrosetyp) berücksichtigt.

▶ Van Nuys Prognose-Index (VNPI)

Zur Abschätzung des Rezidivrisikos wurde von der Arbeitsgruppe um Silverstein (52) der sog. Van Nuys Prognostic Index (VNPI) entwickelt, der sowohl den Differenzierungsgrad, die Größe und den Resektionsrandstatus berücksichtigt. Patientinnen der Gruppen 1 (3 Punkte) und 2 (4-6 Punkte) haben signifikant seltener intramammäre Rezidive als Patientinnen der Gruppe 3 (7-9 Punkte).

Merkmale	Kriterien	Scorewerte
Pathomorphologische Klassifikation	Van Nuys-Gruppe 1	1 Punkt
	Van Nuys-Gruppe 2	2 Punkte
	Van Nuys-Gruppe 3	3 Punkte
Tumorgröße (DCIS)	≤ 15 mm	1 Punkt
	16-40 mm	2 Punkte
	> 40 mm	3 Punkte
in situ Abstand vom Resektionsrand	≥ 10 mm	1 Punkt
	1-9 mm	2 Punkte
	< 1 mm	3 Punkte

Tab. 5.13: Van Nuys Prognose-Index (VNPI). Klassifikation + Tumorgröße + Abstand vom RR = VNPI (3 - 9 Punkte).

■ **Prognosefaktoren**

In den letzten Jahren konnten durch zahlreiche Studien neben den o.g. morphologischen Kriterien mit Hilfe verschiedenster Marker Unterschiede zwischen den einzelnen DCIS-Subtypen insbesondere hinsichtlich ihrer prognostischen Relevanz evaluiert werden.

▶ **Zelluläre Proliferationsmarker**

Bis zum heutigen Zeitpunkt wurden zahlreiche Marker für die Evaluierung der zellulären Proliferationsrate intraduktaler Karzinome eingesetzt. So stellen z.B. die durchflußzytometrisch bestimmte S-Phase Fraktion bzw. der Thymidin-labeling-Index einen Indikator für den Prozentsatz aktiv DNA-synthetisierender, d.h. proliferierender Zellen dar. Je höher die S-Phase Fraktion bzw. der Thymidin-labeling-Index (TLI), um so höher die Rate der Zellproduktion. Tumoren mit einem hohen Proliferationsindex korrelieren somit wahrscheinlich mit einer höheren Tumorzellaggressivität. Im allgemeinen ist die S-Phase Fraktion sowohl in der intraduktalen und invasiven Komponente eines Mammakarzinoms ähnlich. In einer Studie von 16 DCIS-Fällen mit invasiver Komponente zeigte sich in 12 Fällen eine Übereinstimmung zwischen der S-Phase Fraktion der intraduktalen und invasiven Komponente (53). Analysen der S-Phase Fraktion und des TLI belegten eine eindeutige Beziehung zu unterschiedlichen DCIS-Subtypen. Kribriforme und papilläre, also low-grade DCIS, waren signifikant mit einer niedrigeren S-Phase-Fraktion bzw. einem geringeren TLI assoziiert als intraduktale Komedokarzinome, also high-grade DCIS (54, 55).

▶ **DNA-Ploidie**

Einen weiteren potentiellen Marker für das biologische Verhalten von Tumoren stellt das DNA-Ploidie-Muster dar. Der Grad der Ploidie charakterisiert quantitativ den vollständigen Chromosomensatz (einfach oder ganzzahlig mehrfach), stellt somit einen Index für die Anzahl chromosomaler Kopien dar und ist von besonderer Bedeutung für die Beurteilung der Proliferation maligner Zellen. Der Grad nukleärer Atypien korreliert im allgemeinen mit einer Aneuploidie. In einer Serie von 56 DCIS-Fällen fand sich eine Aneuploidie in 24 % aller low-grade-, 41 % aller intermediären und 69 % aller high-grade-Subtypen (56). Eine Aneuploidie ist insgesamt häufiger in DCIS mit begleitender invasiver Komponente zu beobachten (57). Ein übereinstimmendes Ploidie-Muster zwischen einem intraduktalen Karzinom und der entsprechenden invasiven Komponente ließ sich in einer Studie von Ottesen et al. (53) in 75 % aller Fälle belegen.

■ **Onkogene/-proteine**

▶ HER-2/neu (c-erbB-2)

Das auf Chromosom 17q21 lokalisierte HER-2/neu-Proto-Onkogen kodiert für den transmembranösen Wachstumsfaktorrezeptor HER-2/neu (human epithelial growth factor receptor), das sog. HER-2/neu-Protein, welches eine große Homologie zum EGF-Rezeptor aufweist (58).

> Mittlerweile konnte in zahlreichen Studien belegt werden, daß eine Amplifikation des HER-2/neu-Gens bzw. eine Überexpression des Proteins signifikant mit einer schlechteren Prognose beim invasiven Mammakarzinom korrelieren (59).

Bei invasiven Mammakarzinomen konnte in ca. 10-34 % eine Amplifikation des HER-2/neu-Gens bzw. eine Überexpression des membranständigen HER-2/neu-Rezeptors(-Proteins) identifiziert werden (60). Das DCIS weist hingegen eine deutlich höhere HER-2/neu-Amplifikations- und -Expressionsrate auf. Eine Amplifikation des HER-2/neu-Gens in ließ sich in 48 % (61) und eine Überexpression des HER-2/neu-Proteins in 44-61 % aller DCIS nachweisen (62, 63). Eine HER-2/neu-Genamplifikation bzw. eine immunhistochemisch detektierte HER-2/neu-Proteinüberexpression findet sich signifikant häufiger in high-grade Comedo-DCIS mit starken Kernatypien als in low-grade DCIS ohne Comedonekrosen mit geringen Kernatypien (64, 65). Standardmäßig wird der HER-2/neu-Status mit dem HercepTest®-Kit immunhistochemisch bestimmt. Der Score reicht von 0 bis 3 und spiegelt die Färbeintensität wider:

- Ein negativer Befund liegt bei einem HercepTest-Score von 0 oder 1+ vor
- Eine eindeutige Protein-Überexpression findet sich bei einem HercepTest-Score von 3+ (☞ Abb. 5.14d)
- Eine grenzwertige HER-2/neu-Überexpression liegt vor bei einem HercepTest-Score von 2+

Ob hier eine relevante Überexpression vorliegt, sollte stets über eine Bestimmung des Amplifikationsgrades des HER-2/neu-Gens durch die Fluoreszenz in-situ Hybridisierung (FISH) untersucht werden.

▶ **p53**

Ein häufige genetische Alteration in Mammkarzinomen stellt die Mutation des p53 Tumorsuppressorgens dar. Dieses wichtige Gen spielt eine Schlüsselrolle in der Regulation der zellulären Reaktion auf DNA-Schäden. Man geht heute davon aus, daß ein Verlust der p53-Proteinexpression durch Genmutation zu einer erhöhten genomischen Instabilität und zur Tumorentstehung beiträgt. Immunhistochemische Untersuchungen zur Expression von mutiertem p53-Protein zeigten eine nukleäre Reaktion in 10% (66) bis 37% (67) aller Fälle eines DCIS. Eine Expression von mutiertem p53 findet sich in der Regel in großen high-grade-DCIS mit starken nukleären Atypien und Comedonekrosen und läßt sich in low-grade DCIS nicht nachweisen (66,68). Darüber hinaus konnte eine statistisch signifikante positive Korrelation zwischen einer p53-Expression und einer HER2/neu-Überexpression identifiziert werden (68).

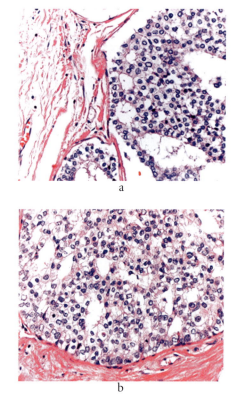

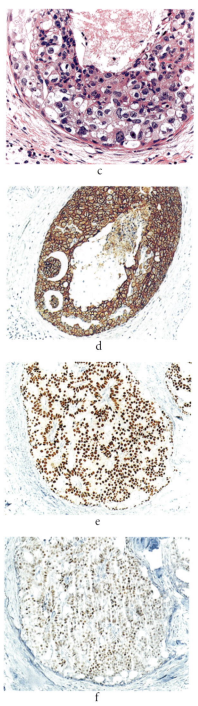

Abb. 5.14 a-f: Pathomorphologische und immunhistochemische Charakterisierung des DCIS. **a**: DCIS, low grade; **b**: DCIS, intermediate grade; **c**: DCIS, high grade mit Comedonekrosen; **d**: HER-2/neu, score: 3+; **e**: Estrogenrezeptor; **f**: Progesteronrezeptor.

Molekulargenetik

Analysen zur genetischen Charakterisierung intraduktaler Mammakarzinome (DCIS) stellen ein wichtiges Mittel dar

- zur Abschätzung des Potentials dieser Läsionen hinsichtlich einer Progression zu einem invasiven Karzinom
- zur Identifikation des DCIS als einer Vorläuferläsion invasiver Mammakarzinome

Die grundsätzliche biologische Bedeutung der Untergliederung des DCIS in verschiedene Malignitätsgrade ist inzwischen auch durch molekulargenetische Untersuchungen bestätigt worden. Mit zunehmender Entdifferenzierung des DCIS ließ sich eine kontinuierliche Zunahme genetischer Alterationen identifizieren, d.h. low-grade DCIS weisen im Durchschnitt eine deutlich geringere Anzahl genetischer Alterationen als high-grade DCIS auf. Zytogenetische Analysen an assoziierten invasiven Karzinomen zeigten darüber hinaus eine große genetische Homologie zwischen der intraduktalen und invasiven Komponente (69).

Diese Ergebnisse lassen sich verschiedenen Entwicklungswegen des Mammakarzinoms zuordnen. Das DCIS mit geringem Kernmalignitätsgrad stellt die Vorläuferläsion der Grad 1 invasiven Mammakarzinome dar. Die übrigen Entwicklungswege der intermediär und schlecht differenzierten DCIS umfassen die Entstehung der Grad 2/3-Karzinome (70).

Hormonrezeptoren

Estrogene spielen eine wichtige Rolle beim Wachstum und der Entwicklung des normalen Brustdrüsengewebes und von Mammatumoren. Nach Bindung an den Estrogenrezeptor (ER) üben Estrogene einen wachstumsstimulierenden Effekt auf benigne und prämaligne duktale Epithelien aus (71). Bis jetzt konnten zwei verschiedene Estrogenrezeptoren, ER-α (72) und ER-β (73), identifiziert werden.

> Der ER-α-Status ist beim invasiven Mammakarzinom nicht nur ein wichtiger prognostischer Parameter, sondern gilt auch als wichtiger prädiktiver Faktor einer endokrinen Therapie.

Ca. 50 % der invasiven Karzinome sprechen auf eine endokrine Therapie an (74). Die Bestimmung der Steroidrezeptoren (Estrogen- und Progesteronrezeptor) kann sowohl biochemisch im Tumorhomogenisat am Frischmaterial oder immunhistochemisch am Paraffinmaterial erfolgen. Mittlerweile wird die Bestimmung des Rezeptorstatus weitgehend immunhistochemisch durchgeführt, da diese Methode weniger aufwendig ist und auch am archivierten paraffineingebetteten Material durchgeführt werden kann. Zahlreiche Vergleichsstudien haben eine gute Korrelation zwischen immunhistochemischer und biochemischer Rezeptoranalyse ergeben (75). Ein positiver ER-α-Status duktaler Carcinomata in situ wurde in 80 % aller Fälle beschrieben (☞ Abb. 5.14e). Non-Comedo-Subtypen mit geringen Kernatypien waren häufiger ER-α positiv als Comedo-Subtypen mit starken Kernatypien. Sowohl in der intraduktalen als auch in der invasiven Komponente eines Mammakarzinoms fand sich in 98 % der Fälle ein ähnliches ER-α-Expressionsmuster (76).

Der erst kürzlich entdeckte Estrogenrezeptor-β wird in ca. 60 % aller invasiven Mammakarzinome exprimiert. Ein positiver ER-β-Status korreliert signifikant sowohl mit einem positiven ER-α-Status als auch mit einem erkrankungsfreien Überleben (77). Darüber hinaus besteht eine signifikante Korrelation mit einem negativen axillären Lymphknotenstatus, einem niedrigen Differenzierungsgrad und einer geringen Proliferationsrate (78). Größere Studien bzgl. einer ER-β-Expression im DCIS gibt es zur Zeit noch nicht. Lediglich in einer Studie von Jarvinen et al. (78) wiesen 5 von 7 DCIS eine ER-β-Expression auf, so daß auch hier eine mögliche Therapieoption bzw. eine prognostische Relevanz bestehen könnte, die jedoch noch in ausführlicheren Studien untersucht werden müsste.

Der Bedeutung des Progesteronrezeptors (PR) als prognostischer Marker wird beim invasiven Mammakarzinom widersprüchlich angegeben. Sein Wert liegt vor allem in der Beurteilung eines Tumors bzgl. des Ansprechens auf eine endokrine Therapie. ER-positive Karzinome sprechen in ca. 50 % auf eine endokrine Therapie an. Ist hingegen auch der PR positiv, so ist wesentlich häufiger mit einer erfolgreichen endokrinen Therapie zu rechnen (79). Abhängig vom Differenzierungsgrad wird der Progesteronrezeptor insgesamt in geringerem Ausmaß in invasiven Karzinomen exprimiert als der Estrogenrezeptor (78 % versus 52 %). Die PR-Expression beim DCIS folgt im wesentlichen diesem Muster (68 % versus 43 %), wobei auch hier die PR-Expression im low-grade DCIS deutlich höher ist als im high-grade DCIS (83 % versus 25 %). Analog zum Estrogenrezeptor weisen sowohl die invasive als auch die intraduktale Komponente eines Mammakarzinoms ein ähnliches Expressionsmuster des Progesteronrezeptors auf (80) (Abb. 5.9f).

5.6.2. Medikamentöse Therapie des DCIS

Die Ergebnisse der NSABP B-24 Studie legten es nahe, daß der zusätzliche Einsatz von Tamoxifen nach adäquater chirurgischer Therapie, unter Einschluß der Strahlentherapie, zu einer Reduzierung der Lokalrezidive führt. In dieser prospektiv randomisierten Studie wurden die Patientinnen entweder für eine fünfjährige Tamoxifentherapie bzw. eine fünfjährige Placebotherapie randomisiert (81). Nach einer medianen Nachbeobachtungsperiode von 74 Monaten konnte durch die Tamoxifentherapie sowohl die Rate der ipsilateralen als auch die Rate der kontralateralen Mammakarzinome reduziert werden. Dabei hatte die Tamoxifentherapie einen größeren Einfluß auf die Reduzierung des invasiven ipsilateralen intramammaren Rezidives und des kontralateralen nichtinvasiven Mammakarzinoms. Die Inzidenz des nicht invasiven ipsilateralen Karzinoms und des invasiven ipsilateralen Karzinoms wurde von 5,2 % auf 3,9 % (p=0,3) und von 4,2 % auf 2,1 % (p=0,43) reduziert. Dagegen wurde die Inzidenz des kontralateralen nicht invasiven Karzinoms und des kontralateralen invasiven Karzinoms wurde von 1,1 % auf 0,2 % (p=0,02) und von 2,3 % auf 1,8 % (p=0,02) reduziert. In der englischen vierarmigen DCIS-Studie werden die Patientinnen einer brusterhaltenden Therapie mit oder ohne Bestrahlung, bzw. mit oder ohne Tamoxifentherapie zugeteilt. Ergebnisse liegen allerdings noch nicht vor. Während der 7. Konsensus Konferenz in St. Gallen 2001 wurde eine Gabe von Tamoxifen für Patientinnen mit einem DCIS empfohlen, dabei sei allerdings eine sehr genaue Risiko-Nutzen Analyse anzustreben (4). Gleichlautend sind die Empfehlungen zur adjuvanten Therapie des DCIS der "Organkommission Mamma" aus dem Jahre 2001 (82). Die Tamoxifengabe beim DCIS sollte unabhängig vom Rezeptorstatus erfolgen.

5.7. Literatur

1. Early Breast Cancer Trialists´ Collaborative Group: Effects of adjuvant tamoxifen and of cytotoxic therapy on mortality in early breast cancer: An overview of 61 randomized trials among 28.896 women. N Engl J Med 1998, 319: 1682-1692

2. Early Breast Cancer Trialists´ Collaborative Group: Ovarian ablation in early breast cancer: Overview of the randomized trials. Lancet 1996; 348: 1189-1196

3. Early Breast Cancer Trialists´ Collaborative Group: Tamoxifen for early breast cancer: Overview of the randomized trials. Lancet 1998; 351: 1451-1476

4. Goldhirsch A, Glick JH, Gelber RD, Coates AS, Senn HJ: Meeting Highlights: International Consensus Panes on the Treatment of primary breast cancer. J Clin Oncol 2001; 19: 3817-3827

4a. Early Breast Cancer Trialists' Collaborative Group (EBCTCG), Effects of chemotherapy and hormonal therapy for early breast cancer on recurrence and 15-year survival: an overview of the randomised trials, Lancet. 2005;365:1687-717

5. Honig SF: Treatment of metastatic disease. In: Diseases of the Breast (Harris JR, Lippman ME, Morrow M, Hellman S eds), pp 669-734, Lippincott-Raven, Philadelphia (1996)

6. Fuqua SAW: Estrogen and progesterone receptors and breast cancer. In: Diseases of the Breast (Harris JR, Lippman ME, Morrow M, Hellman S eds), pp 261-270, Lippincott-Raven, Philadelphia (1996)

7. Kuukasjärvi T, Kononen J, Helin H, Isola J: Loss of estrogen receptor in recurrent breast cancer is associated with poor response to endocrine therapy. J Clin Oncol 1996; 14: 2584-2589

8. Enmark E, Gustafsson J-Å: Estrogen receptor b: a novel receptor opens up new possibilities for cancer diagnosis and treatment. Endocr Rel Cancer 1998; 5: 213-222

9. Mosselmann S, Pohlmann J, Dijkema R, ERb: identification and characterization of a novel human estrogen receptor, FEBS Lett 1996;392: 49-53.

10. Järvinen TAH, Pelto-Huikko M, Holli K, Isola J, Estrogen receptor b is coexpressed with ERα and PR and associated with nodal status, grade and proliferation rate in breast cancer, Am J Pathol 2000;156:29-35.

11. Thompson AM, Kerr DJ, Stell CM, Transforming growth factor $β_1$ is implicated in the failure of tamoxifen therapy in human breast cancer, Br J Cancer 1991, 63: 609-614

12. Arteaga CL, Koli KM, Dugger TC, Clarke R, Reversal of Tamoxifen resistance of human breast carcinomas in

vivo by neutralizing antibodies to transforming growth factor-β, J Natl Cancer Inst 1999;91:46-53.

13. Berry DA, Muss HB, Thor AD, Dressler L, Liu ET, Broadwater ET, Budman DR, Henderson IC, Barcos M, Hayes D, Norton L, HER-2/neu and p53 expression versus tamoxifen resistance in estrogen receptor-positive, node-positive breast cancer, J Clin Oncol 2000;18:3471-3479.

13a. Paik S, Shak S, Tang G, Kim C, Baker J, Cronin M, Baehner FL, Walker MG, Watson D, Park T, Hiller W, Fisher ER, Wickerham DL, Bryant J, Wolmark N, A multigene assay to predict recurrence of tamoxifen-treated, node-negative breast cancer, N Engl J Med. 2004; 351:2817-26

13b. Paik S, Shak S., Tang G, Kim C, Baker J, Cronin M, Watson D, Bryant J, Costantino J, Wolmark N, Expression of the 21 genes in the Recurrence Score assay and tamoxifen clinical benefit in the NSABP study B-14 of node negative, estrogen receptor positive breast cancer, Proc ASCO 2005, abstr. 510

14. Gasparini G, Fox SB, Verderio P, Bonoldi E, Bevilacqua P, Boracchi P, Dante S, Marubini E, Harris AL, Determination of angiogenesis adds information to estrogens receptor status in predicting the efficacy of adjuvant tamoxifen in nodepositive breast cancer patients, Clin Cancer Res 1996;2:1191-1198.

15. Walker KJ, Price-Thomas JM, Candlish W and Nicholson RI, Heterogeneity of estrogen receptor expression in normal and malignant breast tissue Eur J Cancer 1992;28:34-37.

16. Jonat W. Zoladex versus CMF adjuvant therapy in pre/perimenopausal breast cancer: tolerability and amenorrhoea comparison. Proc Am Soc Clin Oncol 2000;19:87a

17. Kaufmann M, von Minckwitz G: The emerging role of hormonal ablation as adjuvant therapy in node+ and node- pre-/perimenopausal patients. Breast 2001;10 (Suppl 3):123-129.

17a. Howell T on behalf of the ATAC Trialist´ Group, The ATAC trial in postmenopausal women with early breast cancer – updated efficacy results based on a median follow-up of 5 years, SABCS 2004, #1

17b. Jakesz R, Kaufmann M, Gnant M, Jonat W et al. on behalf of the ABCSG and GABG, Benefits of switching postmenopausal women with hormone-sensitive early breast cancer to anastrozole after 2 years adjuvant tamoxifen: combined results from 3,123 women enrolled in the ABCSG Trial 8 and the ARNO 95 Trial, SABCS 2004, #2

17c. Coombes RC, Hall E, Snowdon CF, Bliss JM, The Intergroup Exemestane Study: a randomized trial in postmenopausal patients with early breast cancer who remain disease-free after two to three years of tamoxifen-updated survival analysis, SABCS 2004, # 3

17d. Goss P. et al. Randomized Trial of Letrozole Following Tamoxifen as Extended Adjuvant Therapy in receptor-Positive Breast Cancer: Updated Findings from NCIC CTG MA.17. J Natl Cancer Inst 2005;97:1262-71

17e. Ellis MJ, Coop A, Singh B, Mauriac L, Llombert-Cussac A, Janicke F, Miller WR, Evans DB, Dugan M, Brady C, Quebe-Fehling E, Borgs M, Letrozole is more effective neoadjuvant endocrine therapy than tamoxifen for ErbB-1- and/or ErbB-2-positive, estrogen receptor-positive primary breast cancer: evidence from a phase III randomized trial, J Clin Oncol. 2001 Sep 15; 19(18): 3808-16

17f. Eiermann W, Paepke S, Appfelstaedt J, Llombart-Cussac A, Eremin J, Vinholes J, Mauriac L, Ellis M, Lassus M, Chaudri-Ross HA, Dugan M, Borgs M; Letrozole Neo-Adjuvant Breast Cancer Study Group, Preoperative treatment of postmenopausal breast cancer patients with letrozole: A randomized double-blind multicenter study, Annals of Oncology 2001;12:1527-1532

17g. The Breast International Group (BIG) 1-98 Collaborative Group: A Comparison of Letrozole and Tamoxifen in Postmenopausal Women with Early Breast Cancer. N Engl J Med 2005;353: 2747-57.

18. Muss HB: Role of adjuvant endocrine therapy in early-stage breast cancer. Sem Oncol 2001;28:313-321.

19. Greenberg PAC, Hortobagy GN, Smith TL et al.: Long -term follow-up of patients with complete remission following combination chemotherapy for metastatic breast cancer. J Clin Oncol 1996;14:2197-2205.

20. Fossati R, Confalonieri C, Torri V, Ghislandi E, Penna A, Pistotti V, Tinazzi A, Liberati A, Cytotoxic and hormonal treatment for metastatic breast cancer: a systematic review of published randomized trials involving 31.510 women, J Clin Oncol 1998;16:3439-3460.

21. Hortobagy GN: Treatment of breast cancer. N Engl J Med 1998;339:974-984.

22. Beatson GT, On the treatment of inoperable cases of carcinoma of the mamma: Suggestions from a new method of treatment, with illustrative cases, Lancet 1896; ii:104-107.

23. Taylor CW, Green S, Dalton WS et al., Multicenter randomized clinical trial of goserelin versus surgical ovariectomy in premenopausal patients with receptor-positive metastatic breast cancer: An interproup study, J Clin Oncol 1998;16:994-999.

24. Sunderland MC, Osborne CK, Tamoxifen in premenopausal patients with metastatic breast cancer: A review, J Clin Oncol1991; 9:1283-97.

25. Cohen I, Figer A, Tepper R, Shapira J, Altaras MM, Yigael D, Beyth Y, Ovarian overstimulation and cystic

formation in premenopausal tamoxifen exposure: comparison between tamoxifen-treated and nontreated breast cancer patients, Gyn Oncol 199;72, 202-207.

26. Klijn JGM, Blamey RW, Boccardo F, Tominaga T, Duchateau L, Sylvester R, Combined Tamoxifen and luteinizing hormone-releasing hormone (LHRH) agonist versus LHRH agonist alone in premenopausal advanced breast cancer: A metaanalysis of four randomized trials, J Clin Oncol 2001;19:343-353.

27. Brooks SC, Saunders DE, Sighakowinta A et al., Relation of tumor content of estrogen and progesterone receptors with response of patient to endocrine therapy, Cancer 1980;46:2775-2778.

28. Buzdar AU, Hortobagyi GN: Tamoxifen and toremifene in breast cancer: comparison of safety and efficacy, J Clin Oncol 1998;16:348-353.

29. Milla-Santos A, Milla L, Rallo L, Solano V, Phase III randomized trial of toremifene vs tamoxifen in hormondependant advanced breast cancer, Breast Cancer Res Treat 2001;65:119-124.

30. Muss HB, Smith LR, Cooper MR, Tamoxifen rechallenge: response to tamoxifen following relapse after adjuvant chemohormonal therapy for breast cancer, J Clin Oncol 1987;5:1556-1558.

31. Wiebe VJ, Osborne CK, Fuqua SAW et al., Tamoxifen resistance in breast cancer, Crit Rev Oncol Hematol 1993;14:173-188.

32. Osborne CK, Coronado-Heinsohn EB, Hilsenbeck SG et al., Comparison of the effects of a pure steroidal antiestrogen with those of tamoxifen in a model of human breast cancer, J Natl Cancer Inst 1995;87:746-750.

33. Howell A, Defriend DJ, Robertson JFR et al., Pharmakocinetics, pharmacological and antitumor effects of the specific antiestrogen ICI 182.780 in women with advanced breast cancer, Br J Cancer 1996;74:300-308.

34. Santen RJ, Harvey HA, Use of aromatase inhibitors in breast carcinoma. Endocr Relat Cancer 1999 Mar; 6(1):75-92

35. Yue W, Santen RJ, Wang JP, Hamilton CJ, Demers LM, Aromatase within the breast, Endocr Relat Cancer 1999 Jun;6(2):157-64

36. Miller WR, O´Neill J, The importance of local synthesis of oestrogen within the breast, Steroids 1987; 50:537-548

37. Buzdar A, Jonat W, Howell A, Jones SE, Blomqvist C, Vogel CL, Eiermann W, Wolter JM, Azab M, Webster A, Plourde PV, Anastrozole, a potent and selective aromatase inhibitor, versus megestrol acetate in postmenopausal women with advanced breast cancer: results of overview analysis of two Phase III trials, J Clin Oncol 1996; 14:2000-2011

38. Robertson JFR, Lee D, Static disease of long duration (>24 weeks) is an important remission criterion in breast cacner patients treated with the aromatase inhibitor ´Arimidex` (anastrozole), Breast Canc Res Treat 1997; 46, 54 (abstr 214)

39. Dombernowsky P, Smith I, Falkson G et al, Letrozole, a new oral aromatase inhibitor for advanced breast cancer: double-blind randomised trial showing a dose effect and improved efficacy and tolerability compared with megestrol acetate, J Clin Oncol 1998; 16:453-461

40. Gershanovich M, Chaudri HA, Campos D, Lurie H, Bonaventura A et al, Letrozole, a new aromatase inhibitor: randomised trial comparing 2,5 mg daily, 0,5 mg daily and aminoglutethemide in postmenopausal women with advanced breast cancer, Annals Oncol 1998; 9:639-645

41. Mouridsen H, Gershanovich M, Sun Y, Pérez-Carrión R, Boni C, Monnier A et al, Superior efficacy of letrozole versus tamoxifen as first-line therapy for postmenopausal women with advanced breast cancer : results of a phase III study of the international letrozole breast cancer group, J Clin Oncol 2001; 19 :2596-2606

41a. Mouridsen H, Gershanovich M, Sun Y, Perez-Carrion R, Boni C, Monnier A, Apffelstaedt J, Smith R, Sleeboom HP, Janicke F, Pluzanska A, Dank M, Becquart D, Bapsy PP, Salminen E, Snyder R, Lassus M, Verbeek JA, Staffler B, Chaudri-Ross HA, Dugan M, Phase III study of Letrozole versus Tamoxifen as first-line therapy of advanced Breast Cancer in postmenopausal women: Analysis of survival and update of efficacy from the International Breast Cancer Group. Journal of Clinical Oncology 2003;11:2101-2109

41b. Mouridsen HT, Robert NJ, Letrozole in the treatment of breast cancer, Expert Opin. Pharmacother. 6(8):1389-1399

42. Nabholtz JM, Buzdar A, Pollak M, Harwin W, Burton G, Mangalik A et al., Anastrozole is superior to tamoxifen as first-line therapy for advanced breast cancer in postmenopausal women: results of a North American Multicenter randomized trial, J Clin Oncol 2000; 18:3758-3767

43. Kaufmann M, Bajetta E, Dirix LY, Fein LE, Jones SE, Zilembo N et al., Exemestane is superior to megestrol acetate after tamoxifen failure in postmenopausal women with advanced breast cancer: results of a phase III randomized double-blind trial, J Clin Oncol 2000; 18:1399-1411

44. Fisher B, Costantino JP, Wickerham DL, Redmond CK, Kavanah M, Cronin WM, Vogel V, Robidoux A, Dimitrov N, Atkins J, Daly M, Wieand S, Tan-Chiu E, Ford L, Wolmark N., Tamoxifen for prevention of breast cancer: report of the National Surgical Adjuvant Breast and

Bowel Project P-1 Study, J Natl Cancer Inst 1998 Sep 16;90(18):1371-88

45. Veronesi U, Maisonneuve P, Costa A, Sacchini V, Maltoni C, Robertson C, Rotmensz N, Boyle P, Prevention of breast cancer with tamoxifen: preliminary findings from the Italian randomised trial among hysterectomised women. Italian Tamoxifen Prevention Study, Lancet 1998 Jul 11;352(9122):93-7.

46. Powles T, Eeles R, Ashley S, Easton D, Chang J, Dowsett M, Tidy A, Viggers J, Davey J, Interim analysis of the incidence of breast cancer in the Royal Marsden Hospital tamoxifen randomised chemoprevention trial, Lancet 1998; 352(9122):98-101

47. WHO: Histological typing of breast tumours, 2nd ed Geneva, 1981

48. Eusebi V, Feudale E, Foschini MP, Micheli A, Conti A, Riva C, Di Palma S, Rilke F. Long-term follow-up of in situ carcinoma of the breast. Semin Diagn Pathol 1994; 11:223-235

49. Lagios MD. Duct carcinoma in situ. Pathology and treatment. Surg Clin North Am 1990;70:853-871

50. Silverstein MJ, Poller DN, Waisman JR, Colburn WJ, Barth A, Gierson ED. Prognostic classification of breast ductal carcinoma-in-situ. Lancet 1995 ;345:1154-1157

51. Holland R, Peterse JL, Millis, RR, Eusebi, V., Faverly, D., van de Vijver, MJ, Zafrani B. Ductal Carcinoma In Situ: A Proposal for a New Classification. Semin Diagn Pathol 1994 ;11:167-180

52. Silverstein MJ, Lagios MD, Craig PH, Waisman JR, Lewinsky BS, Colburn WJ, Poller DN. A prognostic index for ductal carcinoma in situ of the breast. Cancer 1996;77:2267-2274

53. Ottesen GL, Christensen IJ, Larsen JK, Hansen B, Andersen AJ. Flow cytometric DNA analysis of breast cancers with predominance of carcinoma in situ: a comparison of the premalignant and malignant components. Clin Cancer Res 1995;1:881-888

54. Locker AP, Horrocks C, Gilmour AS, Ellis IO, Dowle CS, Elston CW, Blamey RW. Flow cytometric and histological analysis of ductal carcinoma in situ of the breast. Br J Surg 1990;77: 64-567

55. Meyer JS. Cell kinetics of histologic variants of in situ breast carcinoma. Breast Cancer Res Treat 1986;7:171-180

56. Killeen JL, Namiki H. DNA analysis of ductal carcinoma in situ of the breast. A comparison with histologic features. Cancer 1991;68:2602-2607

57. Visscher DW, Wallis TL, Crissman JD. Evaluation of chromosome aneuploidy in tissue sections of preinvasive breast carcinomas using interphase cytogenetics. Cancer 1996;77:315-320

58. Gullick WJ, Srinivasan R. The type 1 growth factor receptor family: new ligands and receptors and their role in breast cancer. Breast Cancer Res Treat 1998;52:43-53

59. Mitchell MS, Press MF. The role of immunohistochemistry and fluorescence in situ hybridization for HER2/neu in assessing the prognosis of breast cancer. Semin Oncol 1999;26 (Suppl 12):108-116

60. Ross JS, Fletcher JA. The HER-2/neu oncogene in breast cancer: prognostic factor, predictive factor, and target for therapy. Stem Cells 1998;16:413-428

61. Liu E, Thor A, He M, Barcos M, Ljung BM, Benz C. The HER2 (c-erbB-2) oncogene is frequently amplified in in situ carcinomas of the breast. Oncogene 1992; 7:1027-1032

62. Gusterson BA, Machin LG, Gullick WJ, Gibbs NM, Powles TJ, Price P, McKinna A, Harrison S. Immunohistochemical distribution of c-erbB-2 in infiltrating and in situ breast cancer. Int J Cancer 1988;42:842-845

63. Bartkova J, Barnes DM, Millis RR, Gullick WJ. Immunohistochemical demonstration of c-erbB-2 protein in mammary ductal carcinoma in situ. Hum Pathol 1990;21:1164-1167

64. Ho GH, Calvano JE, Bisogna M, Borgen PI, Rosen PP, Tan LK, Van Zee KJ. In microdissected ductal carcinoma in situ, HER-2/neu amplification, but not p53 mutation, is associated with high nuclear grade and comedo histology. Cancer 2000;89:2153-2160

65. Iwase H, Ando Y, Ichihara S, Toyoshima S, Nakamura T, Karamatsu S, Ito Y, Yamashita H, Toyama T, Omoto Y, Fujii Y, Mitsuyama S, Kobayashi S. Immunochemical analysis on biological markers in ductal carcinoma in situ of the breast. Breast Cancer 2001;8:98-104

66. O'Malley FP, Vnencak-Jones CL, Dupont WD, Parl F, Manning S, Page DL. p53 mutations are confined to the comedo type ductal carcinoma in situ of the breast. Immunohistochemical and sequencing data. Lab Invest 1994;71:67-72

67. Leal CB, Schmitt FC, Bento MJ, Maia NC, Lopes CS. Ductal carcinoma in situ of the breast. Histologic categorization and its relationship to ploidy and immunohistochemical expression of hormone receptors, p53, and c-erbB-2 protein. Cancer 1995;75:2123-2131

68. Rudas M, Neumayer R, Gnant MF, Mittelbock M, Jakesz R, Reiner A. p53 protein expression, cell proliferation and steroid hormone receptors in ductal and lobular in situ carcinomas of the breast. Eur J Cancer 1997;33:39-44

69. Buerger H, Otterbach F, Simon R, Poremba C, Diallo R, Decker T, Riethdorf L, Brinkschmidt C, Dockhorn-Dworniczak B, Böcker WJ Comparative genomic hybridization of ductal carcinoma in situ of the breast - evi-

dence of multiple genetic pathways. J. Pathol. 1999; 187: 396-402

70. Buerger H, Otterbach F, Simon R, Schafer KL, Poremba C, Diallo R, Brinkschmidt C, Dockhorn-Dworniczak B, Boecker W. Different genetic pathways in the evolution of invasive breast cancer are associated with distinct morphological subtypes. J Pathol.1999; 189:521-526.

71. Shekhar MP, Nangia-Makker P, Wolman SR, Tait L, Heppner GH, Visscher DW. Direct action of estrogen on sequence of progression of human preneoplastic breast disease. Am J Pathol 1998;152:1129-1132

72. Green S, Walter P, Kumar V, Krust A, Bornert JM, Argos P, Chambon P. Human oestrogen receptor cDNA: sequence, expression and homology to v-erb-A. Nature 1986;320:134-139

73. Mosselman S, Polman J, Dijkema R. ER beta: identification and characterization of a novel human estrogen receptor. FEBS Lett 1996;392:49-53

74. Sevelda P. Tamoxifen in the treatment of patients with breast cancer: results of the latest meta-analysis of prospective randomized clinical trials. Gynakol Geburtshilfliche Rundsch 1998;38:81-84

75. Ferrero-Pous M, Trassard M, Le Doussal V, Hacene K, Tubiana-Hulin M, Spyratos F. Comparison of enzyme immunoassay and immunohistochemical measurements of estrogen and progesterone receptors in breast cancer patients. Appl Immunohistochem Mol Morphol 2001;9:267-275

76. Bur ME, Zimarowski MJ, Schnitt SJ, Baker S, Lew R. Estrogen receptor immunohistochemistry in carcinoma in situ of the breast. Cancer 1992;69:1174-1181

77. Omoto Y, Inoue S, Ogawa S, Toyama T, Yamashita H, Muramatsu M, Kobayashi S, Iwase H. Clinical value of the wild-type estrogen receptor beta expression in breast cancer. Cancer Lett 2001;163:207-212

78. Jarvinen TA, Pelto-Huikko M, Holli K, Isola J. Estrogen receptor beta is coexpressed with ERalpha and PR and associated with nodal status, grade, and proliferation rate in breast cancer. Am J Pathol 2000;156:29-35

79. Brooks SC, Saunders DE, Singhakowinta A, Vaitkevicius VK. Relation of tumor content of estrogen and progesterone receptors with response of patient to endocrine therapy. Cancer 1980;.46 (Suppl): 2775-2778

80. Wärnberg F, Nordgren H, Bergkvist L, Holmberg L. Tumor markers in breast carcinoma correlate with grade rather than with invasiveness. Br J Cancer 2001;85:869-874

81. Fisher B, Constantino JP, Wickerham DL et al.: Tamoxifen for the prevention of breast cancer: Report of the National Surgical Adjuvant Breast and Bowel Project B-24 randomised controlled trial. Lancet 1999;353:1993-2000.

82. AGO Organkommission Mammakarzinom: www.ago-online.org

Systemische Therapie des metastasierten Mammakarzinoms

6. Systemische Therapie des metastasierten Mammakarzinoms

Bei Nachweis von Metastasen ist eine kurative Behandlung derzeit nicht möglich. Das Ziel der Therapie ist daher eine optimale Palliation (1,2). Palliation bedeutet dabei:

1. die Erhaltung eines beschwerdefreien Zustandes bei asymptomatischen Patientinnen mit Erhaltung des sozialen Umfeldes
oder
2. die Wiederherstellung der Beschwerdefreiheit bei symptomatischen Patientinnen mit Wiedereingliederung in das soziale Umfeld
oder
3. die Verlängerung der Überlebenszeit bei guter Lebensqualität (Symptomarmut).

Da die Überlebenszeiten von Patientinnen mit metastasiertem Mammakarzinom heute zunehmend länger werden, wird das metasierte Stadium mit einer "chronischen Erkrankung" gleichgesetzt. Wie in Tab. 6.1 gezeigt, hat sich bis 1994 das Gesamtüberleben nur in "kleinen" Schritten verbessert. Dagegen zeigt sich im Zeitraum 1995-2000 – gegenüber 1990-1994 – nahezu eine Verdoppelung der Überlebensraten. Selbst nach 5 Jahren leben 40 % aller Patientinnen mit fortgeschrittenem Brustkrebsleiden (3). In einer schwedischen Untersuchung mit 3691 metastasierten Mammakarzinom-Patientinnen zeigte sich von 1979 bis 1999 eine signifikante Verbesserung des 4-Jahres-Gesamtüberlebens von 11,5 auf 28,4 % (4). Auch wurde gezeigt, daß der Behandlungszeitraum selbst einen unabhängigen Prognosefaktor darstellt (5). Diese Lebensverlängerung ist vor allem den "neueren Substanzen" in der Behandlung des Mammakarzinoms (Docetaxel, Aromatasehemmern, Herceptin, Cabecitabine) zuzuschreiben (6).

Zeitraum	Pat.	Gesamtüberleben		
		Median in Monaten (95 % CI)	nach Jahren (in %)	
			3	5
1974 - 1979	93	15 (11 - 19)	15	10
1980 - 1984	217	16 (13 - 19)	27	14
1985 - 1989	236	21 (18 - 24)	36	23
1990 - 1994	188	27 (31 - 33)	42	29
1995 - 2000	108	51 (33 - 69)	61	40

Tab. 6.1: Verbesserung des Gesamtüberlebens in Abhängigkeit vom Behandlungszeitraum (3).

Zur systemischen Therapie des fortgeschrittenen Brustkrebses sind hormonelle und zytostatische Therapien sowie Bisphosphonate bei Knochenmetastasen etabliert. Mit dem ersten monoklonalen Antikörper gegen den Wachstumsfaktor HER-2/neu steht erstmals eine spezifische Antikörpertherapie zur Verfügung. Diese Therapien können individuell durch strahlentherapeutische und operative Maßnahmen ergänzt werden.

6.1. Lebensqualität

Im fortgeschrittenen Stadium einer Tumorerkrankung ist die Beurteilung von Ansprechraten (Vollremission und Teilremission nach WHO-Kriterien) nicht der optimale Parameter, um den Nutzen einer medikamentösen Tumorbehandlung zu beurteilen. Für die tägliche Praxis sollte besser die Linderung der tumorbedingten Symptome bei fehlenden Nebenwirkungen herangezogen werden. In klinischen Studien werden als Maßstab für die Wirksamkeit einer Therapie die Remissionsraten, die Zeit bis zum Therapieversagen und das Gesamtüberleben bei gleichzeitig geringer Toxizität bewertet. Es gilt zu bedenken, daß - zumeist mit nebenwirkungsreichen Therapien - häufig hohe Remissionsraten erreicht werden, aber die Überlebensdauer meist nicht signifikant verbessert werden konnte.

Die Lebensqualität innerhalb des begrenzten Rahmens der Lebenserwartung ist bei diesen Patienten in großem Maße von der Art der durchgeführten medikamentösen Behandlung abhängig. Bei der palliativen Therapie ist die Lebensqualität in manchen Fällen das einzige Kriterium, an dem der Erfolg der palliativen Therapie gemessen werden kann; dann nämlich, wenn eine palliative Therapie nicht zu einer meßbaren Tumorrückbildung führt. Allerdings ist die Lebensqualität nur schwer meßbar. Dazu kann der Karnofsky-Index herangezogen werden als Einschätzung durch den Arzt, der sich mit dem WHO-Performance-Status korrelieren läßt. Auch wurde versucht, die Lebensqualität mittels Analogskalen zu quantifizieren, indem z.B. Appetit, Nebenwirkungen der Therapie, Wohlbefinden abgefragt werden können. Eine weitere Möglichkeit besteht darin, die Überlebenszeit ohne Symptome und Nebenwirkungen der Therapie durch eine TWIST-Analyse (*time without symptoms and toxicity of treatment*) zu betrachten. Um diese Faktoren beim individuellen Patienten genauer zu untersuchen und somit auch Studienergebnisse umfassender und vergleichend beurteilen zu können, wurde von der Schweizerischen Arbeitsgemeinschaft Klinische Krebsforschung (SAKK) eine Punkteskala "Brunner Score" entwickelt. Danach wird die Zeit bis zur Progression mit +4 Punkten pro Monat bewertet. Die an Hand einer Skala gemessene subjektive Befindensänderung wird entsprechend dieser Skala mit Plus- oder Minus-X-Punkten pro Monat angerechnet und die Nebenwirkungen werden entsprechend der WHO-Skala mit Minus-X-Punkten pro Monat bewertet. Daraus ergibt sich eine Gesamtpunktzahl, die zur Therapiebewertung herangezogen wird. An Hand dieser Kriterien ist es möglich, Palliation durch eine toxizitätsreduzierte Therapie zu beurteilen.

Die Ergebnisse einer kontrollierten randomisierten Studie, in der bei Patientinnen mit metastasiertem Mammakarzinom Adriamycin - niedrig oder hoch dosiert - in der Kombination mit Cyclophosphamid verabreicht wurde, zeigten, daß das Ansprechen auf die beiden Therapieregimes nahezu identisch war. Auch die Überlebenskurven lassen keinen Vorteil der einen oder anderen Therapiemodalität erkennen. Jedoch war die belastend erlebte Alopezie signifikant verringert bei der niedrig dosierten wöchentlichen Gabe. Insbesondere in der *second*- und *third line* einer Chemotherapie werden die Erwartungen einer Verbesserung der Beschwerden und einer Remission von Ärzten und Patientinnen zu hoch gesteckt. In einem Teil der Fälle kommt es unter der Therapie sogar zu einer Verschlechterung der Symptomatik (☞ Abb. 6.1) (7).

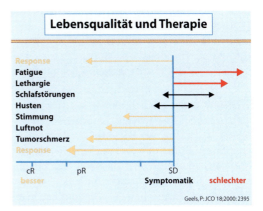

Abb. 6.1: Lebensqualität und Therapie.

6.2. Auswahlkriterien für eine endokrine Therapie

Estrogen- und Progesteron-Rezeptorstatus erlauben, die Wahrscheinlichkeit des Ansprechens auf eine endokrine Therapie vorauszusagen. Zwischen 30 und 70 % der Hormonrezeptor-positiven Patientinnen sind Responder gegenüber einer endokrinen Therapie im Vergleich zu < 10 % der Rezeptor-negativen Patientinnen (3). Für das Ansprechen der Rezeptor-negativen Patienten kommt die Heterogenität der Rezeptorverteilung im Tumorgewebe als auch unter den Metastasenlokalisationen in Betracht. Da in den meisten Fällen keine Hormonrezeptoranalyse am Gewebe der Metastasen möglich ist, wird man den Rezeptorstatus des Primärtumors heranziehen. Dabei muß ein Rezeptorverlust in den Metastasen bedacht werden. Untersuchungen zum ER- und PR-Status an Primärtumoren und Rezidiven wiesen nach, daß niemals eine Konversion von Hormonrezeptor-negativ zu -positiv stattfindet, daß aber in 36 % der Rezeptorpositiven Fälle eine Konversion zu negativ eingetreten ist (8).

Bislang galt, daß Patientinnen mit Weichteil- oder Knochenmetastasen häufiger auf eine endokrine Therapie ansprechen als Patientinnen mit viszeralen Metastasen, so daß letzteren häufig eine hormonale Therapie vorenthalten wurde. Aromatasehemmer haben jedoch auch bei viszeralen Metastasen ein sehr gutes Ansprechen gezeigt (9, 10). Viel entscheidender als die Metastasenlokalisation ist die Metastasen-bedingte Beschwerdesymptomatik. So muß bedacht werden, daß eine Tumorremission und damit Beseitigung der Beschwerden unter einer hormonalen Therapie erst nach 6 - 8 Wochen erreicht wird. Bei bestehender Symptomatik oder fehlender Zeit bis zum Wirkungseintritt (z.B. ZNS- oder Lebermetastasen) wird man deshalb eher eine rasch wirkende Chemotherapie einleiten.

Weitere wichtige Prädiktoren für das Ansprechen auf eine endokrine Therapie sind der Menopausenstatus, das Alter der Patientin, das krankheitsfreie Intervall und das vorausgegangene Ansprechen auf eine endokrine Therapie. Der Zusammenhang zwischen der Dauer des krankheitsfreien Intervalls mit Ansprechraten auf endokrine Therapiemaßnahmen konnte wiederholt gezeigt werden. Insbesondere Patientinnen mit einem krankheitsfreien Intervall von über 5 Jahren haben eine signifikant größere Chance, auf eine endokrine Therapie anzusprechen als Patientinnen mit einem kürzeren Intervall. Außerdem läßt diese Zeitspanne auch eine Einschätzung auf das metastatische Wachstum zu, möglicherweise weil ein Zusammenhang zu einer langsameren Tumorzellproliferation besteht. So konnte z. B. flowzytometrisch nachgewiesen werden, daß Patientinnen, die zum Zeitpunkt der Primärdiagnose eine niedrige 5-Phasen-Aktivität hatten, ein längeres Intervall bis zur Metastasierung haben. Hormonrezeptorpositive Tumoren wachsen langsamer, aber metastasieren nicht weniger als Hormonrezeptornegative Tumoren (8). Patienten, die bereits auf eine endokrine Therapie zum Zeitpunkt der Metastasierung angesprochen haben, sprechen bei anschließendem Progreß wahrscheinlich erneut auf eine endokrine Therapiemaßnahme an.

6.3. Endokrine Behandlung

Bei Patientinnen mit einer metastasierten Erkrankung sollte zunächst immer die Möglichkeit einer endokrinen Therapie geprüft werden. In Tab. 6.2 sind die endokrinen Substanzen und Dosierungen zusammengestellt. Die Entscheidung für eine endokrine Therapie hängt vom Alter der Patientin, dem Hormonrezeptorstatus und den metastasenbedingten Beschwerden bzw. der Dringlichkeit eines Therapieansprechens ab. Bei der Verordnung einer endokrinen Therapie sind zu bedenken.

GnRH-Agonisten		
Goserelin	Zoladex®	3,6 mg Implantat s.c. alle 4 Wo.
Leuprorelin	Enantone-Gyn®	3,57 mg s.c. oder i.m. monatlich
	Trenantone®	10,72 mg s.c. oder i.m. alle 3 Mo
Antiestrogene		
Tamoxifen	Nolvadex®, etc.	20 mg p.o. / d
Toremifen	Fareston®	60 mg p.o. / d
Fulvestrant	Faslodex®	250 mg in 5 ml i.m. 4wöchentlich
Aromatasehemmer		
Anastrozol	Arimidex®	1 mg p.o. / d
Letrozol	Femara®	2,5 mg p.o. / d
Exemestan	Aromasin®	25 mg p.o. / d
Formestan	Lentaron®	250 mg i.m. alle 2 Wochen
Gestagene		
MPA	Clinovir®, Farlutal®	500 (1000) mg p.o. / d b
Megestrolacetat	Megestat®	160 (320) mg p.o. / d b

Tab. 6.2: Verfügbare Hormontherapien und Dosierungen.
MPA = Medroxyprogesteronacetat. Angaben in Klammern für weit fortgeschrittene Erkrankungen (Präfinal).

- Das Ansprechen korreliert nicht mit der Dosis.
- Eine HER2-Überexpression ist keine Kontraindikation gegen eine endokrine Therapie per se.
- Gestagene stehen wegen der Nebenwirkungen (Gewichtszunahme, Thrombosen) am Ende der Therapiekaskade.
- Im Falle einer erforderlichen Chemotherapie sollte die endokrine Therapie gestoppt werden.
- Der Vorteil einer endokrinen "Erhaltungstherapie" nach Remission unter Chemotherapie ist nicht belegt, ist aber zur Verlängerung des progressionsfreien Intervalls empfehlenswert.
- In der Prämenopause ist die medikamentöse Ausschaltung der Ovarialfunktion durch GnRH-Agonisten der operativen Ovarektomie vorzusehen.
- Die endokrine Therapie wird bis zum Progreß, d.h. auch über Jahre, fortgeführt.

6.3.1. Postmenopause

Bei postmenopausalen Frauen werden Androgene, diese stammen hauptsächlich aus den Nebennieren, zu biologisch aktiven Estrogenen konvertiert. Dieses wird durch eine Aromatase bewirkt, die im peripheren Fettgewebe, aber auch in 60 - 70 % aller Mammakarzinome zu finden ist (11). Aromatase-Inhibitoren der 3. Generation werden unterteilt in nichtsteroidale (Anastrozol, Letrozol) und steroidale (Exemestan) Substanzen (☞ Tab. 6.2). Hinsichtlich der Serumestrogensuppression sind sie um ein Vielfaches wirksamer als die Substanzen der 1. (Aminogluthetimid) oder 2. Generation (Formestan 250 mg = Lentaron®). Bei postmenopausalen Patientinnen mit metastasiertem und hormonsensitivem Mammakarzinom waren in der *second line* Hormontherapie alle Aromatasehemmer mindestens gleich effektiv wie Megestrolacetat, ohne daß sie zu einem Anstieg des Körpergewichts führten. In der *first line* Therapie des metastasierten Mammakarzinoms waren alle Aromatasehemmer besser oder gleichwirksam wie Tamoxifen, und das bei günstigerem Nebenwirkungsprofil. Eine signifikante Verlängerung des Gesamtüberlebens in der *first line* Therapie konnte jedoch nur für Anastrozol nachgewiesen werden (12).

Folglich stellen Aromatasehemmer heute den ersten endokrinen Therapieschritt bei postmenopausalen Patientinnen mit metastasiertem Mammakarzinom und adjuvanter Tamoxifenbehandlung dar. Tamoxifen spielt heute praktisch keine Rolle mehr in der Therapie des metastasierten Mammakarzinoms, da nahezu alle Patientinnen adjuvant Tamoxifen erhalten haben. Aromatasehemmer sollten bis zum Progreß appliziert werden. Da die neueren Therapieempfehlungen (13,14) Aromatasehemmer bereits in der adjuvanten Therapie berücksichtigen, wird man - je nach vorheriger Anwendung der Aromatasehemmer (upfront, switch, extended) - Fulvestrant, Tamoxifen oder steroidale Aromatasehemmer einsetzen (☞ Abb. 6.1).

Einen weiteren endokrinen Therapieschritt stellen Antiestrogene dar. Fulvestrant (Faslodex™, 250 mg, 4 wöchentlich i.m.) stellt einen neuen Typ der Estrogenantagonisten dar, der zu einer downregulation der zellulären Estrogenrezeptoren führt und dabei keine agonistischen Effekte aufweist (SERD, selective estrogen receptor downregulator). Da unter Fulvestrant auch die Wachstumsfaktoren vermindert werden, könnte die Kombination von Fulvestrant mit Substanzen, die über die Wachstumsfaktoren wirken, einen interessanten Therapieansatz darstellen (Übersicht bei (15)). Bei Patientinnen mit endokriner Vorbehandlungen wurden Krankheitsstabilisierungen von über 50 % berichtet (16).

Nach Versagen von nicht-steroidalen Aromatasehemmern (Anastrozol, Letrozol) in der *first line* Therapie des metastasierten Mammakarzinoms kann mit Exemestan (25 mg/die) eine abermalige Krankheitsstabilisierung in 25 % der Fälle erreicht werden, so daß Exemestan bei diesen Patientinnen nochmals eine Alternative zu einer Chemotherapie darstellt (17,18). Aber auch Tamoxifen zeigte nach Versagen von nicht-steroidalen Aromatasehemmern noch ein Ansprechen in rund der Hälfte der Fälle (19).

Die Gabe von MPA (Medroxyprogesteronacetat, 500 mg/die) oder MA (Megestrolacetat 4 x 40 mg/die) stellen eine *ultima-ratio*-Therapie dar, wobei hier wohl weniger Tumorremissionen als die anabolen Wirkungen der Gestagene im Vordergrund stehen. Andere endokrine Verfahren wie Estrogengabe, Adrenalektomie und Hypophysenektomie oder Androgentherapie haben nur noch historischen Wert. Bei primär fehlendem Ansprechen auf eine Hormontherapie ist davon auszugehen, daß die Aussichten eines weiteren Versuches ebenfalls schlecht sind. Es sollte daher ohne Zeitverzug zu einer Chemotherapie geraten werden.

6.3.2. Prämenopause

Bereits 1896 beschrieb Beatson (20) bei einer prämenopausalen Patientin mit lokal fortgeschrittenem Mammakarzinom nach beidseitiger Ovarektomie eine Remission. Die Ausschaltung der körpereigenen Ovarialfunktion stellt auch heute noch bei prämenopausalen Patientinnen mit rezidivierten oder metastasierten Hormon-sensitiven Tumoren den ersten Therapieschritt dar. Diese Ovarektomie erfolgt in den europäischen Ländern durch 4-wöchentliche Gabe von GnRH-Agonisten (3,6 mg Goserelin, Zoladex®) in das subkutane Gewebe der Bauchdecke. Prinzipiell wäre auch eine laparoskopische Ovarektomie beidseits möglich. Dieser invasive und irreversible Eingriff wird von den Betroffenen mehrheitlich abgelehnt, zumal sich dieser Eingriff bei einem Progreß als unnötig herausstellen könnte. Klein u. Mitarb. (21) konnte zeigen, daß die kombinierte Gabe von Goserelin und Tamoxifen hinsichtlich des Gesamtüberlebens der alleinigen GnRh-Agonisten- oder Tamoxifen-Gabe um rund ein Jahr überlegen war (☞ Tab. 6.3). Bei einem Ansprechen auf die endokrine Therapie und nachfolgendem Progreß wären ein zweiter hormonaler Therapieschritt mit einem Aromatasehemmer und eine dritte Option mit Exemestan gegeben. Da die prämenopausalen Frauen durch Goserelin von der Hormonsituation her letztlich postmenopausal werden, unterscheiden sich die nachfolgenden hormonale Therapieschritte nicht.

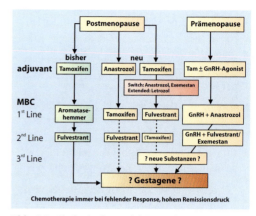

Abb. 6.2: Kaskade der endokrinen Therapie.

6.4. Chemotherapie

Bei Hormon-unempfindlichen Tumoren, starken Beschwerden mit raschem Handlungsbedarf oder Versagen einer endokrinen Therapie ist eine Chemotherapie indiziert. Durch die Entwicklung neuerer Substanzen und synergistischer Kombinationstherapien konnten die Effektivität der Chemotherapien in den letzten Jahren verbessert werden. Wesentliche Entwicklungen betreffen auch die supportive Therapie. Bessere Prämedikationen, prophylaktische Antibiotikagaben und vor allem die Wachstumsfaktoren haben die gefürchteten Nebenwirkungen einer Chemotherapie erheblich minimiert. Letztlich haben auch die "Therapeuten" im Umgang mit den einzelnen Therapieschritten an Erfahrungen gewonnen.

Chemotherapeutika können als Einzelsubstanzen oder in Kombination appliziert werden. Die Kombinationen erzielen höhere Remissionsraten, sind dafür aber nebenwirkungsreicher gegenüber der Monotherapie. Hinsichtlich des Gesamtüberlebens sind Polychemotherapien nicht effektiver als die sequentielle Gabe (23). Für die Chemotherapie des metastasierten Mammakarzinoms ergeben sich folgende Probleme:

	OR	TTP (mittleres, Monate)	OAS (mittleres, Jahre)
Tamoxifen	28 %	5,6	2,9
GnRH-Agonist	34 %	6,3	2,5
GnRH + Tamoxifen	48 % (p=0.1)	9,7 (p=0.03)	3,7 (p=0.01)

Tab. 6.3: Objektive Tumorparameter bei prämenopausalen Patientinnen mit metastasiertem Mammakarzinom (n=161) und unterschiedlichen endokrinen Therapien (17). OR = overall response (Gesamtansprechen - komplette und partielle Remission, TTP = time to progression (Zeit bis zum erneuten Tumorprogreß), OAS = overall survival (Gesamtüberlebenszeit).

6.4. Chemotherapie

- Für das Ansprechen einer Chemotherapie fehlen Prädiktoren.
- Welcher "Effektivitätsmarker" hat Priorität?
  - **Responserate**: wichtig für Patientinnen mit hohem Remissionsdruck,
  - **Dauer des Therapieansprechens**: bedeutsam für Lebensqualität oder
  - **Gesamtüberlebenszeit**: kann auch durch Therapiesequenzen verbessert werden.
- Die Vorteile einer Polychemotherapie sind nur relativ. Die Sequenz ist bei gleicher Wirksamkeit besser verträglich (24).
- Eine Monotherapie ist bei nicht lebensbedrohlicher Metastasierung, bzw. Versagen einer endokrinen Therapie indiziert.
- Eine Polychemotherapie ist nur bei lebensbedrohlicher Situation mit hohem Remissionsdruck indiziert. Cave: Indikation und Lebensqualität.
- Ab der 2nd-line-Chemoptherapie sind Monotherapien zu bevorzugen.
- Nach 2-3 Monaten ist der Effekt der Therapie (Wohlbefinden, Zielmetastase) zu überprüfen:
  - Bei fehlendem Ansprechen muß die Therapie beendet und ein Wechsel des Regimes erfolgen
  - Bei Ansprechen wird die Therapie bis zur "deutlichen" Remission fortgeführt. In Abhängigkeit von der Lebensqualität wird über 3 bis maximal 6 Monate therapiert
- Erhaltungs- /Konsolidierungstherapien nach Remissionen verbessern das Gesamtüberleben nicht.

6.4.1. 1st-line Therapie

Die derzeit wirksamsten Substanzen beim metastasierten Mammakarzinom sind die Anthrazykline, die Taxane, Cabecitabine, Vinorelbin und Gemcitabine (1,25). In Abhängigkeit von der adjuvanten Vorbehandlung sind diese Substanzen die 1. Wahl in der zytostatischen Monotherapie. Für die 1st-line Monotherapie werden die in Tab. 6.4 gezeigten Substanzen in entsprechender Dosierung empfohlen. Die wöchentliche Gabe hat zwar eine geringere Hämatotoxizität, ist aber mit einer höheren Neurotoxizität (Taxane) und zusätzlichen Belastungen (An-/Abfahrt) für die Patientin verbunden.

■ Mono- oder Kombinationstherapien

Aufgrund ihrer besseren Verträglichkeit werden bei Indikation zu einer Chemotherapie mit moderatem Remissionsdruck Monotherapien und bei hohem Remissionsdruck Kombinationstherapien empfohlen (1).

Für die first-line Polychemotherapie werden zahlreiche Kombinationen empfohlen. Die gebräuchlichsten und wohl auch effektivsten Schemata sind: AD (Epirubicin 60 mg/m^2, Docetaxel 75 mg/m^2, q3w), und nach adjuvanter Anthrazyklinvorbehandlung DC(26) (Docetaxel 75 mg/m^2 d1, Capecitabine 2 x 1250 mg/m^2 d1-14, q3w) oder PC (Gemcitabine 1250 mg/m^2, d1+8, Paclitaxel 40 mg/m^{2,} d1, q3w) (K.S. Albain; ASCO 2004, # 510). In den meisten Studien zeigte sich für Kombinationen eine höhere Remissionsrate. Obwohl in Modellrechnungen für Patientinnen mit höheren Remissionen auch ein verbessertes Gesamtüberleben ermittelt wurde, sprechen zahlreiche Argumente gegen die nebenwirkungsreichere Kombination (27). So wurde in keiner der zitierten Kombinationsstudien die Sequenz getestet und nur 17 % bzw. 15 % der Patientinnen erhielten in der second-line Therapie Capecitabine (26) oder Gemcitabine(K.S. Albain; ASCO 2004, # 510). In Studien mit der gleichen Fragestellung und definierter second-line Therapie zeigte sich kein Überlebensvorteil für die initiale Kombinationstherapie (28).

Substanz	Dosierung
Doxorubicin	60 mg/m² i.v. q3w
	20 mg/m² i.v. q1w, nach 6 Wo 1 Wo Pause
Epirubicin	90 mg/m² i.v. q3w
	30 mg/m² i.v. q1w, nach 6 Wo 1 Wo Pause
Liposomales Doxorubicin[a]	50 mg/m² i.v. q4w
Docetaxel	100 mg/m² i.v. q3w
	35 mg/m² i.v. q1w, nach 6 Wo 1 Wo Pause
Paclitaxel	175 mg/m² i.v. q3w
	80-100 mg/m² i.v. q1w, nach 6 Wo 1 Wo Pause
Capecitabin	2 x 1250 mg/m² Tag 1-14 Wdh nach 1 Wo Pause
Vinorelbin	30 mg/m² i.v., d1+8 q3w
Mitoxantron	12-14 mg/m² i.v. q3w
5-Fluorouracil	2 g/m² / 24 Std. i.v. q1w, nach 6 Wo 1 Wo Pause
Gemcitabin	1000-1200 mg/m² i.v., d1+8+15 q4w

Tab. 6.4: Zytostatische Monotherapie.

■ **Anthrazykline**

In Deutschland wird vorzugsweise Epirubicin eingesetzt. Gegenüber dem Doxorubicin hat es eine bessere Verträglichkeit, insbesondere eine geringere Kardiotoxizität. Beide Substanzen sind äquieffektiv im Verhältnis von Doxorubicin : Epirubicin gleich 1:1,5. Das heißt: 60 mg/m² Doxorubicin entsprechen hinsichtlich der Wirkung 90 mg/m² Epirubicin. Die meisten Patientinnen wurden heute bereits adjuvant mit Anthrazyklinen vorbehandelt, so daß ihre Bedeutung beim metastasierten Mammakarzinom heute zunehmend geringer wird. Bei entsprechend langer Zeit halten einige Autoren den nochmaligen Einsatz von Anthrazyklinen für gerechtfertigt. Wegen der kumulativen Gesamtdosis (Epirubicin: größer 750 mg /m² Körperoberfläche) mit kardiotoxischen Nebenwirkungen sollte dann pegyliertes und liposomales Doxorubicin (Caelyx®, Myocet®) eingesetzt werden. Diese sind ebenso effektiv wie freies Doxorubicin, während die Kardio- und Myelotoxizität geringer und die Hauttoxizität etwas höher ist. Wir selbst empfehlen bei vorausgegangener Anthrazyklingabe eine Taxan-haltige Therapie.

■ **Taxane**

Die Taxane mit ihren Vertretern Paclitaxel (Taxol®) und Docetaxel (Taxotere®) repräsentieren eine Klasse von antineoplastischen Medikamenten mit einem Wirkungsmechanismus ähnlich den Vinkaalkoloiden, indem sie antimikrotubulär wirken und so die Zellteilung blockieren. In der EORTC-Studie (26) wurde Paclitaxel gegen Doxorubicin verglichen, wobei sich signifikante Vorteile für Doxorubicin fanden. Dagegen zeigte die Chan-Studie (27) eine signifikante Überlegenheit des Docetaxels über Doxorubicin. Hieraus kann wohl indirekt der Schluß gezogen werden, daß Docetaxel das effektivere Taxan ist. Selbst als Monosubstanz war Docetacel einer Kombinationschemotherapie überlegen und führte auch zu einer signifikanten Verlängerung des Gesamtüberlebens (29). In Tab. 6.5 sind die relevanten Studien mit Taxanen zusammengestellt. Es zeigte sich zudem, daß Docetaxel unabhängig von der Art und Ausdehnung der Metastasierung gleich effektiv war (☞ Tab. 6.6). In einer aktuellen Cochrane-Metaanalyse von 21 auswertbaren Studien mit Taxanen konnte für Taxane ein signifikanter Vorteil fürs Gesamtüberleben (HR 0.93, 95 % confidence interval (CI) 0.86-1.00, P=0.05), Zeit bis zur Progression (HR 0.92, 95 % CI 0.85-0.99, P=0.02) und Ansprechraten (odds ratio (OR) 1.34, 95 % CI 1.18-1.52, P<0.001) nachgewiesen werden (30). Insofern stellen Taxane, 3-wöchentlich oder wöchentlich gegeben, heute den Standard in der first-line Behandlung des metastasierten Mammakarzinoms und vorausgegangener Anthrazyklinhaltiger Chemotherapie dar. Auf der Basis multizentrisch randomisierter Therapiestudien hat sich gezeigt, daß die Medikamente trotz Bedenken hinsichtlich der allergischen Reaktion gut toleriert werden und sicher applizierbar sind. Betrachtet man das Toxizitätsspektrum, sind Übelkeit und Erbrechen sowie Mukositis und Polyneuropathien gering ausgeprägt. Zur Vermeidung von Hypersensitivitätsreaktionen und Flüssigkeitsretentionssyndromen ist bei der Behandlung mit Paclitaxel und Docetaxel eine Prämedikation erforderlich (☞ Tab. 6.7). Insbesondere Übelkeit und Erbrechen können durch entsprechende Prämedikation deutlich gebessert werden. Bei Patientinnen, die Taxane schlecht vertragen, und insbesondere

6.4. Chemotherapie

Autor	n	Studien-Design	OR-Rate %	p	TTF/T Monate	p	OAS Med.	Lebensqualität
Chan (31) *	326	Doc100	48	<0,008	6,5		15	Doc ↑
		Dox75	33		5,2	33	14	
Nabholtz (29)*	392	Doc100	30	<0,0001	5	0,0004	11	Doc ↑
		Mit12 + Vib6	12		2,7		9	
Sjöström (32)*	283	Doc100	42	<0,001	6,3	0,001	10 Monate	Doc ↑
		Mtx + 5FU	21		3,0		11 Monate	
Nabholtz (33)**	429	Dox50Doc75	60	0,008	-		-	=
		Dox60C600	47					
Boneterre (34)	142	E75Doc75	62,5		8,6		-	Hämatologische Toxizität ↑
		FE75C	31,3		6,1		-	
EORTC (35)	331	Pac200	25	0,003	3,9	0,001	15	=
		Dox75	41		7,5		18 NS	
Sledge (23)	739	Pac175	33		5,9		NS	
		Dox60	34		6,2			
		Pac+Dox	46	0,007	8,0	0,009		
Bishop (36)	207	Pac175	30	NS	5,3		17 (0,025#)	Pac ↑
		CMPF	36		6,5	NS	14	
Lück (37)	481	E60C600	40	KA	8,2/5,3		22	Epac
		E60Pac175	46		9,8 NS°/9,5+	0,02+	18 ?	
Jassem (38)	267	Dox50Pac220	68	0,03	8,3	0,03	23 (0,020)	Neutropenie, Neuropathie, Diarrhoe unter Pac ↑
		FA50C	55		6,2		18	
Biganzoli (39)	275	Dox60Pac175	58	NS	5,4		21	32 % febrile Neutropenien unter Pac
		Dox60C600	54		5,0		21	
Jones (40)	449	Docetaxel 100	32	0,1	5,7	(0,0001)	15,4 (0,03)	Hämatol./nicht-hämatol. Docetaxel
		Paclitaxel 175	25		3,6		12,7	

Tab. 6.5: Randomisierte Studien mit Taxanen in der *first line*-Therapie beim metastasierten Mammakarzinom.
* mit Alkylantien oder Anthrazyklinen vorbehandelt; ** prophylaktische Gabe von G-CSF oder Antibiotika; ° alle Patientinnen = NS, # nur in der multivariaten Analyse; + nur adjuvant vorbehandelte Patientinnen p=0.02; **OR** = overall response (Gesamtansprechen - komplette und partielle Remission, **TTF** = time to treatment failure (Zeit bis zum erneuten Tumorprogreß), **OAS** = overall survival (Gesamtüberlebenszeit).

	Nabholtz (29)		Chan (31)	
	DoxDoc	DoxCyclo	Doc	Dox
n	215	214	161	165
Alle Lokalisationen	60 %	47 %	48 %	33 %
Visceral	58 %	43 %	46 %	29 %
Leber	60 %	48 %	54 %	26 %
> 3 Metastasenlokalisationen	61 %	39 %	44 %	31 %
Adjuvante Chemotherapie	60 %	45 %	50 %	35 %

Tab. 6.6: Docetaxel und Ansprechen auf Metastasenlokalisation.

unter Paclitaxel, wird zusätzlich die vorherige Gabe eines H_1-Rezeptorantagonisten (20 mg = 1 Amp. Tavigil i.v.) und eines H_2-Blockers (50 mg = 1 Amp. Ranitidin i.v.) empfohlen. Mit Wachstumsfaktoren lassen sich die unter Taxanen häufiger auftretenden Neutropenien gut vermeiden bzw. behandeln. Bei 24 % der Fälle kommt es zu Neutropenien des WHO-Grades III/IV. Myalgien treten entsprechend dem WHO-Grad I/II bei 45 % auf und eine Alopezie bei 100 % der Patientinnen. Die höhere Neurotoxizität beim Paclitaxel mit lang anhaltender Beschwerdesymptomatik zwingen relativ häufig zum Therapieabbruch. Bei Patientinnen mit HER2-Überexpression ist eine Taxan-haltige Kombination zu bevorzugen. Allerdings sollten diese Patientinnen ohnehin eine Kombination von Trastuzumab (Herceptin®) und Taxan (☞ Kap. 7.) erhalten.

Taxan	Prämedikation	Dosis/Intervall
Docetaxel	Dexamethason (z.B. Fortecortin®)	2x8 mg p.o./i.v. täglich für 3 Tage beginnend am Tag vor Applik.
Paclitaxel	Dexamethason (z.B. Fortecortin®)	20 mg p.o. 12 Std. u. 6 Std. oder 40 mg i.v. 30 Min. vor Chemotherapie
	H1-Antagonisten: Clemastin (z.B.Tavegil®)	2 mg i.v. 30 Min. vor Applik.
	H2-Antagonisten: Cimetidin (z.B. Tagamet®) oder Ranitidin (z.B. Zantic®)	400 mg i.v. 30 Min. vor Applik. 300 mg i.v. 30 Min. vor Applik.

Tab. 6.7: Prämedikation bei der Behandlung mit Taxanen.

Da Docetaxel für die adjuvante Therapie des nodal positiven Mammakarzinoms zugelassen ist - für Paclitaxel steht die Zulassung noch aus – wird man nach Taxan- und Anthrazyklinvorbehandlung auf andere Substanzen, wie z.B. Navelbine, Capecetabine oder Mitoxantron, ausweichen.

■ **Capecitabin**

Das Capecitabin (Xeloda®) ist der Vertreter einer neuen Klasse von Zytostatika, der Fluoropyrimidin-Carbamate. Cabecitabin (2000 mg/m^2 in 3 Dosen pro die oral, d1-14, q 21) nutzt die deutlich erhöhte Thymidinphosphorylase-Aktivität maligner Zellen gegenüber gesunden Zellen zu einer bevorzugten Umwandlung von Capecitabin zu 5-Fluorouracil im Tumor aus. Derzeit wird Capecitabin vor allem nach Versagen von Anthrazyklinen und Taxanen zur Behandlung des metastasierten Mammakarzinoms eingesetzt. Objektive Krankheitsstabilisierungen wurden in bis zu 60 % der Patientinnen bei geringer Toxizität gesehen (41,42). Capecitabin kann in Montotherapie oder aber in Kombination mit Docetaxel oder Vinorelbin oder mit Trastuzumab (Herceptin®) eingesetzt werden. Besonders erwähnenswert sind seine Effektivität und gute Verträglichkeit bei "älteren" Patientinnen (43).

■ **Mitoxantron**

Mitoxantron (Novantrone®) als Monosubstanz hat besonders im Hinblick auf die Nebenwirkungen und Lebensqualität Vorteile gegenüber einer Anthracyclin-haltigen Kombinationstherapie. Letztere hatte zwar deutlich höhere Ansprechraten und auch ein verlängertes medianes Gesamtüberleben gegenüber Mitoxantron, aber diese Unterschiede waren nicht signifikant (28). Die Mitoxantron-Monotherapie 25 mg/m^2 empfiehlt sich bei schwer vorbehandelten oder anderweitig morbiden Patientinnen. Die Kombination von Mitoxantron mit Navelbine (MV) erwies sich gegenüber Anthracyclin-haltigen Kombinationstherapien als gleichwertig. Patientinnen, die bereits mit einer anderen Chemotherapie vorbehandelt waren, profitierten stärker von MV als von Anthracyclin-haltigen Kombinationen, während die nicht vorbehandelten Patientinnen stärker von Anthracyclin-haltigen Kombinationen profitierten (44).

■ Vinorelbin

Beim Vinorelbin (Navelbine®) handelt es sich um ein semisynthetisches Vincaalkaloid, das sich vorzugsweise an die mitotischen Mikrotubuli anlegt und damit zu einer Blockierung der Mitose in der G2- und M-Phase führt, woraufhin es in der Interphase oder der darauf folgenden Mitosephase zum Zelltod kommt. Axonale Mikrotubuli werden nur bei sehr hoher Wirkstoffkonzentration beeinflußt. Auf Grund dieser hohen Selektivität wird die von der Muttersubstanz bekannte Neurotoxizität nicht beobachtet, und das Nebenwirkungsprofil ist insgesamt als günstig zu bewerten. Mit Vinorelbin wurden in der *second-line*-Therapie in der Monotherapie bis zu 24 % und in Kombination mit einer 5-FU-Langzeitinfusion Krankheitsstabilisierungen in bis zu 60 % der Fälle erzielt (25,45). Mit der oralen Applizierbarkeit von Navelbine wird diese Substanz zukünftig wohl mehr Bedeutung erfahren.

■ Gemcitabin

Das Nucleosidanalogon Gemcitabin (Gemzar®) unterscheidet sich von dem natürlichen Deoxycytidin durch 2-fache Fluorierung. Gemcitabin wird erst intrazellulär durch Phosphorisierung in den wirksamen Metaboliten Gemcitabintriphosphat umgewandelt und in die DNA eingebaut mit der Folge des Strangabbruchs. Gemcitabin wird bisher üblicherweise in 3 Kurzinfusionen in Abständen von jeweils einer Woche mit einer Woche Pause in der Dosierung von 800 mg/m^2 verabreicht. Insgesamt ließen sich bis zu 29 % objektives Ansprechen, die über im Mittel 8 Monate andauerten, beobachten (46). Unter Applikation der geplanten Dosis betrug die Remissionsrate sogar 32 %. Betrachtet man die Toxizität, so sind Nebenwirkungen auffallend gering. Leukopenien liegen bei 50 % der Patientinnen unter Grad III nach WHO, wobei die Thrombozytenzahl und das Hämoglobin unbeeinflußt bleiben. Übelkeit und Erbrechen sind vergleichsweise selten, und eine Alopezie trat bei lediglich 2,3 % der Patientinnen auf. Besonders effektiv hinsichtlich Remissionsrate erwies sich die Kombination von Gemcitabin mit Paclitaxel (47). Aber auch in Kombination mit Capecitabin, Mitoxantron und anderen Substanzen war Gemcitabin gut verträglich und effektiv.

6.4.2. Dosiseskalation und Hochdosistherapie

Auch wenn in der adjuvanten Therapie des Mammakarzinoms Dosis eskalierte Regime Vorteile zeigten, konnte dies bisher nicht für die palliative Situation bestätigt werden. In Tab. 6.8 sind die Ergebnisse von Studien (48-50) mit Dosiseskalation zusammengestellt. Unter Einsatz von Wachstumsfaktoren konnte die Zytostatikaapplikation um bis zu 21 % erhöht werden. Die Ansprechraten und die Zeit bis zum erneuten Progreß waren in den Dosis-eskalierten Armen teilweise höher. Das mediane Gesamtüberleben unterschied sich hingegen nicht. Übereinstimmend fand sich in den Studien eine deutliche Steigerung der Nebenwirkungen bis hin zu Therapie bedingten Todesfällen. Auch die Hochdosischemotherapie mit autologer Stammzelltransplantation bei Patientinnen mit partieller oder kompletter Remission nach einer Standard-Chemotherapie hat zu keiner Verbesserung des Gesamtüberlebens geführt (51). Letztlich waren Dosiseskalation bzw. Hochdosis-Chemotherapie in der metastasierten Situation mit einer deutlichen Minderung an Lebensqualität verbunden, ohne daß die Patientin in Form eines verbesserten Gesamtüberlebens profitierte.

6.4.3. Erhaltungstherapie

Die Vorstellung, daß bei Patientinnen, die auf eine Therapie angesprochen haben, durch Fortführung der Chemotherapie eine Verlängerung des Gesamtüberlebens erreicht werden kann, hat sich leider nicht bestätigt. In zwei größeren Studien (52,53) (☞ Tab. 6.8) wurden Patientinnen, die auf die Kombinationstherapie angesprochen hatten, zur Fortführung der Chemotherapie oder aber nur Beobachtung randomisiert. Patientinnen unter der Erhaltungstherapie erlitten später einen Krankheitsrückfall, ohne daß sie länger lebten als die nur beobachteten Patientinnen. Auch in diesen Studien zeigten sich mehr Komplikationen in den länger therapierten Armen. Nach einer palliativen Chemotherapie erfolgt sehr häufig eine "Erhal-

Autor	Studien-Design	n	Dosises-kal. %	OR %	TTP (Monate)	OAS (Monate)	Häm.-Tox.*
Stöger (30)	6 x E100C600 d1, q14	24	-	56	11	nicht signifikant zum Zeitpunkt der Publikation	8 %
	6 x E100C600 dl, q14 + GM-CSF d3-12	24	21	65	16		17 %
	6 x E100C600 dl, q14 + GM-CSF d 6-3	25	7	57	9		20 %
French Epi Study Group (31)	11 x C500E75F500 d1, q21	139	-	40	10	18	Kardial/↑
	4 x C500E100F500 + 8 x C500E50F500 d1,q21	145	-	51	8	19	Kardial/↑
	4 x C500E100F500 d1,q21 → Wiederholung bei Progreß	133	-	48	19	16	geringer
DelMastro (32)	8 x C600E60F600 d1, q21	74	-	49	14	33	8 %
	8 x C1000E80F600 d1, q21	77	80	51	13	27	51 % 4x Tod

Tab. 6.8: Prospektive Studien mit Dosiseskalation. * WHO Grad 3/4. OR = overall response (Gesamtansprechen - komplette und partielle Remission, TTP = time to progression (Zeit bis zum erneuten Tumorprogreß), OAS = overall survival (Gesamtüberlebenszeit).

Autor	n	Design	TTP (median)	OAS (Monate)	Newkg. WHO Grad 3/4
ECOG (34)	195	Beobachtung	8	NS	6 %
		+ CMF(P)T bis 4 Jahre	19 (0.0001)	32	29 %
Gregory (35)	107	Beobachtung	7	NS	53 %
		+ 6 VEC/VAC/MMM	10 (0.02)	13	47 %

Tab. 6.9: Prospektive Studien zur Erhaltungstherapie nach Remission unter Chemotherapie. NS = nicht signifikant.

tungstherapie" mit Antihormonen. Für Tamoxifen versus keine Therapie konnte nach lokal rezidiviertem Mammakarzinom eine Verlängerung des progressionsfreien Intervalls, aber nicht des Gesamtüberlebens belegt werden. (54)

6.4.4. *Second-* und *third line* (Salvage-) Chemotherapie

Problematischer gestaltet sich die Frage der second line Chemotherapie nach Anthrazyklinen und Taxanen. In dieser Situation müssen Nutzen einer Chemotherapie im Hinblick auf Symptomlinderung und Nebenwirkungen gegeneinander abgewogen werden (55). Kombinationstherapien sind in dieser Situation nicht mehr zu empfehlen. Mit Monotherapien wurden - auch nach Taxan und Anthrazyklinvorbehandlung - immerhin noch Remissionsraten von bis zu 30 % mit einer mittleren Ansprechdauer von 3 Monaten berichtet (56). In dieser Situation ist der Lebensqualität besonders großer Bedeutung beizumessen. Die Therapie muß auf die Beseitigung von metastasenbedingten Symptomen ausgerichtet sein. Nach Versagen von Anthrazyklinen und Taxanen werden Monotherapien mit nachfolgenden Substanzen empfohlen:

- Capecitabin,
- liposomales Doxorubicin,
- Pemetrexed
- Mitoxantron
- Vinorelbin und
- experimentelle Therapien in Studien.

6.4.5. Zytostatika-Protektiva

Zur Reduktion von Zytostatika-bedingten Nebenwirkungen wurden sogenannte "Zellschützer", die gesunde Zellen vor den Zytostatika schützen sollen, entwickelt (57, 58). Neben der Frage des tatsächlichen Nutzens stellt sich bei diesen Protektoren, Vitaminen und Spurenelementen auch immer die Frage nach dem möglichen Schutz auch von Tumorzellen. Derzeit kann nur das Kardioprotektivum Dexrazoxane für Patientinnen mit einer kumulativen Gesamtdosis von >300 mg/m^2 Doxorubicin in der metastasierten Situation empfohlen werden. Die vorliegenden Daten zum Amifostin (Ethyol®) sind nicht ausreichend, um Amifostin zum Schutz vor einer Thrombozytopenie, Neutropenie, Taxan- oder Platin-induzierten Neuro- oder Ototoxizität zu empfehlen.

6.5. Herceptin®

Trastuzumab (Herceptin®) war der erste monoklonale Antikörper in der Behandlung des Mammakarzinoms. Dieser Antikörper ist gegen das Oberflächenantigen HER2/neu, das von etwa 25 % aller Mammakarzinome überexprimiert wird, gerichtet. Routinemäßig erfolgt die Bestimmung der HER2/neu-Expression mittels Immunhistologie, besser ist jedoch die FISH-Technik. Nur bei immunhistochemisch 3-fach überexprimierenden Tumoren war Trastuzumab in der *second line* mit einem signifikanten und anhaltenden Tumoransprechen korreliert (45). In der *first-line*-Therapie wiesen HER2/neu-überexprimierende Patientinnen unter einer kombinierten Trastuzumab Chemotherapie-Behandlung eine um das Doppelte verlängerte Gesamtüberlebenszeit gegenüber einer alleinigen Chemotherapie auf (59, 60). Herceptin in einer initialen Dosierung von 4 mg/m^2, gefolgt von einer wöchentlichen Erhaltungsdosis von 2 mg/m^2, zeichnete sich durch eine sehr gute Verträglichkeit aus. Grippeähnliche Symptome in der Anfangsphase verschwinden ohne weitere Therapie. Die Kardiotoxizität wird bei den meist schon schwer vorbehandelten Patientinnen häufig überbewertet. Vor Therapiebeginn muß ein normales EKG und eine normale LVEF vorliegen. Regelmäßige LVEF unter der Therapie sind notwendig. Bei einer Abnahme der LVEF um mehr als 15 % ist die

Therapie zu stoppen. Trastuzumab wird vorzugsweise in Kombination mit Paclitaxel und Docetaxel - für Patientinnen mit einem metastasierten Mammakarzinom, die noch keine Chemotherapie erhalten hatten - gegeben. Aber auch Kombinationen mit Capecitabine, Navelbine, Gemcitabine etc. haben sich als effektiv erwiesen. Bei Patientinnen mit Anthrazyklin- und Taxan-Vorbehandlung erfolgt die Monotherapie mit Trastuzumab. Kommt es unter Trastuzumab zu einem Progreß, wird derzeit die Fortführung der Anitkörpertherapie mit zusätzlicher Gabe eines weiteren Therapieschrittes (Chemo, Hormone) empfohlen (61).

Erste Studien bestätigen für den ebenfalls monoklonalen Antikörper gegen VEGF (Bevacizumab, Avastin™) signifikante Verbesserungen in der Therapie des metastasierten Mammakarzinoms. Weitere Antikörper (z.B. Cetuximab, anti-EGFR, Erbitux™), wie sie bereits bei anderen soliden Tumoren eingesetzt werden, sind derzeit in der klinischen Erprobung. Andere Ansätze zielen auf die Hemmung des down-streams der Rezeptor vermittelten Signals in der Zelle bis zur DNA. Diese sogenannten "small molecules" blockieren verschiedene Schritte im intrazellulären Reaktionsablauf, wie z.B. die Hemmung der Thyrosinkinase oder deren Phosphorylisierung.

6.6. Bisphosphonate

Die amerikanische Gesellschaft der klinischen Onkologen hat Richtlinien für den Einsatz von Bisphosphonaten herausgegeben (62, 63). Die wesentlichen Inhalte zur Bisphosphonat-Anwendung sind:

> **Bisphosphonate**
> - sollten
>   - nur bei ossären Metastasen in der bildgebenden Diagnostik
>   - nur in Kombination mit Systemtherapie
>
>   gegeben werden
> - verlängern nicht das Gesamtüberleben
> - vermindern die Rate an Frakturen, Operationen, Radiatio, Kompressionen des Spinalkanals
> - Der Einfluß auf die Schmerzsymptomatik ist moderat, deshalb sollten zusätzlich Analgetika verabreicht werden bzw. Radiatio erfolgen
> - Bei symptomatischen Metastasen ist die i.v. Gabe (z. B. 90 mg Pamidronat, 1-2 Std. Infusion, 4-wöchentlich oder Zoledronat 4-8 mg als 15-Minuten-Infusion) einer oralen Clodronat-Gabe (Ostac 520®) vorzuziehen. Ansonsten ist die orale Gabe equieffektiv
> - Behandlung bis zum "massiven Progreß"

Neue Substanzen (Zoledronat) lassen auch einen antitumorösen und antiangiogenen Zusatzeffekt erkennen. Eine adjuvante Bisphosphonatgabe kann aufgrund der derzeitigen Datenlage nicht empfohlen werden. (64,65).

6.7. Literatur

1. AGO. http://www.ago-online.org. 2005.

2. Burnet K. An overview of the management of recurrent breast cancer. *Int J Palliat Nurs* 6: 318-330, 2000

3. Giordano SH, Buzdar AU, Smith TL et al. Is breast cancer survival improving? *Cancer* 100: 44-52, 2004

4. Lekberg TG, Rutqvist LE, Adolfsson J, Almbrandt J, Johansson H, Fornander T. Markedly improved survival in patients with systemic metastatic breast cancer during a twenty year period - population based registry data from the Stockholm health care region. Breast Cancer Res Treat 82 (S1), 148. 2003.

5. Andre F, Slimane K, Bachelot T et al. Breast cancer with synchronous metastases: trends in survival during a 14-year period. *J Clin Oncol* 22: 3302-3308, 2004

6. Chia SK, Speers C, Kang A, D'Yachkova Y, Malfair TaylorS. The impact of new chemotherapeutic and hormonal agents on the survival of women with metastatic breast cancer (MBC) in a population based cohort. Proc ASCO 22. 2004.

7. Geels P, Eisenhauer E, Bezjak A et al. Palliative effect of chemotherapy: objective tumor response is associated with symptom improvement in patients with metastatic breast cancer. *J Clin Oncol* 18: 2395-2405, 2000

8. Kuukasjarvi T, Kononen J, Helin H et al. Loss of estrogen receptor in recurrent breast cancer is associated with poor response to endocrine therapy. *J Clin Oncol* 14: 2584-2589, 1996

9. Buzdar A, Jonat W, Howell A et al. Anastrozole, a potent and selective aromatase inhibitor, versus megestrol acetate in postmenopausal women with advanced breast cancer: results of overview analysis of two phase III trials. Arimidex Study Group. *J Clin Oncol* 14: 2000-2011, 1996

10. Buzdar A, Douma J, Davidson N et al. Phase III, multicenter, double-blind, randomized study of letrozole, an aromatase inhibitor, for advanced breast cancer versus megestrol acetate. *J Clin Oncol* 19: 3357-3366, 2001

11. Miller WR. Endocrine treatment for breast cancers: biological rationale and current progress. *J Steroid Biochem Mol Biol* 37: 467-480, 1990

12. Milla-Santos A, Milla L, Portella J et al. Anastrozole versus tamoxifen as first-line therapy in postmenopausal patients with hormone-dependent advanced breast cancer: a prospective, randomized, phase III study. *Am J Clin Oncol* 26: 317-322, 2003

13. Winer EP, Hudis C, Burstein HJ et al. American Society of Clinical Oncology technology assessment on the use of aromatase inhibitors as adjuvant therapy for postmenopausal women with hormone receptor-positive breast cancer: status report 2004. *J Clin Oncol* 23: 619-629, 2005

14. Goldhirsch A, Glick JH, Gelber RD, Coates A, Senn HJ. Meeting highlights: International consensus panel on the treatment of primary breast cancer. J Clin Oncol 23, in press. 2005.

15. Johnston SR, Martin LA, Head J et al. Aromatase inhibitors: Combinations with fulvestrant or signal transduction inhibitors as a strategy to overcome endocrine resistance. *J Steroid Biochem Mol Biol* 95: 173-181, 2005

16. Robertson JF, Howell A, Gorbunova VA et al. Sensitivity to further endocrine therapy is retained following progression on first-line fulvestrant. *Breast Cancer Res Treat* 92: 169-174, 2005

17. Lonning PE, Bajetta E, Murray R et al. Activity of exemestane in metastatic breast cancer after failure of nonsteroidal aromatase inhibitors: a phase II trial. *J Clin Oncol* 18: 2234-2244, 2000

18. Carlini P, Frassoldati A, De Marco S et al. Formestane, a steroidal aromatase inhibitor after failure of nonsteroidal aromatase inhibitors (anastrozole and letrozole): is a clinical benefit still achievable? *Ann Oncol* 12: 1539-1543, 2001

19. Thurlimann B, Robertson JF, Nabholtz JM et al. Efficacy of tamoxifen following anastrozole ('Arimidex') compared with anastrozole following tamoxifen as first-line treatment for advanced breast cancer in postmenopausal women. *Eur J Cancer* 39: 2310-2317, 2003

20. Beatson GT. On the treatment of inoperable cases of carcinoma of the mamma. Suggestions for a new method of treatment with illustrative cases. *Lancet* 2: 104-107, 1896

21. Klijn JG, Blamey RW, Boccardo F et al. Combined tamoxifen and luteinizing hormone-releasing hormone (LHRH) agonist versus LHRH agonist alone in premenopausal advanced breast cancer: a meta-analysis of four randomized trials. *J Clin Oncol* 19: 343-353, 2001

22. Klijn JG, Beex LV, Mauriac L et al. Combined treatment with buserelin and tamoxifen in premenopausal metastatic breast cancer: a randomized study. *J Natl Cancer Inst* 92: 903-911, 2000

23. Sledge GW, Neuberg D, Bernardo P et al. Phase III trial of doxorubicin, paclitaxel, and the combination of doxorubicin and paclitaxel as front-line chemotherapy for metastatic breast cancer: an intergroup trial (E1193). *J Clin Oncol* 21: 588-592, 2003

24. Paridaens R, Van Aelst F, Georgoulias V et al. A randomized phase II study of alternating and sequential regimens of docetaxel and doxorubicin as first-line chemotherapy for metastatic breast cancer. *Ann Oncol* 14: 433-440, 2003

25. Gralow JR. Optimizing the treatment of metastatic breast cancer. *Breast Cancer Res Treat* 89 Suppl 1: S9-S15, 2005

26. O'Shaughnessy J, Miles D, Vukelja S et al. Superior survival with capecitabine plus docetaxel combination therapy in anthracycline-pretreated patients with advanced breast cancer: phase III trial results. *J Clin Oncol* 20: 2812-2823, 2002

27. Bruzzi P, Del Mastro L, Sormani MP et al. Objective response to chemotherapy as a potential surrogate end point of survival in metastatic breast cancer patients. *J Clin Oncol* 23: 5117-5125, 2005

28. Heidemann E, Stoeger H, Souchon R et al. Is first-line single-agent mitoxantrone in the treatment of high-risk metastatic breast cancer patients as effective as combination chemotherapy? No difference in survival but higher quality of life were found in a multicenter randomized trial. *Ann Oncol* 13: 1717-1729, 2002

29. Nabholtz JM, Senn HJ, Bezwoda WR et al. Prospective randomized trial of docetaxel versus mitomycin plus vinblastine in patients with metastatic breast cancer progressing despite previous anthracycline-containing chemotherapy. 304 Study Group. *J Clin Oncol* 17: 1413-1424, 1999

30. Ghersi D, Wilcken N, Simes RJ. A systematic review of taxane-containing regimens for metastatic breast cancer. *Br J Cancer* 93: 293-301, 2005

31. Chan S, Friedrichs K, Noel D et al. Prospective randomized trial of docetaxel versus doxorubicin in patients with metastatic breast cancer. The 303 Study Group. *J Clin Oncol* 17: 2341-2354, 1999

32. Sjostrom J, Blomqvist C, Mouridsen H et al. Docetaxel compared with sequential methotrexate and 5-fluorouracil in patients with advanced breast cancer after anthracycline failure: a randomised phase III study with crossover on progression by the Scandinavian Breast Group. *Eur J Cancer* 35: 1194-1201, 1999

33. Nabholtz JM, Falkson C, Campos D et al. Docetaxel and doxorubicin compared with doxorubicin and cyclophosphamide as first-line chemotherapy for metastatic breast cancer: results of a randomized, multicenter, phase III trial. *J Clin Oncol* 21: 968-975, 2003

34. Bonneterre J, Dieras V, Tubiana-Hulin M et al. Phase II multicentre randomised study of docetaxel plus epirubicin vs 5-fluorouracil plus epirubicin and cyclophosphamide in metastatic breast cancer. *Br J Cancer* 91: 1466-1471, 2004

35. Paridaens R, Biganzoli L, Bruning P et al. Paclitaxel versus doxorubicin as first-line single-agent chemotherapy for metastatic breast cancer: a European Organization for Research and Treatment of Cancer Randomized Study with cross-over. *J Clin Oncol* 18: 724-733, 2000

36. Bishop JF, Dewar J, Toner GC et al. Initial paclitaxel improves outcome compared with CMFP combination chemotherapy as front-line therapy in untreated metastatic breast cancer. *J Clin Oncol* 17: 2355-2364, 1999

37. Luck HJ. Multicentric phase III study in first line treatment of advanced metastatic breast cancer. Epirubicin/paclitaxel vs. epirubicin/cyclophosphamid. A study of the AGO breast cancer group. *Proc Am Soc Clin Oncol* 19, 73. 2000.

38. Jassem J, Pienkowski T, Pluzanska A et al. Doxorubicin and paclitaxel versus fluorouracil, doxorubicin, and cyclophosphamide as first-line therapy for women with metastatic breast cancer: final results of a randomized phase III multicenter trial. *J Clin Oncol* 19: 1707-1715, 2001

39. Biganzoli L, Cufer T, Bruning P et al. Doxorubicin and paclitaxel versus doxorubicin and cyclophosphamide as first-line chemotherapy in metastatic breast cancer: The European Organization for Research and Treatment of Cancer 10961 Multicenter Phase III Trial. *J Clin Oncol* 20: 3114-3121, 2002

40. Jones SE, Erban J, Overmoyer B et al. Randomized Phase III Study of Docetaxel Compared With Paclitaxel in Metastatic Breast Cancer. *J Clin Oncol* 23: 5542-5551, 2005

41. Schilsky RL. Pharmacology and clinical status of capecitabine. *Oncology (Huntingt)* 14: 1297-1306, 2000

42. Walko CM, Lindley C. Capecitabine: a review. *Clin Ther* 27: 23-44, 2005

43. Bajetta E, Procopio G, Celio L et al. Safety and efficacy of two different doses of capecitabine in the treatment of advanced breast cancer in older women. *J Clin Oncol* 23: 2155-2161, 2005

44. Namer M, Soler-Michel P, Turpin F et al. Results of a phase III prospective, randomised trial, comparing mitoxantrone and vinorelbine (MV) in combination with standard FAC/FEC in front-line therapy of metastatic breast cancer. *Eur J Cancer* 37: 1132-1140, 2001

45. Berruti A, Sperone P, Bottini A et al. Phase II study of vinorelbine with protracted fluorouracil infusion as a second- or third-line approach for advanced breast cancer patients previously treated with anthracyclines. *J Clin Oncol* 18: 3370-3377, 2000

46. Spielmann M, Llombart-Cussac A, Kalla S et al. Single-agent gemcitabine is active in previously treated metastatic breast cancer. *Oncology* 60: 303-307, 2001

47. Albain KS, Calderillo-Ruiz G, Jordaan JP, Llombart A, Pluzanska A. Global phase III study of gemcitabine plus paclitaxel (GT) vs. paclitaxel (T) as frontline therapy for metastatic breast cancer (MBC): First report of overall survival. *Proc ASCO.* 2004.

48. Stoger H, Samonigg H, Krainer M et al. Dose intensification of epidoxorubicin and cyclophosphamide in metastatic breast cancer: a randomised study with two schedules of granulocyte-macrophage colony stimulating factor. *Eur J Cancer* 34: 482-488, 1998

49. French Epirubicin Study Group. French Epirubicin Study GroupEpirubicin-based chemotherapy in metastatic breast cancer patients: role of dose-intensity and duration of treatment. *J Clin Oncol* 18: 3115-3124, 2000

50. Del Mastro L, Venturini M, Lionetto R et al. Accelerated-intensified cyclophosphamide, epirubicin, and fluorouracil (CEF) compared with standard CEF in metastatic breast cancer patients: results of a multicenter, randomized phase III study of the Italian Gruppo Oncologico Nord-Ouest-Mammella Inter Gruppo Group. *J Clin Oncol* 19: 2213-2221, 2001

51. Stadtmauer EA, O'Neill A, Goldstein LJ et al. Conventional-dose chemotherapy compared with high-dose chemotherapy plus autologous hematopoietic stem-cell transplantation for metastatic breast cancer. Philadelphia Bone Marrow Transplant Group. *N Engl J Med* 342: 1069-1076, 2000

52. Falkson G, Gelman RS, Pandya KJ et al. Eastern Cooperative Oncology Group randomized trials of observation versus maintenance therapy for patients with metastatic breast cancer in complete remission following induction treatment. *J Clin Oncol* 16: 1669-1676, 1998

53. Gregory RK, Powles TJ, Chang JC et al. A randomised trial of six versus twelve courses of chemotherapy in metastatic carcinoma of the breast. *Eur J Cancer* 33: 2194-2197, 1997

54. Waeber M, Castiglione-Gertsch M, Dietrich D et al. Adjuvant therapy after excision and radiation of isolated postmastectomy locoregional breast cancer recurrence: definitive results of a phase III randomized trial (SAKK 23/82) comparing tamoxifen with observation. *Ann Oncol* 14: 1215-1221, 2003

55. Bergh J, Jonsson PE, Glimelius B et al. A systematic overview of chemotherapy effects in breast cancer. *Acta Oncol* 40: 253-281, 2001

56. Venturino A, Comandini D, Simoni C et al. Is salvage chemotherapy for metastatic breast cancer always effective and well tolerated? A phase II randomized trial of vinorelbine versus 5-fluorouracil plus leucovorin versus combination of mitoxantrone, 5-fluorouracil plus leucovorin. *Breast Cancer Res Treat* 60: 195-200, 2000

57. Hensley ML, Schuchter LM, Lindley C et al. American Society of Clinical Oncology clinical practice guidelines for the use of chemotherapy and radiotherapy protectants. *J Clin Oncol* 17: 3333-3355, 1999

58. Schuchter LM, Hensley ML, Meropol NJ et al. 2002 update of recommendations for the use of chemotherapy and radiotherapy protectants: clinical practice guidelines of the American Society of Clinical Oncology. *J Clin Oncol* 20: 2895-2903, 2002

59. Marty M, Cognetti F, Maraninchi D et al. Randomized phase II trial of the efficacy and safety of trastuzumab combined with docetaxel in patients with human epidermal growth factor receptor 2-positive metastatic breast cancer administered as first-line treatment: the M77001 study group. *J Clin Oncol* 23: 4265-4274, 2005

60. Slamon DJ, Leyland-Jones B, Shak S et al. Use of chemotherapy plus a monoclonal antibody against HER2 for metastatic breast cancer that overexpresses HER2. *N Engl J Med* 344: 783-792, 2001

61. Bell R, Verma S, Untch M et al. Maximizing clinical benefit with trastuzumab. *Semin Oncol* 31: 35-44, 2004

62. Hillner BE, Ingle JN, Berenson JR et al. American Society of Clinical Oncology guideline on the role of bisphosphonates in breast cancer. American Society of Clinical Oncology Bisphosphonates Expert Panel. *J Clin Oncol* 18: 1378-1391, 2000

63. Hillner BE, Ingle JN, Chlebowski RT et al. American Society of Clinical Oncology 2003 update on the role of bisphosphonates and bone health issues in women with breast cancer. *J Clin Oncol* 21: 4042-4057, 2003

64. Goldhirsch A, Glick JH, Gelber RD, Coates A, Senn HJ. Meeting highlights: International expert consensus on the primary therapy of early breast cancer 2005. *Ann Oncol* 23, in press. 2005.

65. Gerber B, Krause A, Janni W. [Report from the 40th annual general meeting of the american society of clinical oncology]. *Zentralbl Gynakol* 126: 259-268, 2004

Immuntherapie des Mammakarzinoms mit dem humanisierten Antikörper Trastuzumab (Herceptin®)

7. Immuntherapie des Mammakarzinoms mit dem humanisierten Antikörper Trastuzumab (Herceptin®)

7.1. Grundlagen

Im August 2000 wurde der erste humanisierte Antikörper Trastuzumab mit dem Handelsnamen Herceptin® als Monotherapie und in Kombination mit einer Chemotherapie für die Behandlung von Patientinnen mit einem metastasierten Mammakarzinom in Europa zugelassen. Die Zulassung in den USA war bereits im Jahr 1998 erfolgt. Es dauerte bis 2005, bis die ersten Daten zum adjuvanten Einsatz von Herceptin vorgestellt wurden, die am Ende dieses Kapitels dargestellt werden.

> Von der Therapie mit Herceptin profitieren Patientinnen, bei denen das Onkogenprodukt **HER-2/neu** (Humaner Epithelialer Wachstumsfaktor Rezeptor) überexprimiert wird. Dies ist bei ca. 25 % aller Patientinnen mit Brustkrebs der Fall.

Die Überexpression von HER-2/neu führt zu vielen, biologisch ungünstigen Prozessen wie

- Steigerung der Proliferationsrate und der Neoangiogenese,
- Hemmung der Apoptose,
- erhöhtes Metastasierungspotential und
- ein definiertes Sensitivitäts- bzw. Resistenzprofil gegenüber Zytostatika (in vitro).

All dies bedingt durch eine vermehrte Initiierung von Signaltransduktionskaskaden (1-4) die klinisch schlechtere Prognose von HER-2/neu-überexprimierenden Tumoren (5-8). Daneben gibt es zahlreiche Hinweise, daß HER-2/neu mit dem Estrogenrezeptor interagiert und zur Tamoxifenresistenz oder sogar zur Proliferationssteigerung durch Tamoxifen führt (9-13).

1982 entdeckte die Gruppe um R.A. Weinberg am MIT in Boston bei Transfektionsexperimenten mit Glioblastomen das HER-2/neu-Gen (7). Im Jahre 1984 klonierte A. Ullrich in Kalifornien das Gen. Unmittelbar danach führte D. Slamon die ersten epidemiologischen Untersuchungen an Mammakarzinomen durch (8). Ein weiterer Meilenstein war dann die Entwicklung eines humanisierten Antikörpers durch P. Carter bei der Firma Genentech® in San Francisco (14).

Der ursprüngliche Mausantikörper wurde gentechnisch modifiziert und humanisiert, so daß er letztlich keine Allergenisierungseigenschaften mehr hatte und trotzdem deutlich zytotoxischer war als der Ausgangsantikörper. Anders als klassische "Chemotherapien" reagiert der humanisierte Antikörper spezifisch mit HER-2/neu-überexprimierenden Tumorzellen und hemmt deren Wachstum, ohne gesunde Zellen zu schädigen. Nicht nur sich teilende Zellen werden von Trastuzumab angegriffen, sondern auch der ruhende Zellpool. Autoantikörper gegen Herceptin werden nicht im nennenswerten Ausmaß gebildet.

> Die Trastuzumab-bedingte Wachstumshemmung ist multifaktoriell (15-17):
> - Trastuzumab aktiviert das Immunsystem.
> - Der HER-2/neu-Rezeptorbesatz wird downreguliert.
> - Die Signaltransduktion über HER-2/neu wird blockiert, dadurch kommt es zu einer Hemmung der Tumorneoangiogenese.

■ Nachweis der HER-2/neu-Positivität

Voraussetzung für eine erfolgreiche Antikörpertherapie ist der zuverlässige Nachweis der HER-2/neu-Überexpression (18;19). In der Regel wird der HER-2/neu-Status immunhistochemisch bestimmt. Hierfür zugelassen sind der HERCEP-Test® der Fa. DAKO und der CB11-Antikörper der Fa. Ventana. Festgelegt wurde ein Score von

- 0 (nicht exprimiert)
- +1 (schwach exprimiert)
- +2 (mittelstark exprimiert) und
- +3 (stark exprimiert).

Patientinnen mit einer +3-Expression profitieren am meisten von der Trastuzumab-Therapie. Allerdings finden sich auch in der Gruppe mit +2-Expression Patientinnen, die im gleichen Maße von einer Therapie profitieren können. Diese Patientinnen werden mit Hilfe der Fluoresenz-in Situ-Hybridisierung (FISH) identifiziert: Die FISH-Methode mißt die Kopiezahl (Amplifikationen) des HER-2/neu-Gens mit hoher Sensitivität und Spezifität. Weist ein Tumor eine Überamplifikation (>4 Amplifikate) auf, so wird die Patientin mit großer Wahrscheinlichkeit von einer Herceptin-Therapie einen therapeutischen Nutzen haben. Der FISH-Test ist jedoch apparativ aufwendiger und teurer als die Immunhistochemie (IHC). Die immunhistochemische Untersuchung unterliegt dagegen einer größeren Subjektivität bei der Auswertung. Fehlinterpretationen kommen auch aufgrund des Alters der verwendeten Paraffinschnitte und infolge von mangelhaften Färbungen vor. Um die HER-2/neu-Diagnostik unter Berücksichtigung der Validität so praktikabel und kostengünstig wie möglich zu machen, haben sich Experten eines Pathologieboards auf das abgebildete Vorgehen geeinigt (☞ Abb. 7.1):

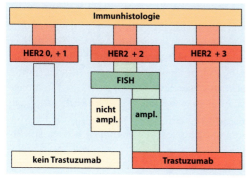

Abb. 7.1: HER-2/neu-Diagnostik mittels Immunhistochemie und FISH (ampl.: > 4 Genkopien amplifiziert).

7.2. Ergebnisse der für die Initialzulassung relevanten Studien

Die Wirksamkeit von Trastuzumab wurde bei intensiv vorbehandelten Patientinnen (n=222) mit weit fortgeschrittenem metastasierten Mammakarzinom überprüft (20). In die Studie wurden Patientinnen mit einer HER-2/neu +2- und +3-Überexpression eingeschlossen. Sie wiesen überwiegend multiple Metastasen auf und waren mit Anthrazyklinen, größtenteils auch mit Taxanen vorbehandelt. Sie erhielten wöchentlich 2 mg/kg/KG Trastuzumab infundiert. Initial wurde eine Aufsättigungsdosis von 4 mg/kg/KG verabreicht. Ein unabhängiges Review Board überprüfte die Studienergebnisse: Mit 15 % war die Remissionsrate für HER-2/neu +3-Patientinnen unerwartet hoch. Darüber hinaus war bei 6 % der Patientinnen ein geringes Ansprechen (Reduktion der Metastasen um 25-50 %) und bei 29 % der Patientinnen eine Krankheitsstabilisierung festgestellt worden. Somit profitierten insgesamt 53 % der HER-2/neu überexprimierenden Patientinnen von der Therapie. Die mediane Remissionsdauer wurde mit 9,1 Monaten angegeben, die Gesamtüberlebenszeit der Patientinnen betrug 16,4 Monate.

Eine noch bessere Wirksamkeit wurde bei nicht palliativ vorbehandelten, first line Patientinnen mit metastasiertem Brustkrebs nachgewiesen (21). Alle untersuchten Patientinnen (n=114) hatten eine +2- oder +3-HER2/neu-Expression. Die klinische Prognose war ungünstig: 30 % der Patientinnen hatten mehr als 3 Metastasenlokalisationen, 44 % wiesen Leber- und 39 % Lungenmetastasen auf. Das krankheitsfreie Intervall war kurz gewesen. Diese Patientinnen erhielten nach Randomisation entweder 2 oder 4 mg/kg/KG Trastuzumab wöchentlich (initial 4 mg/kg bzw. 8 mg/kg KG). Die mediane Beobachtungszeit lag bei 19 Monaten. Je höher die HER-2/neu-Überexpression war, desto größer war die Wirksamkeit von Trastuzumab, unabhängig von der Antikörperdosis. Das klinische Ansprechen war am besten für Patientinnen mit einer nachgewiesenen Amplifikation des HER-2/neu-Gens (FISH > 4 Genkopien: Remissionsrate 41 %) bzw. einer immunhistochemisch gefundenen +3-Überexpression des Rezeptorproteins (Remissionsrate 35 %). Insgesamt profitierten 38 % aller Patientinnen von der Therapie Die Remissionsdauer wurde mit 18,8 Monaten angegeben und übertraf damit deutlich den Benefit einer Chemotherapie bei vergleichbaren Patientinnen (☞ Tab. 7.2). Die Gesamtüberlebenszeit betrug im Median 24,4 Monate und entsprach damit in etwa der Überlebenszeit, die bei vergleichbaren Patientinnen mit einer Kombination von Trastuzumab mit einer Chemotherapie erreicht werden konnte (☞ Tab. 7.2).

In einer prospektiven randomisierten Phase III-Multicenterstudie wurde geprüft, ob die Ergebnisse einer Chemotherapie bei HER-2/neu-überexprimierenden Patientinnen mit metastasiertem Brustkrebs durch die zusätzliche Gabe von Trastuzumab verbessert werden können (22). Die Patien-

	H+AC	AC	H+P	P	H**
	n=143	n=138	n=92	n=96	n=114
Alter median (Jahre)	54	54	51	51	54
Karnofsky < 80 (%)	34	34	24	35	28
≥ 3 Filiae (%)	40	29	31	35	31
Viscerale Filiae (%)	76	71	65	71	67
ER negativ (%)	46	49	55	63	52
HER-2/neu +3 (%)	76	71	65	71	67
Median DFI	25	23	22	19	17
Adjuvante CT (%)	57	37	97	100	68
Anthrazykline (%)	1	1	91	97	51

Tab. 7.1: Demographische Daten der in der *first line* mit Herceptin +/- Chemotherapie behandelten Patientinnen. **H** = Herceptin, **AC** = Adriamycin/Cyclophosphamid, **P** = Paclitaxel, **ER** = Estrogenrezeptor, **DFI** = Intervall bis Metastasierung in Monaten. **Die Daten von Charles Vogel (21) mit Trastuzumab-Monotherapie in der *first line* sind vergleichend gegenübergestellt.

tinnen waren palliativ noch nicht mit Zytostatika behandelt worden. Im Rahmen der Studie erhielten die Patientinnen entweder eine Chemotherapie oder die entsprechende Chemotherapie in Kombination mit Trastuzumab. Patientinnen, die initial ausschließlich mit einer Chemotherapie behandelt worden waren, konnten nach einer Progression im Sinne eines cross-overs ebenfalls Trastuzumab erhalten. Insgesamt 72 % der Patienten nahmen dieses Angebot an. Als Chemotherapeutie erhielten Anthrazyklin-naive Patientinnen Doxorubicin (60 mg/m^2) in Kombination mit Cyclophosphamid (600 mg/m^2). Anthrazyklinvorbehandelte Patientinnen wurden mit Paclitaxel (175 mg/m^2) behandelt. Trastuzumab wurde initial mit 4 mg/kg KG und dann wöchentlich mit einer Erhaltungsdosis von 2 mg/kg KG infundiert.

Die demographischen Patientinnendaten der Phase III-Studie waren mit denen der Phase II-Studie von Vogel et al. vergleichbar (☞ Tab. 7.1) (21). Für die adäquate Interpretation der Phase III-Studie ist es wichtig zu beachten, daß mit Paclitaxel behandelte Patientinnen bereits mit Anthrazyklinen vorbehandelt waren und damit ein selektioniertes Patientinnengut mit schlechterem Risikoprofil darstellten (☞ Tab. 7.1). Dies spiegelt das Studienkonzept mit 2 Stratifikationsgruppen wieder. Die Resultate der Phase III-Studie wurden von einem unabhängigen Expertenkomitee geprüft und sind in Tab. 7.2 dargestellt.

	H+AC	AC	H+P	P	H+CT	CT	H**
	n=143	n=138	n=92	n=92	n=235	n=334	n=114
Remissionsrate (CR + PR in %)	56	42	41	17	50	32	26
	60	**42**	**49**	**17**	**56**	**31**	**35**
Mediane Zeit bis zur Progression (Monate)	7,8*	6,1	6,9*	2,7	7,4*	4,6	
	8,1*	**6,0**	**7,1***	**3,0**	**7,8***	**4,6**	3,7
Mediane Dauer der Remission (Monate)	9,1	6,7	10,5	4,5	9,1	6,1	
	9,3	**5,9**	**10,9**	**4,6**	**10,0**	**5,6**	19
Mediane Lebenszeit (Monate)	27	21	22	18	25*	20	
	31	**21**	**25**	**18**	**29***	**20**	24,4

Tab. 7.2: Resultate der Phase III-Studie. *signifikant p < 0,05; **H** = Herceptin, **AC** = Adriamycin/Cyclophosphamid, **P** = Paclitaxel; **CT** = Chemotherapie, **CR** = komplette Remission, **PR** = partielle Remission. **Fettgedruckt**: Daten für die Subgruppe der HER-2/neu +3-Patientinnen (n=369). ** Die Ergebnisse der Studie zur Trastuzumab-Monotherapie beim metastasierten Brustkrebs von Ch. Vogel wurden vergleichend gegenübergestellt (21).

Nach einer medianen Beobachtungszeit von 10,5 Monaten ließen sich signifikant bessere Ergebnisse für die primär mit Trastuzumab und Chemotherapie behandelten Patientinnen nachweisen, wobei dieser Effekt wiederum vom Grad der HER-2/neu-Überexpression abhing. Die Ansprechrate war für die mit Anthrazyklinen und Trastuzumab behandelten Patientinnen am größten (60 % bei HER-2/neu +3). Berücksichtigte man jedoch neben der Ansprechrate den Grad der Vortherapien, die Dauer der Remission und die Verträglichkeit der Medikation, so war die therapeutische Effizienz von Paclitaxel in Kombination mit Trastuzumab am eindrucksvollsten: Bei Patientinnen mit einer +3-Überexpression wurde die Ansprechrate von Paclitaxel durch die Addition von Herceptin um 170 %, die Remissionsdauer um mehr als 100 % und das Gesamtüberleben um 40 % gesteigert. Gravierende Nebenwirkungen traten in dieser Gruppe in 11 % der Fälle auf, während in der Anthrazyklin-Trastuzumab-Gruppe 28 % der Patientinnen von relevanten Nebenwirkungen betroffen waren (siehe unten). Nach einer Beobachtungszeit von 35 Monaten zeigte sich, daß durch Trastuzumab die Überlebenszeit signifikant verlängert werden konnte.

Von großer Bedeutung war die Feststellung, daß der Zeitpunkt der Herceptintherapie für den überlebensverlängernden Effekt entscheidend war: So lebten die Patientinnen aus der Chemotherapie-Trastuzumabgruppe signifikant länger, obwohl 72 % der Patientinnen aus der Chemotherapiegruppe nach dem Nachweis einer Progression ebenfalls Trastuzumab erhalten hatten. Trastuzumab schien also umso wirksamer zu sein, je frühzeitiger es eingesetzt wurde. Im Vergleich mit einer Trastuzumab-Monotherapie konnte der Anteil der Remissionen durch eine kombinierte Chemo-Trastuzumab-Therapie in der *first line*-Situation erhöht und die Dauer bis zur Progression verlängert werden (21).

In weiteren Studien konnte inzwischen nachgewiesen werden, daß Trastuzumab in der Behandlung des HER-2/neu überexprimierenden Mammakarzinoms auch in Kombination mit **Vinorelbin** oder mit **Docetaxel** der alleinigen Chemotherapie überlegen ist (23;24). Besonders wirksam schien die Kombination von Trastuzumab und Vinorelbin zu sein, was dem *in vitro* beobachteten Synergismus dieser Substanzen entspricht (25).

Als Chemotherapeutikum für die Therapie des intensiv vorbehandelten Mammakarzinoms bietet sich auch **Capecitabin** an, das nachweisbar in 20 % der Fälle auch bei einer Taxanresistenz wirksam ist (26). In kleinen randomisierten, prospektiven Studien war Capecitabin zudem effektiver als CMF und wenigstens genauso effektiv wie Paclitaxel (27;28). Die Kombination von Capecitabin und Trastuzumab in der Behandlung vorbehandelter, HER-2/neu-überexprimierender Patientinnen ist gut verträglich und effektiv (2). Als physiologischer Mechanismus dieser Therapiekombination wird die additive, antiangiogene Wirkung von Trastuzumab und der metronomen Chemotherapieapplikation diskutiert.

■ Sensitivität von HER-2/neu-positiven Mammakarzinomen gegenüber Platinanaloga

Das metastasierte Mammakarzinom ist allenfalls bedingt sensitiv gegenüber Platinanaloga. Allerdings zeigten vielfache präklinische Ergebnisse im Laufe der Zeit, daß gerade bei HER-2/neu-positiven Mammakarzinomen die Kombination aus einem Taxan und einem Platinanalogon unerwartet aktiv ist. Robert et al (29) kombinierten in einer Phase III- Studie Trastuzumab, Paclitaxel und Carboplatin (TPC) und verglichen dieses Schema mit der gerade etablierten Standardtherapie für Patientinnen mit HER-2/neu-überexprimierenden Tumoren, bestehend aus Trastuzumab und Paclitaxel (TP), wie oben in der Zulassungsstudie geschildert. Dabei ergab sich eine Ansprechrate von 57 % für TPC im Vergleich zu 38 % für TP (p<0,01), die Zeit bis zur Progression lag bei 13 Monaten für TPC vs. 7 Monaten für TP (p=0,02). Die hämatologische Toxizität Grad 3 und 4 war ausgeprägter für den TPC-Arm, wobei allerdings die Häufigkeit von febrilen Neutropenien nicht erhöht wurde. Todesfälle traten nicht auf.

Diese guten Ergebnisse in der metastasierten Situation sowie die präklinischen Daten stützen den Einsatz von Paclitaxel, Carboplatin und Herceptin in der adjuvanten Situation, wie er weiter unten dargestellt werden wird.

■ Klinische Hinweise zugunsten der "treatment beyond progression"

Unklar ist, wie bei einem Progreß unter Trastuzumab-Therapie vorgegangen werden soll. Wenige Subgruppenanalysen aus den klinischen Studien geben Hinweise auf positive Effekte der Antikörper-Therapie über den Progreß hinaus. Anhand einer aus Deutschland stammenden, retrospektiven Auswertung wurde der mögliche Nutzen eines solchen Vorgehens erneut untersucht. Einbezogen in die Studie waren 136 Patientinnen mit metastasiertem Mammakarzinom und HER-2/neu-Überexpression (IHC +3) (30). Trastuzumab war in der Standarddosierung (Loading dose 4 mg/kg, Erhaltungsdosis wöchentlich 2 mg/kg KG) als Monotherapie oder in Kombination mit einer Chemotherapie gegeben worden.

Die Patientinnen waren im Median 58 Jahre (35 bis 87 Jahre) alt, die meisten hatten viszerale Metastasen. 66 Patientinnen bekamen Trastuzumab als first line-Therapie, 70 als second line-Therapie. 23 Patientinnen, deren Tumor unter dem Trastuzumab-basierten upfront-Regime progredient war, wurden trotz der Progression weiter mit Trastuzumab (+/- Chemotherapie) behandelt.

Trastuzumab war sowohl in der first line- als auch in der second line-Therapie hoch aktiv, wobei keine signifikanten Unterschiede bestanden hinsichtlich Behandlungsdauer (29,5 vs. 25,0 Wochen), Ansprechraten (37,9 % vs. 35,7 %) und medianer Überlebenszeit (p = 0,47 log rank). Ein signifikant positives Resultat zeigte sich aber bei den Frauen, die bei Progreß erneut Trastuzumab erhielten: Sie lebten deutlich länger als die Patientinnen, bei denen Trastuzumab bei Krankheitsprogreß abgesetzt worden war (= 2 vs. 1 Trastuzumab-basierte Therapie: 62,4 Monate vs. 38,5 Monate; p = 0,01 log rank). Man kann also davon ausgehen, daß Patientinnen mit einem HER-2/neu-positivem, metastasiertem Mammakarzinom und Progreß unter einer Trastuzumab-Therapie länger leben, wenn die Trastuzumab-Therapie über diese Progression hinaus fortgeführt wird. Trotz dieser wichtigen, retrospektiven Analyse bleibt eine prospektive Untersuchung dieser Fragestellung weiterhin sehr wünschenswert.

■ Phase III-Daten in der neoadjuvanten Situation

Es gibt Hinweise aus ersten Studien, daß auch in der neoadjuvanten Situation eine zusätzliche Gabe von Herceptin zu der Sequenz bzw. Kombination aus Paclitaxel und FEC zu einem deutlich verbesserten outcome führt (31). Hauptziel bei der nachflgend beschriebenen Studie war die Erhöhung der pathologisch kompletten Remissionsrate (pCR) als Surrogatmarker für das Gesamtüberleben. Bei insgesamt 42 Patientinnen mit einem HER-2/neu-positivem (IHC +3 oder FISH +), operablem Mammakarzinom wurden nach Randomisation entweder 4 Zyklen Paclitaxel, gefolgt von 4 Zyklen FEC, durchgeführt, oder genau dieses Chemotherapieschema in Kombination mit einer simulanten, wöchentlichen Gabe von Herceptin in einer Dosierung von 2 mg/kg über insgesamt 24 Wochen. Als primäres Studienziel war eine statistisch signifikante Verbesserung der pCR-Rate von 21 % auf 41 % als klinisch relevant definiert worden.

Ursprünglich war für diese Studie eine Fallzahl von 164 Patientinnen vorgesehen worden, aber nachdem 34 Patientinnen die Therapie beendet hatten, beendete das Data Monitoring Committee die Studie wegen des Nachweises der Überlegenheit im Herceptin-Arm. Die pCR-Raten lagen bei jeweils 25 % und 67 % für den reinen Chemotherapiearm (n=16) und für den Chemotherapie plus Herceptin-Arm (n=18) (p=0,02). Ein Abfall der kardialen Ejektionsfraktion >10 % wurde bei jeweils 6 und 4 Patientinnen beobachtet. Allerdings entwickelte keine Patientin eine Herzinsuffizienz oder eine andere klinisch relevante Kardiotoxität. Basierend auf diesen Ergebnissen wurde die Studie mit einer Wahrscheinlichkeit von 0,95 geschlossen, daß sich als Endergebnis ein signifikanter Vorteil zugunsten der Kombination von Chemotherapie plus Herceptin ergeben hätte, wäre die Studie bis zur geplanten Fallzahl von n=164 Patientinnen fortgesetzt worden.

■ Studienergebnisse der adjuvanten Chemo-Immunotherapie mit Herceptin

In der Originalpublikaion von Slamon et al. war die HER-2/neu-Überamplifikation ein signifikanter Prognosefaktor sowohl in Bezug auf ein kürzeres Gesamtüberleben wie auch für ein verkürztes progressionsfreies Intervall gewesen (32). Der Effekt von HER-2/neu blieb auch nach Adjustierung auf andere Prognosefaktoren wie den Hormonrezeptor- und den Nodalstatus bestehen. Ein wichtige, pathophysiologische Ursache für diese prognostische Wertigkeit von HER-2/neu wird unter anderem in der HER-2/neu-positiven minimal residual disease gesehen, der ein gesteigertes aktives Metastasierungspotential zugeordnet wird (33;34). Gerade diese "schlafenden" Zellen sind schlecht durch Zytostatika zu erreichen, da sie sich in der Ruhephase des Zellzyklus befinden. Umso bedeutsamer ist der therapeutische Ansatz in Form der adjuvanten Gabe von Herceptin, das unabhängig vom Zellzyklus wirken dürfte und damit synergistisch zur Chemotherapie zu der Elimination von Zytokeratin-positiven Zellen beitragen könnte (35).

Diese tumorbiologischen Prozesse lagen den adjuvanten klinischen Studien zugrunde, die unmittelbar nach der Präsentation der oben geschilderten Zulassungsstudien für die metastasierte Situation initiiert wurden. Abbildung 7.2 zeigt die Designs der insgesamt 4 weltweit durchgeführten Studien, die im Jahre 2005 in ihrem primären Endpunkt, dem progressionsfreien Überleben, erstmals vorgestellt wurden.

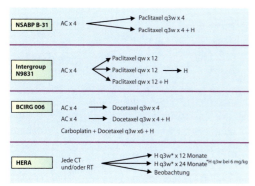

Abb. 7.2: Design der 4 adjuvanten Studien zur Kombination von Chemotherapie plus Herceptin.

■ Die Joint-Analyse der NSABP B-31 und der Intergroup-Studie N9831

Aufgrund des sehr ähnlichen Studiendesigns konnten die beiden Studien der NSABP (B-31) und die Intergroup-Studie (N9831) im Sinne eines Protokollamendments zusammengeführt und gemeinsam ausgewertet werden (36). Die NSABP B-31-Studie setzte als Kontrollarm eine Standardchemotherapie, bestehend aus Doxorubicin (60 mg/m^2) und Cyclophosphamid (600 mg/m^2), gefolgt von Paclitaxel (175 mg/m^2) alle 3 Wochen und einer Zyklenzahl von insgesamt 6 Kursen, ein. Im Studienarm wurde das gleiche Regime mit einer wöchentlichen Dosis Trastuzumab über 52 Wochen kombiniert. Die erste Herceptin-Gabe erfolgte zusammen mit der ersten Paclitaxel-Dosis.

In der Intergroup N9831-Studie wurde fast der gleiche Kontrollarm genutzt, mit dem einzigen Unterschied, daß Paclitaxel 12 mal wöchentlich anstatt des üblichen dreiwöchentlichen Schemas eingesetzt wurde (Gruppe A). In den beiden Studienarmen wurde zum einen Trastuzumab nach der komplett beendeten Paclitaxel-Therapie über eine Gesamttherapiedauer von 52 Gaben eingesetzt (d.h. eine rein sequentielle Therapie ohne Überlappung mit Paclitaxel; Gruppe B), zum anderen das gleiche Schema zeitgleich mit Paclitaxel (d.h. Beginn von Herceptin mit der ersten, wöchentlichen Paclitaxelgabe; Gruppe C).

In der sogenannten "Joint-Analyse" wurden die Kontrollarme der beiden Studien zusammengefaßt und mit dem neu definierten Kontrollarm (Kombination des Prüfarmes der NSABP-Studie und der Gruppe C der Intergroup-Studie) verglichen.

In der ersten geplanten Interimsanalyse fanden sich 133 Ereignisse im Trastuzumab-Prüfarm und 261 Ereignisse in der Kontrollgruppe (HR 0,48; p<0,0001). Der absolute Unterschied im krankheitsfreien Überleben zwischen der Trastuzumab-Gruppe und dem Kontrollarm lag bei 12 % nach 3 Jahren (☞ Abb. 7.3). Die Trastuzumab-Therapie war mit einer 33 %igen Risikoreduktion für ein Todesereignis verknüpft (p=0,015).

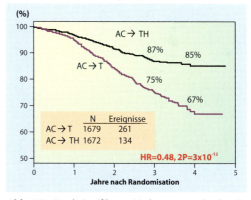

Abb. 7.3: Hochsignifikante Verbesserung des krankheitsfreien Überlebens in der Joint-Analyse.

Das kumulative 3-Jahresrisiko für eine Herzinsuffizienz NYHA III/IV oder einen Herztod lag bei 4,1 % in der NSABP B-31 und bei 2,9 % in der Intergroup N9831-Studie. In der publizierten graphischen Darstellung zeigt sich sehr eindrucksvoll, daß im Vergleich zu dem "baseline-Risiko" von 0,7 % eines relevanten kardialen Ereignisses nach einer konventionellen AC-Chemotherapie die Trastuzumab-Gabe sofort zu einer Risikoerhöhung führt: Mit Beginn der Paclitaxel- und simultanen Herceptin-Therapie geht die "Schere" der kardialen Ereignisse sofort auf (☞ Abb. 7.4).

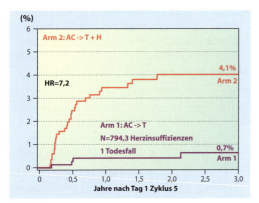

Abb. 7.4: Kumulative kardiale Ereignisse: Die zeitliche Darstellung beginnt mit dem Tag 1 des 5. Zyklus Chemotherapie, d.h. mit der ersten Paclitaxel/Herceptin-Gabe nach Abschluß der AC-Chemotherapie.

In der kompletten Analyse der Intergroup-Studie wurde die klinisch sehr wichtige Frage gestellt, ob das outcome beibehalten werden kann, wenn die Herceptin-Therapie nicht simultan mit der Paclitaxel-Behandlung und damit eng gekoppelt nach dem Anthrazyklin verabreicht wird, sondern rein sequentiell nach Beendigung der gesamten Therapie. Dabei zeigte sich zwischen Gruppe A und Gruppe B kein signifikanter Unterschied im krankheitsfreien Überleben, wobei die Anzahl der Ereignisse noch gering ist [p=0,29; HR (95 %CI)= 0,87 (0,67-1,13)]. Im Gegensatz dazu zeigte sich zwischen Gruppen B und C ein deutlicher Unterschied im krankheitsfreien Überleben [p=0,0114; HR (95 %CI)= 0,64 (0,46-0,91)]. So scheint ein früher Beginn mit Herceptin einen therapeutischen Nutzen mit sich zu bringen, passend zu dem bereits präklinisch nachgewiesenen Synergismus von Paclitaxel und Herceptin. Zudem wird das Konzept gestützt, daß eine sehr frühe, extensive adjuvante Therapie am wirksamsten ist gegen eine latente minimal residual disease.

In der Studie wurde erneut die Bedeutung der bestmöglichen Patientinnenselektion durch eine optimale HER-2/neu-Testung betont: Verglichen wurden die HER-2/neu-Ergebnisse mittels IHC und FISH zwischen den "örtlichen" Laboren der Studienteilnehmer und der zentralen Studientestung. Die Konkordanz lag bei gerundet nur 80 %, d.h. daß jede fünfte Patientin durch ein falsch positives Testergebnis überbehandelt wäre (und damit keinen therapeutischen Nutzen, möglicherweise aber relevante kardiale Nebenwirkungen erfahren könnte) oder in ihrer Hochrisikokonstellation unterbehandelt bliebe. Allerdings waren die Konkordanzergebnisse besser, wenn die HER2/neu-Testung in den "örtlichen Laboren" an Referenzzentren durchgeführt wurde (Konkordanz 95 % für IHC).

■ Die Ergebnisse der HERA-Studie

In der 3-armigen HERA-Studie wurde bei Patientinnen mit primärem, HER-2/neu-positivem, nodal-negativem (T>1cm) oder nodal-positivem Mammakarzinom die Wirksamkeit und Verträglichkeit von Trastuzumab **im dreiwöchentlichen Schema** (initial 8 mg/kg→6 mg/kg, q3w) über 1 bzw. 2 Jahre vs. alleinige Chemotherapie untersucht (37). Alle Frauen hatten zuvor eine (neo-) adjuvante Standard-Chemotherapie erhalten. Bei positivem Hormonrezeptorstatus wurden sie zusätzlich antihormonell behandelt. Primärer Studienendpunkt war das krankheitsfreie Überleben, als sekundäre Zielkriterien wurden u.a. das metastasenfreie Überleben, das Gesamtüberleben sowie die Sicherheit mit Fokus auf die kardiale Verträglichkeit ausgewertet. In 478 Zentren außerhalb der USA wurden insgesamt 5090 Patientinnen aufgenommen. Für die erste Zwischenanalyse wurden die Daten von 3387 Frauen ausgewertet, die im Median ein Jahr mit Trastuzumab behandelt oder nur nachbeobachtet worden waren.

In der Trastuzumab-Gruppe (n=1694) waren 127 krankheitsdefinierende Ereignisse dokumentiert, in der Kontrollgruppe 220. Bezogen auf das krankheitsfreie 2-Jahresüberleben bedeutete dies eine statistisch signifikante Verbesserung um 46 % [85,8 % vs 77,4 %, HR=0,54 (95 %CI: 0,43-0,67)]. Ebenfalls signifikant war die Überlegenheit des Trastuzumab-enthaltenden Therapiearmes beim rezidivfreien und metastasenfreien Überleben. In Anbetracht der bisher erst wenigen Todesfälle (29 bzw. 37) erwartungsgemäß noch nicht signifikant war dagegen der Unterschied beim Gesamtüberleben. Mit einer Inzidenz von 0,5 % (versus 0 %) geringfügig erhöht war unter Trastuzumab das Risiko schwerer kardialer Nebenwirkungen (Herzinsuffizienz NYHA-Klasse III/IV mit Abnahme der linksventrikulären Auswurffraktion um mindestens 10 Punkte und LVEF <50 % oder kardialer Tod).

Nach den ersten Zwischenergebnissen der HERA-Studie haben Patientinnen mit frühem, HER-2/neu-positivem Mammakarzinom, die zuvor eine Standard-Chemotherapie erhalten haben, einen deutlichen Vorteil von einer 1-jährigen Therapie mit Trastuzumab. Bei einer geringen Inzidenz kardialer Nebenwirkungen wird das Risiko, innerhalb der nächsten zwei Jahre ein Rezidiv zu erleiden, nahezu halbiert. Ob möglicherweise eine zweijährige Trastuzumab-Therapie noch wirksamer ist und wie groß letztlich der Vorteil beim Gesamtüberleben ist, werden allerdings erst die Daten weiterer Auswertungen zeigen können.

- Die adjuvante Gabe von Herceptin geht mit einer bis zu 52 % Risiko-Reduktion für das Auftreten eines Rezidivs einher.
- Das gute Therapieergebnis ist vor allem auf die Vermeidung von Fernmetastasen zurückzuführen.
- Der frühzeitige Einsatz begleitend zu Paclitaxel scheint einen zusätzlichen Vorteil im Vergleich zur Sequenz mit sich zu bringen.
- Der Preis dieses hohen adjuvanten Effektes ist eine Wahrscheinlichkeit eines kardialen Ereignisses zwischen 3-4 %, je nach Schema.

■ Die Ergebnisse der BCIRG 006-Studie

In den oben dargestellten Ergebnissen wurde bereits der Synergismus zwischen Platinanaloga und Herceptin beschrieben (Design der BSIRG 006-Studie ☞ Abb. 7.2). In den ersten, im Rahmen einer Pressemitteilung vorgestellten Ergebnissen zeigte sich eine Risikoreduktion für das Wiederauftreten der Erkrankung von 51 % für den AC-Docetaxel/Herceptin-Arm und den Docetaxel/Herceptin/Carboplatin-Arm im Vergleich zu dem AC-Docetaxel-Kontrollarm. Zur Evaluation des Gesamtüberlebens ist die Nachbeobachtungszeit noch zu kurz.

7.3. Nebenwirkungen von Trastuzumab

Typische Chemotherapie-assoziierte Nebenwirkungen wie Hämatotoxizität, Neurotoxizität oder Alopezie kommen nach einer Trastuzumab-Monotherapie nicht vor. Lediglich im Zusammenhang mit der Erstinfusion können Schüttelfrost und Fieber auftrete, selten werden Übelkeit, Müdigkeit, Kopfschmerzen und Muskelschmerzen angegeben. Eine medikamentöse Behandlung ist in der Regel nicht notwendig. Sämtliche Nebenwirkungen treten bei den Folgeinfusionen nur selten auf. Wesentlich gravierender ist das Auftreten von infusionsassoziierten, anaphylaktischen Reaktionen und von kardialen Dysfunktionen.

Infusionsassoziierte Reaktionen treten in der Regel innerhalb der ersten 2 Stunden nach der Infusion auf und bestehen aus Atemnot und Bronchospasmus. Ganz selten wurde bislang eine anaphylaktoide Reaktion mit Blutdruckabfall dokumentiert. Mit den üblichen supportiven Maßnahmen (Antihistaminika, Kortikosteroide, Adrenalin, Sauerstoff) konnten die meisten Patientinnen erfolgreich behandelt werden. Die Analyse der seltenen Todesfälle ergab, daß alle Patientinnen bereits vor der Infusion unter ausgeprägten pulmonalen Dysfunktionen litten. Bei allen Patientinnen bestand darüber hinaus eine ausgeprägte Tumorlast, insbesondere auch eine ausgedehnte pulmonale Metastasierung.

Aus dieser Beobachtung resultierte die Empfehlung der Herstellerfirma, Trastuzumab nicht anzuwenden, wenn die Patientinnen unter einer Dyspnoe infolge einer pulmonalen Metastasierung leiden. Kardiale Dysfunktionen traten mit signifikant erhöhter Inzidenz in Kombination mit Anthrazyklinen auf. In Kombination mit Paclitaxel oder nach einer Herceptin-Monotherapie wurden gravierende kardiale Nebenwirkungen sehr selten beobachtet und kamen bevorzugt im Zusammenhang mit vorbestehenden kardialen Erkrankungen vor.

Die Ursache für die kardiale Vulnerabilität ist immer noch nicht abschließend geklärt. Bis zur endgültigen Klärung sollte Trastuzumab außerhalb von Studien nicht in Kombination mit Anthrazyklinen eingesetzt werden.

Ratsam ist in jedem Fall vor Beginn einer Therapie die Durchführung eines EKGs und einer Herzechokardiographie. Bei der wöchentlichen Gabe des Medikaments sollte gezielt nach einer Dyspnoe oder Herzbeschwerden gefragt werden. Besonders bei kardialen Risikopatientinnen (z.B. KHK, Alter > 60 Jahre, Zustand nach Herzinfarkt, Anthrazyklinvorbehandlung) sollte die Echokardiographie alle 3 Monate beziehungsweise beim Auftreten von Beschwerden wiederholt werden. Obwohl die kardialen Dysfunktionen in der Regel reversibel sind, wird empfohlen, eine bestehende Trastuzumab-Therapie nach dem Auftreten klinisch manifester kardialer Funktionsstörungen abzubrechen.

■ **Monitoring einer Therapie mit Trastuzumab**

Aus klinischer Sicht stellt die Messung der HER-2/neu-Konzentration im Serum eine gute Möglichkeit für das Monitoring einer Herceptin-basierten Therapie dar. Pegram et al. zeigten, daß die Differenz der HER-2/neu-Serumkonzentration zwischen dem Ausgangswert vor Einleitung der Therapie und dem Wert am Tag 70 nach Einleitung der Therapie signifikant im Zusammenhang mit dem Ansprechen auf die Therapie stand. Die Autoren schlußfolgerten, daß die serielle HER-2/neu-Serumbestimmung nützlich für das Erkennen eines Therapieversagens ist, wenn die HER-2/neu-Werte unter Therapie ansteigen (38). In einer weiteren Studie von Esteva et al. konnte ebenfalls ein signifikanter Zusammenhang zwischen Therapieansprechen auf die Kombination von Docetaxel und Herceptin und der HER-2/neu-Serumkonzentration gezeigt werden (39).

Koestler et al zeigten, daß der relative Abfall der HER-2/neu-Serumkonzentration in den Wochen 1-2 nach Therapieeinleitung im Verhältnis zu den Baseline-Werten statisitsch signifikant prädiktiv für das Therapieansprechen sind (40). Es bestand eine statistisch hochsignifikante Wahrscheinlichkeit für ein Therapieveragen, wenn nicht innerhalb der ersten 2-4 Wochen ein deutlicher Abfall der HER-2/neu-Serumkonzentration zu verzeichnen war. Eine solche Information sollte ein unverzügliches Restaging der Patientin nach sich ziehen und ggf. zu einer Veränderung des Therapieregimes führen.

7.4. Literatur

1. Knuefermann C, Lu Y, Liu B, Jin W, Liang K, Wu L et al. HER2/PI-3K/Akt activation leads to a multidrug resistance in human breast adenocarcinoma cells. Oncogene 2003; 22(21):3205-3212.

2. Yakes FM, Chinratanalab W, Ritter CA, King W, Seelig S, Arteaga CL. Herceptin-induced inhibition of phosphatidylinositol-3 kinase and Akt Is required for antibody-mediated effects on p27, cyclin D1, and antitumor action. Cancer Res 2002; 62(14):4132-4141.

3. Siwak DR, Mendoza-Gamboa E, Tari AM. HER2/neu uses Akt to suppress retinoic acid response element binding activity in MDA-MB-453 breast cancer cells. Int J Oncol 2003; 23(6):1739-1745.

4. Dadparvar S, Hussain R, Esteves F, Yu JQ, Grewal RK, Arif S et al. Thallium-201 imaging in evaluation of Hodgkin's disease. Cancer J 2002; 8(6):469-475.

5. Alaoui-Jamali MA, Qiang H. The interface between ErbB and non-ErbB receptors in tumor invasion: clinical implications and opportunities for target discovery. Drug Resist Updat 2003; 6(2):95-107.

6. Holbro T, Civenni G, Hynes NE. The ErbB receptors and their role in cancer progression. Exp Cell Res 2003; 284(1):99-110.

7. Padhy LC, Shih C, Cowing D, Finkelstein R, Weinberg RA. Identification of a phosphoprotein specifically induced by the transforming DNA of rat neuroblastomas. Cell 1982; 28(4):865-871.

8. Slamon DJ, Clark GM, Wong SG, Levin WJ, Ullrich A, McGuire WL. Human breast cancer: correlation of relapse and survival with amplification of the HER-2/neu oncogene. Science 1987; 235(4785):177-182.

9. Benz CC, Scott GK, Sarup JC, Johnson RM, Tripathy D, Coronado E et al. Estrogen-dependent, tamoxifen-resistant tumorigenic growth of MCF-7 cells transfected with HER2/neu. Breast Cancer Res Treat 1993; 24(2):85-95.

10. Carlomagno C, Perrone F, Gallo C, De Laurentiis M, Lauria R, Morabito A et al. c-erb B2 overexpression decreases the benefit of adjuvant tamoxifen in early-stage breast cancer without axillary lymph node metastases. J Clin Oncol 1996; 14(10):2702-2708.

11. Kunisue H, Kurebayashi J, Otsuki T, Tang CK, Kurosumi M, Yamamoto S et al. Anti-HER2 antibody enhances the growth inhibitory effect of anti-oestrogen on breast cancer cells expressing both oestrogen receptors and HER2. Br J Cancer 2000; 82(1):46-51.

12. Kumar R, Mandal M, Lipton A, Harvey H, Thompson CB. Overexpression of HER2 modulates bcl-2, bcl-XL, and tamoxifen-induced apoptosis in human MCF-7 breast cancer cells. Clin Cancer Res 1996; 2(7):1215-1219.

13. Borg A, Baldetorp B, Ferno M, Killander D, Olsson H, Ryden S et al. ERBB2 amplification is associated with tamoxifen resistance in steroid-receptor positive breast cancer. Cancer Lett 1994; 81(2):137-144.

14. Carter P, Presta L, Gorman CM, Ridgway JB, Henner D, Wong WL et al. Humanization of an anti-p185HER2 antibody for human cancer therapy. Proc Natl Acad Sci U S A 1992; 89(10):4285-4289.

15. Shepard HM, Lewis GD, Sarup JC, Fendly BM, Maneval D, Mordenti J et al. Monoclonal antibody therapy of human cancer: taking the HER2 protooncogene to the clinic. J Clin Immunol 1991; 11(3):117-127.

16. Albanell J, Codony J, Rovira A, Mellado B, Gascon P. Mechanism of action of anti-HER2 monoclonal antibodies: scientific update on trastuzumab and 2C4. Adv Exp Med Biol 2003; 532:253-268.

17. Baselga J, Albanell J, Molina MA, Arribas J. Mechanism of action of trastuzumab and scientific update. Semin Oncol 2001; 28(5 Suppl 16):4-11.

18. Kallioniemi OP, Kallioniemi A, Kurisu W, Thor A, Chen LC, Smith HS et al. ERBB2 amplification in breast cancer analyzed by fluorescence in situ hybridization. Proc Natl Acad Sci U S A 1992; 89(12):5321-5325.

19. Mass RD, Press MF, Anderson S, Cobleigh MA, Vogel CL, Dybdal N et al. Evaluation of clinical outcomes according to HER2 detection by fluorescence in situ hybridization in women with metastatic breast cancer treated with trastuzumab. Clin Breast Cancer 2005; 6(3):240-246.

20. Cobleigh MA, Vogel CL, Tripathy D, Robert NJ, Scholl S, Fehrenbacher L et al. Multinational study of the efficacy and safety of humanized anti-HER2 monoclonal antibody in women who have HER2-overexpressing metastatic breast cancer that has progressed after chemotherapy for metastatic disease. J Clin Oncol 1999; 17(9):2639-2648.

21. Vogel CL, Cobleigh MA, Tripathy D, Gutheil JC, Harris LN, Fehrenbacher L et al. Efficacy and safety of trastuzumab as a single agent in first-line treatment of HER2-overexpressing metastatic breast cancer. J Clin Oncol 2002; 20(3):719-726.

22. Slamon DJ, Leyland-Jones B, Shak S, Fuchs H, Paton V, Bajamonde A et al. Use of chemotherapy plus a monoclonal antibody against HER2 for metastatic breast cancer that overexpresses HER2. N Engl J Med 2001; 344(11):783-792.

23. Burstein HJ, Harris LN, Marcom PK, Lambert-Falls R, Havlin K, Overmoyer B et al. Trastuzumab and vinorelbine as first-line therapy for HER2-overexpressing metastatic breast cancer: multicenter phase II trial with clinical outcomes, analysis of serum tumor markers as predictive factors, and cardiac surveillance algorithm. J Clin Oncol 2003; 21(15):2889-2895.

24. Nabholtz JM, Gligorov J. Docetaxel/trastuzumab combination therapy for the treatment of breast cancer. Expert Opin Pharmacother 2005; 6(9):1555-1564.

25. Pegram M, Hsu S, Lewis G, Pietras R, Beryt M, Sliwkowski M et al. Inhibitory effects of combinations of HER-2/neu antibody and chemotherapeutic agents used for treatment of human breast cancers. Oncogene 1999; 18(13):2241-2251.

26. Blum JL, Dieras V, Lo Russo PM, Horton J, Rutman O, Buzdar A et al. Multicenter, Phase II study of capecitabine in taxane-pretreated metastatic breast carcinoma patients. Cancer 2001; 92(7):1759-1768.

27. Longo F, Mansueto G. [Breast Cancer Conference. Trastuzumab and capecitabine in the treatment of advanced breast cancer. Milano, 6-7 June 2002]. Tumori 2002; 88(5):A1-10.

28. O'Shaughnessy JA. The evolving role of capecitabine in breast cancer. Clin Breast Cancer 2003; 4 Suppl 1:S20-S25.

29. Robert N, Leyland-Jones B, Asmar L, Belt R, Ilegbodu D, Loesch D et al. Phase III comparative study of trastuzumab and paclitaxel with and without carboplatin in patients with HER-2/neu positive advanced breast cancer. Breast Cancer Res Treat 2002; 76, S37.

30. Stemmler H. Trastuzumab-based therapy beyond disease progression for HER2 overexpressing metastatic breast cancer (MBC). Gemeinsame Jahrestagung der Deutschen, Österreichischen und Schweizerischen Gesellschaften für Hämatologie und Onkologie, Hannover, 1. bis 5. Oktober 2005.

31. Buzdar AU, Ibrahim NK, Francis D, Booser DJ, Thomas ES, Theriault RL et al. Significantly higher pathologic complete remission rate after neoadjuvant therapy with trastuzumab, paclitaxel, and epirubicin chemotherapy: results of a randomized trial in human epidermal growth factor receptor 2-positive operable breast cancer. J Clin Oncol 2005; 23(16):3676-3685.

32. Slamon DJ, Clark GM, Wong SG, Levin WJ, Ullrich A, McGuire WL. Human breast cancer: correlation of relapse and survival with amplification of the HER-2/neu oncogene. Science 1987; 235(4785):177-182.

33. Pantel K, Schlimok G, Braun S, Kutter D, Lindemann F, Schaller G et al. Differential expression of proliferation-associated molecules in individual micrometastatic carcinoma cells. J Natl Cancer Inst 1993; 85(17):1419-1424.

34. Pantel K, Muller V, Auer M, Nusser N, Harbeck N, Braun S. Detection and clinical implications of early systemic tumor cell dissemination in breast cancer. Clin Cancer Res 2003; 9(17):6326-6334.

35. Braun S, Kentenich C, Janni W, Hepp F, de Waal J, Willgeroth F et al. Lack of effect of adjuvant chemothera-

py on the elimination of single dormant tumor cells in bone marrow of high-risk breast cancer patients. J Clin Oncol 2000; 18(1):80-86.

36. Romond EH, Perez EA, Bryant J, Suman VJ, Geyer CE, Jr., Davidson NE et al. Trastuzumab plus adjuvant chemotherapy for operable HER2-positive breast cancer. N Engl J Med 2005; 353(16):1673-1684.

37. Piccart-Gebhart MJ, Procter M, Leyland-Jones B, Goldhirsch A, Untch M, Smith I et al. Trastuzumab after adjuvant chemotherapy in HER2-positive breast cancer. N Engl J Med 2005; 353(16):1659-1672.

38. Pegram MD, Lipton A, Hayes DF, Weber BL, Baselga JM, Tripathy D et al. Phase II study of receptor-enhanced chemosensitivity using recombinant humanized anti-p185HER2/neu monoclonal antibody plus cisplatin in patients with HER2/neu-overexpressing metastatic breast cancer refractory to chemotherapy treatment. J Clin Oncol 1998; 16(8):2659-2671.

39. Esteva FJ. The current status of docetaxel for metastatic breast cancer. Oncology (Williston Park) 2002; 16(6 Suppl 6):17-26.

40. Kostler WJ, Schwab B, Singer CF, Neumann R, Rucklinger E, Brodowicz T et al. Monitoring of serum Her-2/neu predicts response and progression-free survival to trastuzumab-based treatment in patients with metastatic breast cancer. Clin Cancer Res 2004; 10(5):1618-1624.

Hochdosis-Chemotherapie beim Mammakarzinom

8. Hochdosis-Chemotherapie beim Mammakarzinom

8.1. Einleitung

Kaum eine andere onkologische Fragestellung wurde in den letzten Jahren in Fachkreisen, aber auch in der breiten Öffentlichkeit so kontrovers diskutiert, wie das **Konzept der Hochdosis-Chemotherapie (HDCT) mit autologer Stammzelltransplantation (PBSCT)** bei soliden Tumoren und insbesondere beim Mammakarzinom.

Dies ist zum Teil auf die extrem hohen Erwartungen, die mit der HDCT verbunden wurden, zurückzuführen. So hofften die Verfechter des Konzepts anfangs, daß selbst im metastasierten Stadium durch eine einmalige HDCT eine langfristige Krankheitskontrolle oder sogar eine Kuration ermöglicht werden könnte. Kritiker beanstandeten hingegen, daß die HDCT eine hochmorbidisierende Therapiemodalität ohne signifikanten Überlebensvorteil für die Patientinnen darstelle.

Nichtsdestotrotz erhielten in den 90ern Tausende von Patientinnen weltweit eine HDCT, die Mehrzahl davon außerhalb klinischer Studien. Das Mammakarzinom wurde dadurch zur häufigsten Indikation für eine Transplantation, ohne daß ausreichende Daten vorlagen, die den Nachweis eines Überlebensvorteils erbrachten. In 10 Staaten der USA wurden sogar Gesetze verabschiedet, um sicherzustellen, daß die HDCT von den Versicherungsträgern getragen werden (1).

Nach Jahren, in denen von manchen die HDCT als Standard für Hochrisikopatienten mit primärem oder metastasiertem Mammakarzinom angesehen wurde, hat sich seit der Jahrestagung der Amerikanischen Gesellschaft für klinische Onkologie (ASCO) 1998 zunehmend ein Stimmungswandel durchgesetzt. Gegenwärtig scheint ein Großteil der Ärzte und vor allem auch die Öffentlichkeit der Ansicht zu sein, daß die HDCT unwirksam ist und mit einem inakzeptablem Übermaß an Nebenwirkungen einhergeht.

Dieser extreme Meinungswandel beruht z.T. auf der Tatsache, daß die exorbitanten Erwartungen, die initial mit der HDCT verbunden wurden, bisher nicht erfüllt wurden. Zudem haben Unregelmäßigkeiten und Manipulationsvorwürfe gegen den südafrikanischen Onkologen Bezwoda zu einer weiteren Verunsicherung der Ärzte und der Öffentlichkeit geführt.

8.1.1. Der Fall Bezwoda

Bezwoda war Erstautor zweier randomisierter Studien, in denen bei Patientinnen mit primärem bzw. metastasiertem Mammakarzinom eine Doppel-HDCT mit einer konventionellen Chemotherapie verglichen wurde. Obwohl diese beiden Studien lediglich 90 bzw. 158 Patientinnen umfaßten, war ihre Bedeutung überaus groß, da sie die einzigen Untersuchungen waren, die eine signifikante Überlegenheit der HDCT gegenüber konventionellen Therapien zeigen konnten. Die Ergebnisse veranlaßten viele Onkologen und Patienten, HDCT außerhalb klinischer Studien einzusetzen.

Um so größer war die Verunsicherung, als zwei unabhängige Untersuchungskommissionen Anfang 2000 bzw. 2001 schwerwiegende Unregelmäßigkeiten in beiden Studien aufdeckten (2,3). Die Veröffentlichungen der Studienergebnisse wurden inzwischen offiziell zurückgezogen (4), aber die öffentliche Meinung und die medizinische Debatte verbleiben unter dem Einfluß der Ereignisse.

Sowohl die unkritische anfängliche Euphorie als auch die derzeitige pauschale Verurteilung der HDCT haben sicherlich nicht dazu beigetragen, den Stellenwert der HDCT beim Mammakarzinom klar zu definieren. Im folgenden wird deshalb versucht werden, einen Überblick über die derzeitige Datenlage zur HDCT beim primären und metastasierten Mammakarzinom zu liefern, wobei ein besonderer Schwerpunkt auf randomisierte Studien gelegt werden wird.

8.1.2. Rationale der HDCT

Das Konzept der HDCT stützt sich im wesentlichen auf zwei Annahmen. Die grundlegende Voraussetzung ist, daß das Ansprechen auf eine Therapie und dabei vor allem das Erreichen einer kompletten Remission ausschlaggebend für ein langes krankheitsfreies Überleben und Gesamtüberleben ist. Diese These wird durch zahlreiche Langzeitbeobachtungen bei Patientinnen mit metastasierten Mammakarzinomen gestützt (5). Auf der anderen Seite liegen jedoch auch Daten mehrerer Phase-III Studien vor, in denen höhere Remissionsraten nur zum Teil mit einem längerem krankheitsfreien Überleben und nicht mit einer Verlängerung des Gesamtüberlebens einhergingen. Das Erreichen einer kompletten Remission scheint daher eher für das progressionsfreie Überleben und weniger für das Gesamtüberleben ausschlaggebend zu sein.

Die zweite Voraussetzung ist, daß die Dosisintensität eine maßgebliche Determinante des Therapieerfolgs darstellt. Entscheidend dafür ist die Existenz einer linearen und möglichst steilen Beziehung zwischen der eingesetzten Dosis der Zytostatika und der antitumoralen Wirkung. Die Steigerung der Dosisintensität soll dabei die Möglichkeit geben, die für konventionell dosierte Therapien limitierenden, primären oder erworbenen, zellulären Resistenzmechanismen zu durchbrechen, wie es sich in zahlreichen in-vitro-Untersuchungen nachweisen ließ.

Mehrere randomisierte klinische Studien zeigen nach Dosisintensivierung signifikant höhere Ansprechraten im Vergleich zu weniger intensiven Schemata. Eine Metaanalyse von 14 randomisierten Studien mit insgesamt über 2700 Patientinnen beschrieb zudem einen kleinen, aber signifikanten Überlebensvorteil für dosisintensivierte Therapien (6). Die Interpretation der Resultate ist jedoch nicht unumstritten. Generell akzeptiert ist die Auffassung, daß in der adjuvanten Behandlungssituation eine Unterdosierung mit einer Verschlechterung des Gesamtüberlebens einhergehen kann. Dies konnte sowohl für das CMF-Schema wie auch für Anthrazyklin-haltige Therapien gezeigt werden. Obwohl für die metastasierte Behandlungssituation wesentlich weniger Daten vorliegen, gibt es auch hier Hinweise, daß eine relevante Unterdosierung mit einer Verschlechterung der Behandlungsergebnisse einhergehen kann. Im Gegensatz dazu sind jedoch die vorliegenden Daten bezüglich einer konventionellen Dosisintensivierung zurückhaltend zu interpretieren.

Da die Myelosuppression für einige Zytostatika und Zytostatikakombinationen dosislimitierend ist, war die Entwicklung des Konzepts der HDCT eine naheliegende Konsequenz um substantiellere Dosissteigerungen (d.h. um einen Faktor von mindestens 3) zu erreichen.

8.1.3. Strategien zur HDCT

Im Laufe der Zeit haben sich vor allem 2 unterschiedliche Konzepte der HDCT durchgesetzt. Das am häufigsten eingesetzte Verfahren ist die sogenannte "Späte Intensivierung", d.h. der Einsatz einer konsolidierenden HDCT nach vorgeschalteter konventioneller Induktionstherapie. Üblicherweise erhalten dabei lediglich diejenigen Patientinnen eine HDCT, die auf die Induktionstherapie angesprochen haben. Die HDCT kann aus einem einzigen Zyklus, oder aus sequentiellen bzw. Tandem-Verfahren bestehen. Ein logistischer Vorteil der späten Intensivierung ist, daß die hämatopoetischen Stammzellen bereits im Rahmen der vorgeschalteten Chemotherapie mobilisiert und asserviert werden können. Ein Nachteil besteht möglicherweise in der frühzeitigen Resistenzentwicklung unter der konventionellen Therapie.

Demgegenüber wurde das Konzept der "Frühen Intensivierung" entwickelt, bei der Patientinnen sofort der HDCT zugeführt werden. Die HDCT umfaßt dabei in der Regel mindestens 2 Zyklen. Auf eine konventionelle Induktionstherapie wird verzichtet. Ein Vorteil dieses Ansatzes ist die frühzeitige hohe Dosisintensität, wodurch u.U. die Wahrscheinlichkeit der Entstehung resistenter Klone verringert werden kann. Der Stellenwert dieses Konzepts kann jedoch derzeit nicht ausreichend beurteilt werden, da mit dem Wegfall der südafrikanischen Studien lediglich die Ergebnisse einer randomisierten Studie vorliegen.

8.1.4. Auswahl geeigneter Zytostatika

Die Auswahl der für eine HDCT geeigneten Zytostatika ist umstritten. Unbestritten ist lediglich, daß Substanzen, die sich für eine Dosiseskalation eignen, vorwiegend durch eine hämatologische Toxizität gekennzeichnet sein sollten, da nur diese mit Hilfe der Transplantation hämatopoetischer Vorläuferzellen überwunden werden kann. Eine dosislimitierende extramedulläre Toxizität sollte zudem erst bei sehr hohen Dosierungen auftreten. Daneben müssen die eingesetzten Zytostatika eine nachgewiesene Wirkung für die jeweilige Entität haben. Aus diesem Grund werden im allgemeinen alkylierende Verbindungen als eine der günstigsten Substanzgruppen angesehen. Dies wird durch in-vitro Untersuchungen untermauert, die eine steile Dosis-Wirkungs-Beziehung für Alkylantien belegen und zudem zeigen, daß mäßig ausgeprägte Resistenzen durch eine 5- bis zehnfache Dosissteigerung überwunden werden können.

Im Gegensatz dazu erscheinen Zytostatika wie BCNU nur eingeschränkt geeignet für eine Dosiseskalation, da bei Überschreitung kritischer Dosen nicht-hämatologische Nebenwirkungen und insbesondere die pulmonale Toxizität dosislimitierend sind. Es ist deshalb auch nicht verwunderlich, daß der Einsatz von BCNU im HDCT-Konzept der Intergroup-Studie mit einer extrem hohen Therapie-assoziierten Mortalität verbunden war.

Bei der Beurteilung der Studienergebnisse ist zu berücksichtigen, daß zumindest ein Teil der bei der HDCT eingesetzten Zytostatika in konventionellen Schemata lediglich eine geringe Aktivität gezeigt hat. Auf der anderen Seite konnten einige der aktivsten Verbindungen wie Taxane, Anthrazykline oder Vinorelbin bisher nicht in HDCT eingesetzt werden, da sie eine substantielle nicht-hämatologische Toxizität aufweisen. Einen Ausweg bietet hier möglicherweise der Einsatz neuerer Derivate, wie z.B. liposomal verkapsulierte Verbindungen. Sie können vielleicht zukünftig den Einsatz wirksamerer Kombinationen ermöglichen.

8.1.5. Tolerabilität von HDCT

HDCT sind in spezialisierten, erfahrenen Zentren heute weitgehend unkomplizierte und gut handhabbare Behandlungsmethoden. Die hohen Mortalitätsraten früherer Jahre waren unter anderem auf den Einsatz der Knochenmarktransplantation, aber auch auf die Verwendung ungeeigneter Zytostatika zurückzuführen (7). Bis zu 15 % der Patientinnen verstarben unmittelbar an den Therapiefolgen der HDCT, wobei Blutungen und Infektionen an erster Stelle standen. Durch die wesentlich einfachere Transplantation peripherer hämatopoetischer Stammzellen läßt sich die Zeitdauer der gefährdenden Leuko- und Thrombozytopenie erheblich verkürzen und somit das Mortalitätsrisiko minimieren (8). An spezialisierten Zentren konnte hierdurch die therapiebedingte Mortalität deutlich unter 5 % abgesenkt werden. Wesentlich beigetragen haben dazu auch Verbesserungen bei der supportiven Therapie und die wachsende Erfahrung der durchführenden Zentren.

Über mögliche Spätfolgen der Behandlung wie z.B. Organschädigungen oder die Entstehung von Zweitkarzinomen oder Leukämien liegen noch nicht ausreichende Erfahrungen vor.

8.2. Adjuvante HDCT

Ziel adjuvanter systemischer Behandlungsmaßnahmen ist die Vernichtung verborgener Mikrometastasen, die sich nach der Entfernung des Primärtumors und der axillären Lymphknoten noch im Organismus befinden und Ausgangspunkt für ein Rezidiv oder eine Fernmetastasierung sein können. Obwohl der Einsatz einer mehrmonatigen adjuvanten Polychemotherapie zu einer klaren Senkung der Rezidivwahrscheinlichkeit und zu einer Verlängerung des Gesamtüberleben führt (9, 10), kommt es bei der Mehrzahl der Patientinnen zu einem Wiederauftreten der Erkrankung. Effektivere adjuvante Behandlungskonzepte werden deshalb dringend benötigt, um die Heilungschancen insbesondere für Hochrisikopatientinnen zu verbessern.

Vor diesem Hintergrund waren die anfänglichen Erwartungen an die HDCT hoch. Erste Ergebnisse von Phase I und II Studien nährten die Hoffnung, daß durch eine einmalige HDCT möglicherweise ein Großteil der Patientinnen mit primären Mammakarzinomen geheilt werden könnte. Von diesen Erfahrungen ausgehend wurde ein Überlebensvorteil von 30-40 % der adjuvanten HDCT gegenüber konventionellen Therapien postuliert (11).

In randomisierten Studien konnten diese Ergebnisse jedoch bisher nicht bestätigt werden. Derzeit liegen die Daten von 14 randomisierten Studien vor (☞ Tab. 8.1). In der Mehrzahl der Studien wurde zunächst eine konventionelle anthrazyklinhaltige Induktionschemotherapie durchgeführt. Danach wurden in 4 Studien eine konsolidierende HDCT mit alleiniger Beobachtung ohne weitergehende zytostatische Therapie verglichen (12-15), während 7 andere Studien eine konsolidierende HDCT einem oder mehreren zusätzlichen Zyklus einer konventionellen Chemotherapie gegenüberstellten (16-22). Zwei Studien untersuchten den Effekt einer konsolidierenden HDCT im Vergleich zu dosisintensivierten, aber nicht-myeloablativen Therapien. Eine weitere Studie verglich zwei unterschiedliche sequentielle Behandlungsarme, von

8.2. Adjuvante HDCT

Autor	n	Med. FU	Stadium	Induktion	Konsolidierung	HDCT	Adjuvante HAT	RFS konvent.	RFS HDCT	p-Wert	OS konvent.	OS HDCT	p-Wert
MDACC/ Hortobagyi	78	6,5 Jahre	≥ 4 LK (inoperabel) ≥ 10 LK (operabel)	8 x FAC	HDCT vs Kontrolle	2 x CEP	Tam 5a (Post HR+)	62 % nach 3 Jahren	48 % nach 3 Jahren	0.35	77 % nach 3 Jahren	58 % nach 3 Jahren	0.23
JCOG/ Tokuda	97	4 Jahre	≥ 10 LK	6 x FAC	HDCT vs Kontrolle	CT	Tam 2a	48 % nach 4 Jahren	60 % nach 4 Jahren	0.42	66 % nach 4 Jahren	67 % nach 4 Jahren	0.95
Pegase01/ Roche	314	39 Monate	≥ 7 LK	4 x $FE_{100}C$	HDCT vs Kontrolle	CMA	Tam 5a (HR+)	55 % nach 3 Jahren	71 % nach 3 Jahren	<0.003	84 % nach 3 Jahren	86 % nach 3 Jahren	0.33
ECOG/ Tallman	540	6,1 Jahre	≥ 10 LK	6 x FAC	HDCT vs Kontrolle	CT	Tam 5a (HR+)	46 % nach 6 Jahren	48 % nach 6 Jahren	0.5	61 % nach 6 Jahren	58 % nach 6 Jahren	0.45
Rodenhuis	97	49 Monate	Ausgedehnter Befall Level III LK	3 x $FE_{120}C$	HDCT vs 1 x $FE_{120}C$	CBP	Tam 2a	n.a.	n.a.	0.97	n.a.	n.a.	0.84
Rodenhuis	885	57 Monate	≥ 4 LK	4 x $FE_{90}C$	HDCT vs 1 x $FE_{90}C$	Mod. STAMP V	Tam 5a (Post HR+)	59 % nach 5 Jahren	65 % nach 5 Jahren	0.09	n.a.	n.a.	0.38
ACCOG/ Leonard	605	6 Jahre	≥ 4 LK	4 x A	HDCT vs 8 x CMF	CT	n.a.	54 % nach 5 Jahren	57 % nach 5 Jahren	0.73	64 % nach 5 Jahren	62 % nach 5 Jahren	0.38
GABG/ Zander	307	3,8 Jahre	≥ 10 LK	4 x $E_{90}C$	HDCT vs 3 x CMF	CMT	Tam 5a (HR+)	42 % nach 4 Jahren	52 % nach 4 Jahren	0.095	62 % nach 4 Jahren	70 % nach 4 Jahren	0.33
IBCSG/ Basser	344	47 Monate	≥ 10 LK oder ≥ 5 LK & HR−/T3	n.a.	HDCT vs 3 x AC → 3 x CMF	3 x EC	Tam 5a (HR+)	46 % nach 4 Jahren	57 % nach 4 Jahren	0.12	64 % nach 4 Jahren	73 % nach 4 Jahren	0.20
WSG/ Nitz	403	35 Monate	≥ 10 LK	2 x $E_{90}C$	HDCT vs 4 x $ECq2$	2 x ECT	Tam 5a (HR+)	41 % nach 4 Jahren	61 % nach 4 Jahren	0.0019	n.a.	n.a.	0.23
ICCG/ Coombes	281	68 Monate	≥ 4 LK	3 x FEC	HDCT vs 3 x FEC	Mod. STAMP V	Tam 5a	59 % nach 5 Jahren	57 % nach 5 Jahren	0.76	67 % nach 5 Jahren	66 % nach 5 Jahren	0.40
Bergh	525	34,3 Monate	Geschätztes 5-Jahres RFS > 30 %	3 x mod. FEC	HDCT vs mod. FEC	STAMP V	Tam 5a	72 % nach 3 Jahren	63 % nach 3 Jahren	0.013	83 % nach 3 Jahren	77 % nach 3 Jahren	0.12
Peters	785	7,3 Jahre	≥ 10 LK	4 x FAC	HDCT vs Intermed CDP	STAMP I	Tam 5a (HR+)	58 % nach 5 Jahren	61 % nach 5 Jahren	0.24	71 % nach 5 Jahren	71 % nach 5 Jahren	0.75
Gianni	382	52 Monate	≥ 4 LK	n.a.	n.a.	TM	Tam 5a	62 % nach 5 Jahren	65 % nach 5 Jahren	n.s.	77 % nach 5 Jahren	76 % nach 5 Jahren	n.s.

Tab. 8.1: Vergleich von adjuvanter HDCT und konventionellen zytostatischen Therapien: Ergebnisse randomisierter Studien. **N** = Anzahl der Patientinnen, **Med. F/U** = mediane Nachbeobachtungszeit; **Induktion** = präoperative oder postoperative systemische Chemotherapie; **Konsolidierung** = randomisierte konsolidierende systemische Behandlung nach präoperativer oder adjuvanter Chemotherapie; **HDCT** = HDCT mit Knochenmark- oder PBSCT; **Adjuvante HT** = adjuvante Hormontherapie; **RFS** = Krankheitsfreies Überleben; **konvent.** = konventionelle Chemotherapie; **LK** = befallene axilläre Lymphknoten; **FAC** = konventionelle Chemotherapie mit 5-Fluoruracil, Doxorubicin und Cyclophosphamid; **EEC** = konventionelle Chemotherapie mit 5-Fluoruracil, Epirubicin und Cyclophosphamid mod. **FEC** = individuell dosisangepaßtes FEC (Details ☞ Text); **CEP** = Cisplatin, Etoposid, Cyclophosphamid; **CT** = Cyclophosphamid, Thiotepa; **CMA** = Cyclophosphamid, Mitoxantron, Melphalan; **CPB** = Cisplatin, Cyclophosphamid, Carmustin; **STAMP V** = Cyclophosphamid, Thiotepa, Carboplatin; **TM** = Thiotepa, Melphalan; **STAMP I** = Cyclophosphamid, Cisplatin, Carmustin; **CMT** = Cyclophosphamid, Mitoxantron, Thiotepa; **EC** = Epirubicin, Cyclophosphamid; **ECT** = Epirubicin, Cyclophosphamid, Thiotepa; **Tam** = Tamoxifen; **a** = Jahre; **post** = postmenopausale Frauen; **HR+** = positiver Hormonrezeptorstatus; **n.s.** = nicht signifikant; **n.a.** = nicht angegeben.

denen einer mit einer HDCT abgeschlossen wird (23).

8.2.1. Konsolidierende HDCT vs Beobachtung bzw. konventionelle Chemotherapie

Die Studien unterschieden sich zum Teil erheblich in Umfang und Intensität der vorgeschalteten Chemotherapie, dem Risikoprofil der Patientinnen, dem eingesetzten Hochdosisschema und der Dauer der Nachbeobachtung. Keine der 11 randomisierten Studien konnte bisher einen Überlebensvorteil für die HDCT zeigen. Allerdings sind vor allem die kleineren Studien aufgrund der geringen Fallzahl erheblich in ihrer statistischen Aussagekraft eingeschränkt.

Hinzu kommt, daß ein Teil der Studien zu einem Zeitpunkt konzipiert wurde, als man aufgrund unkontrollierter Studien von einem deutlichen Vorteil der HDCT im krankheitsfreien Überleben ausging. Dementsprechend wurde bei der statistischen Planung ein bis zu 30 %iger Anstieg des krankheitsfreien Überlebens vorausgesetzt. Aus heutiger Sicht erscheinen diese Vorgaben jedoch bei weitem zu optimistisch. Die Ergebnisse metaanalytischer Untersuchungen zeigen, daß der Einsatz einer mehrmonatigen adjuvanten Polychemotherapie zwar zu einer klaren Senkung der Rezidivwahrscheinlichkeit und zu einer Verlängerung des Gesamtüberlebens führt [8, 9]. Die 10-Jahres-Mortalität kann dabei aber bei Frauen unter 50 Jahren lediglich um etwa 6-12 % bzw. bei Frauen zwischen 50 und 69 Jahren sogar nur um 2-6 % gesenkt werden. Ein zusätzlicher Effekt der HDCT in einer Größenordnung von bis zu 30 % erscheint vor diesem Hintergrund unrealistisch.

Aufgrund dieser Annahmen sind vor allem die Studien mit geringer Patientenzahl nicht geeignet, potentielle kleinere Unterschiede aufzuzeigen. Sie lassen letztendlich nur die Aussage zu, daß ein Nutzen der adjuvanten HDCT in der Dimension, wie er anfangs erwartet wurde, hätte entdeckt werden müssen. Die Studien sind hingegen unzureichend, um kleinere Unterschiede auszuschließen.

Vor diesem Hintergrund überrascht es nicht, daß bisher lediglich 2 Studien einen signifikanten Vorteil (PEGASE01, WSG) im krankheitsfreien Überleben zeigen konnten, der zudem mit keiner signifikanten Verlängerung des Gesamtüberlebens einherging. Allerdings waren in der PEGASE01-Studie zum Zeitpunkt der Auswertung nahezu die Hälfte der Patientinnen, bei denen ein Rezidiv auftrat, noch am Leben. Dies weist darauf hin, daß die Nachbeobachtungszeit zu kurz ist, als daß sich mögliche Unterschiede im krankheitsfreien Überleben auch auf das Gesamtüberleben hätten auswirken konnten. Ähnliches trifft auf die WSG-Studie zu, die mit 35 Monaten eine vergleichsweise kurze Nachbeobachtungszeit aufweist.

Die größte bisher veröffentlichte Studie umfaßte 885 Patientinnen mit mindestens 4 befallenen axillären Lymphknoten. Wenngleich auch diese Studie keinen signifikanten Überlebensvorteil für die HDCT nachweisen konnte, zeichnete sich doch ein deutlicher Trend im krankheitsfreien Überleben zugunsten der HDCT ab (5-Jahres Krankheitsfreies Überleben 65 % vs 59 %; HR 0.83, 95 % KI 0.66-1.03, p=0.09). Dabei ergab sich insbesondere für Patientinnen mit 10 und mehr befallenen Lymphknoten ein signifikanter Vorteil im krankheitsfreien Überleben (5-Jahres Krankheitsfreies Überleben 61 % vs 51 %; HR 0.71, 95 % KI 0.50-1.00, p=0.05). Desweiteren profitierten vor allem Patientinnen mit HER2/neu-negativen Tumoren von der HDCT. Unter den 620 Patientinnen mit einem HER2/neu-Score von 0-2 ergab sich ein signifikant längeres krankheitsfreien Überleben für die mit einer HDCT behandelten Patientinnen (HR 0.66; 05 % KI 0.46-0.94, p=0.002), während bei Vorliegen einer Überexpression von HER2/neu keine relevanten Vorteile für die HDCT zu verzeichnen waren. Diese Ergebnisse verdeutlichen einmal mehr, wie wichtig es ist, geeignete Subkollektive zu definieren, da der Nutzen einer HDCT möglicherweise lediglich für einen Teil der Patientinnen gegeben ist.

8.2.2. Konsolidierende HDCT vs dosisintensivierte Therapie

Zwei Studien untersuchten den Effekt einer konsolidierenden HDCT im Vergleich zu dosisintensivierten, aber nicht-myeloablativen Therapien und sind somit ungeeignet, potentielle Unterschiede zwischen einer HDCT und einer konventionellen Chemotherapie aufzuzeigen. Vielmehr vergleichen sie zwei unterschiedlich Strategien zur Steigerung der Dosisintensität. Das Fehlen eines signifikanten Vorteils der HDCT kann somit nur bedingt als Versagen der intensivierten Therapie gewertet werden.

In der amerikanischen Intergroup-Studie erhielten Patientinnen nach konventioneller Induktion entweder eine HDCT mit SCT oder eine intermediär-dosierte Chemotherapie mit Unterstützung von G-CSF. In beiden Therapien wurden die Zytostatika Cyclophosphamid, BCNU und Cisplatin verwendet (24). Patientinnen im intermediär-dosierten Therapie-Arm konnten sich zudem bei Auftreten eines Rezidivs einer HDCT unterziehen. Nach einem Follow-Up von 7.3 Jahren zeigten sich keine relevanten Unterschiede hinsichtlich des krankheitsfreien Überlebens oder des Gesamtüberlebens. Allerdings traten in der HDCT-Gruppe 32 therapieassoziierte Todesfälle auf, während im intermediären Arm keine Patientin an den Folgen der Therapie verstarb. Ein Großteil der mit 7.4 % außergewöhnlich hohen Behandlungsmortalität scheint dabei auf eine BCNU-assoziierte pulmonale Toxizität zurückzuführen zu sein. Inwiefern ein weniger toxisches Hochdosisregime die Ergebnisse im Hinblick auf das krankheitsfreie Überleben oder das Gesamtüberleben beeinflußt hätte, ist nicht abschätzbar.

Die zweite Studie schloß Frauen mit einem geschätzten 5-Jahres-krankheitsfreiem Überleben von 30 % ein. Dies umfaßte Patientinnen mit mindestens 8 befallenen Lymphknoten oder Patientinnen mit 5 und mehr befallenen Lymphknoten, einem negativen Hormonrezeptorstatus und entweder einem nukleären Grading von 2 oder 3 oder einem hohen S-Phasen-Anteil. Alle Patientinnen erhielten zunächst 3 Zyklen eines modifizierten FEC-Schemas. Nachfolgend wurden die Patientinnen randomisiert zu einer HDCT nach dem STAMP V Protokoll oder 6 weiteren Zyklen des individuell angepaßten FEC-Schemas (25).

Das modifizierte FEC-Protokoll umfaßte 6 Dosisstufen. Ausgehend von einer definierten Anfangsdosis wurde in Abhängigkeit von dem Ausmaß und der Dauer der Hämatotoxizität die Dosis beibehalten oder modifiziert. Ziel des individuell angepaßten FEC-Schemas war es, eine maximale Dosisintensivierung ohne Einsatz hämatopoetischer Vorläuferzellen zu erreichen. Dementsprechend waren mit Ausnahme der Cyclophosphamid-Dosis, sowohl die wöchentlichen, als auch die kumulativen Dosen der Zytostatika im FEC-Arm höher als im Hochdosis-Arm (☞ Tab. 8.2).

Wie intensiv das FEC-Schema ist, spiegelt die Tatsache wider, daß trotz der relativ kurzen Nachbeobachtungsdauer im FEC-Arm bereits 5 Fälle einer akuten myeloischen Leukämie (AML), sowie 3 myelodysplastische Syndrome (MDS) auftraten, während im Hochdosis-Arm kein einziger Fall einer AML oder eines MDS zu verzeichnen war. Bis auf 2 Patientinnen verstarben alle an einer AML oder einem MDS erkrankten Frauen innerhalb von 17 Monaten. Trotzdem traten in der HDCT-Gruppe insgesamt häufiger schwerwiegende Nebenwirkungen auf. Es muß dabei aber berücksichtigt werden, daß die Behandlungsdauer im FEC-Arm deutlich länger war und Nebenwirkungen aufgrund der Zykluswiederholungen mehrfach auftreten konnten. Zur Bewertung der Verträglichkeit erscheint deshalb die Beurteilung der Lebensqualität notwendig. Ergebnisse dazu liegen jedoch nicht vor.

In Anbetracht der hohen Dosisintensität des FEC-Arms verwundert es nicht, daß zum Zeitpunkt der Auswertung signifikant weniger Rezidive in der FEC-Gruppe aufgetreten waren als im Hochdosis-Arm (p = 0,04). Das krankheitsfreie Überleben nach 3 Jahren war unter der FEC-Behandlung ebenfalls günstiger als in der Hochdosis-Gruppe. Allerdings konnten keine Unterschiede im Gesamtüberleben zwischen beiden Behandlungsarmen gezeigt werden.

8.2.3. HDCT vs sequentielle Therapie

Lediglich eine Studie vergleicht zwei von Therapiebeginn an komplett unterschiedliche sequentielle Behandlungsarme, von denen einer mit einer

	5-Fluorouracil		Epirubicin		Cyclophosphamid	
	FEC	HDCT	FEC	HDCT	FEC	HDCT
Mediane Dosis pro Woche [mg/m^2]	223	179	33	18	431	811
Mediane kumulative Dosis [mg/m^2]	5369	1803	780	181	10238	8400

Tab. 8.2: Mediane Dosisintensität und kumulative Dosis von 5-Fluorouracil, Epirubicin und Cyclophosphamid (**FEC**) im individuell angepaßten FEC-Arm und in der HDCT-Gruppe. **HDCT** = HDCT mit PBSCT.

HDCT abgeschlossen wird (☞ Abb. 8.1) (26). Obwohl sich nach einer medianen Nachbeobachtungszeit von 52 Monaten ein tendentieller Vorteil für Frauen unter 35 Jahren bzw. Patientinnen mit 4 bis 9 befallenen Lymphknoten zeigte, konnte in der Studie insgesamt kein signifikanter Unterschied im krankheitsfreien Überleben oder im Gesamtüberleben nachgewiesen werden.

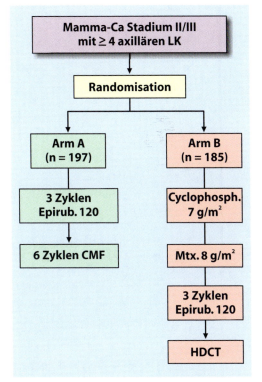

Abb. 8.1: Studiendesign (Gianni 2001). Alle Patientinnen erhielten zudem Tamoxifen über 5 Jahre.
Epirub. 120 = Epirubicin (120 mg/m^2); **CMF** = Cyclophosphamid, Methotrexat und 5-Fluorouracil; **Cyclophosph.** = Cyclophosphamid (7 g/m^2); **Mtx** = Methotrexat (8 g/m^2 mit Leucovorin-Rescue); **HDCT** = HDCT mit PBSCT [Thiotepa (600 mg/m^2) und Melphalan (160-180 mg/m^2)].

8.2.4. Cochrane Metaanalyse

Die Ergebnisse der randomisierten Studien wurden vor kurzem in einer Metaanalyse zusammengefaßt (27), die Daten von mehr als 5000 Patientinnen berücksichtigte. Die Analyse zeigte sowohl nach 3 Jahren (RR 1.12, 95 % KI 1.06-1.19) als auch nach 4 Jahren (RR 1.30, 95 % KI 1.16-1.45) einen signifikanten Vorteil der HDCT im Rezidivfreien Überleben. Dieser Vorteil konnte jedoch nach 5 Jahren nicht mehr bestätigt werden, wobei allerdings zu berücksichtigen ist, daß aufgrund einer kurzen Nachbeobachtungszeit nur 6 von 13 Studien in diese Analyse eingingen.

Bezüglich des Gesamtüberlebens konnte auch in der Metaanalyse kein eindeutiger Vorteil der HDCT nachgewiesen werden. Auch hier muß jedoch eine längere Nachbeobachtungszeit in einem Teil der Studien abgewartet werden, bevor endgültige Schlüsse gezogen werden können.

Bei insgesamt 65 Therapie-assoziierten Todesfällen unter der HDCT und lediglich 4 Todesfällen unter den konventionellen Therapien ergab sich zudem ein signifikant höheres Therapierisiko für die HDCT (RR 8.58, 95 % KI 4.13-17.80). Aufgrund der Daten der Metaanalyse kann somit insgesamt kein klarer Vorteil für die HDCT belegt werden.

8.3. HDCT beim metastasierten Mammakarzinom

Im Vergleich zur adjuvanten Behandlungssituation liegen für Patientinnen mit metastasiertem Mammakarzinom deutlich weniger randomisierte Studien vor (☞ Tab. 8.3). Fünf Studien verwendeten den Ansatz der späten Intensivierung. Lediglich eine Studie verglich eine Up-Front HDCT mit einer konventionellen Therapie.

8.3.1. Späte Intensivierung vs konventionelle Chemotherapie

Die größte randomisierte Studie beim metastasierten Mammakarzinom wurde von der Philadelphia Bone Marrow Transplantation Group durchgeführt (28, 29). Eingeschloßen wurden palliativ nicht zytostatisch vorbehandelte Patientinnen. Hormonrezeptor-positive Patientinnen mußten zumindest eine palliative antihormonelle Vortherapie durchlaufen haben, soweit nicht eine lebensbedrohliche viszerale Metastasierung vorlag.

Alle Patientinnen erhielten zunächst eine konventionelle Induktions-Chemotherapie. Bei objektivem Ansprechen wurden die Patientinnen entweder einer einmaligen HDCT nach dem STAMP V Protokoll oder einer remissionserhaltenden konventionellen Chemotherapie mit CMF zugeteilt (☞ Abb. 8.2). Letztere umfaßte maximal 24 Zyklen, sofern nicht das Auftreten limitierender Ne-

Autor	N	Med. F/U	Induktion	HDCT-Strategie	HDCT	HAT	PFS konvent.	PFS HDCT	p-Wert	OS konvent.	OS HDCT	p-Wert
ECOG/ Stadtmauer	553	69,5 Monate	4–6 x FAC bzw. CMF*	Konsolidierungs-HDCT vs max. 24 x CMF	STAMP V	keine HT	9,1 Monate	9,6 Monate	0,31	26 Monate	26 Monate	n.s.
PEGA-SE 03/ Roche	308	4 Jahre	4–6 x Anthrazykl. Chemotherapie	Konsolidierungs-HDCT vs Beobachtung	CT	n.d.	6,9 Monate	11,0 Monate	0,0005	24,5 Monate	28,6 Monate	0,7
PEGA-SE 04/ Lotz	61	5 Jahre	4–6 x Anthrazykl. Chemotherapie	Konsolidierungs-HDCT vs 2–4 x Anthra. Cx	CMA	n.d.	6,0 Monate	12,0 Monate	<0,0056	19,3 Monate	44,1 Monate	<0,029
NCIC/ Crump	386	19 Monate	6 x Anthrazykl. bzw. Taxan Cx[+]	Konsolidierungs-HDCT vs 2 x Anthra./Taxan Cx	CMC	Tam bzw. andere (ER+)	8,4 Monate	12,0 Monate	0,014	27,6 Monate	24 Monate	0,95
IBDIS/ Crown	110	60 Monate	3 x AT	Tandem-Konsolidierungs-HDCT vs 1 x AT → 4 x CMF	1. ICE 2. CT	n.d.	10,6 Monate	14,4 Monate	0,003	26,4 Monate	31,2 Monate	0,145
Schmidt	93	52 Monate	-	Doppel-Induktions HDCT	CMV	Tam bzw. andere (ER+)	10,6 Monate	14,4 Monate	0,67	23,4 Monate	26,9 Monate	0,60
Madan	69	4,9 Jahre	4 x AMF	Konsolidierungs-HDCT vs HDCT bei Relaps	STAMP I	n.a.	1,0 Jahre	0,9 Jahre	<0,0001	1,8 Jahre	2,0 Jahre	n.a.
Peters	98	n.a.	4 x Anthrazykl. Chemotherapie	Konsolidierungs-HDCT vs HDCT bei Relaps	STAMP I	n.a.	0,3 Jahre	0,9 Jahre	0,008	3,2 Jahre	1,9 Jahre	0,04

Tab. 8.3: Vergleich von HDCT und konventionellen zytostatischen Therapien bzw. sofortige Konsolidierungs-HDCT oder Induktions-HDCT bei erneuter Progression: Ergebnisse randomisierter Studien beim metastasierten Mammakarzinom. **N** = Anzahl der Patientinnen, **Med. F/U** = mediane Nachbeobachtungszeit; **Induktion** = konventionelle Induktionschemotherapie; **HDCT** = HDCT mit Knochenmark- oder PBSCT; **HT** = antihormonelle Erhaltungstherapie; **PFS** = Progressionsfreies Überleben; **OS** = Gesamtüberleben; **konvent.** = konventionelle Chemotherapie; **FAC** = konventionelle Chemotherapie mit 5-Fluorouracil, Doxorubicin und Cyclophosphamid; **AFM** = konventionelle Chemotherapie mit 5-Fluorouracil, Doxorubicin und Methotrexat; **CMC** = Carboplatin, Mitoxantron, Cyclophosphamid; **ICE** = Ifosfamid, Carboplatin, Etoposid; **CT** = Cyclophosphamid, Thiotepa; **CMA** = Cyclophosphamid, Mitoxantron, Melphalan; **STAMP V** = Cyclophosphamid, Thiotepa, Carboplatin; **STAMP I** = Cyclophosphamid, Cisplatin, Carmustin; **Tam** = Tamoxifen; **a** = Jahre; **ER+** = positiver Hormonrezeptorstatus; **n.s.** = nicht signifikant; **n.a.** = nicht angegeben. * CMF, falls kumulative adjuvante Anthrazyklindosis 400–500 mg/m², ** p = 0,01 nach 3 Jahren; 2-Jahres PFS 37,7 % vs 62,5 %, p = 0,029 nach 3 Jahren; 2-Jahres OS 41,1 % vs 65,5 %, 5-Jahres OS 18,5 % vs 29,8 %; [+] Taxanhaltige Chemotherapie bei anthrazyklinhaltiger adjuvanter Therapie, [++] Signifikanter Vorteil zugunsten der HDCT.

benwirkungen oder eine Tumorprogression einen Abbruch erforderlich machten. Patientinnen mit stabiler Krankheitsausdehnung oder Progression unter der Induktions-Chemotherapie schieden aus der Studie aus.

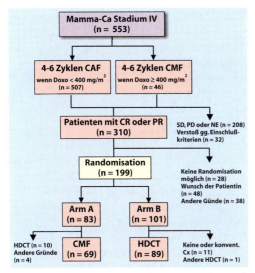

Abb. 8.2: Studiendesign (Stadtmauer 2000). Details ☞ Text.
CAF = Cyclophosphamid (100 mg/m^2 p.o. d1-14 q4 Wochen), Doxorubicin (30 mg/m^2 d1 & 8 q4 Wochen) und 5-Fluorouracil (500 mg/m^2 d1 & 8 q4 Wochen); **CMF** = Cyclophosphamid (100 mg/m^2 p.o. d1-14 q4 Wochen), Methotrexat (40 mg/m^2 d1 & 8 q4 Wochen) und 5-Fluorouracil (600 mg/m^2 d1 & 8 q4 Wochen) mit zusätzlicher optionaler Gabe von Prednisolon (40 mg/m^2 p.o. d1-14); **HDCT** = Hochdosischemotherapie mit SCT nach dem STAMP V Protokoll.

Nach mehr als 5 Jahren Nachbeobachtungszeit zeigten sich zwischen beiden Behandlungsarmen keine Unterschiede im progressionsfreien Überleben und im Gesamtüberleben, wohingegen schwerwiegende Nebenwirkungen signifikant häufiger unter der HDCT zu verzeichnen waren. Es ist allerdings zu berücksichtigen, daß die Konsolidierungstherapie im Hochdosis-Arm aus einem einzelnen intensiven Zyklus bestand, während im konventionellen Arm die zytostatische Behandlung bis zu 24 Mal wiederholt wurde.

Dementsprechend erscheint es wesentlich für die Beurteilung, inwiefern sich die stärkere, aber nur einmalige Beeinträchtigung durch die HDCT oder die geringer ausgeprägten, aber wiederholten Nebenwirkungen im konventionellen Arm auf die Lebensqualität ausgewirkt haben. Wenngleich sich nach 6 bzw. 12 Monaten keine relevanten Unterschiede bezüglich des körperlichen Befindens bzw. der Therapie-bedingten Nebenwirkungen zeigten, erwies sich die emotionale Verfassung der Patientinnen in der Hochdosisgruppe nach 6 Monaten signifikant schlechter, hatte sich jedoch nach 12 Monaten wieder angeglichen. Bedauerlicherweise wurde nach 18 und 24 Monaten keine weitere Erhebung durchgeführt, obwohl einige Patientinnen immer noch unter der konventionellen Therapie standen, während sich Patientinnen im HDCT-Arm lediglich unter Beobachtung befanden. Es ist somit nicht abschätzbar, ob potentielle Unterschiede zu diesem Zeitpunkt die Unterschiede während der ersten Behandlungsmonate ausgleichen könnten (30).

Die Ergebnisse der Studie sind insgesamt nicht unumstritten. Die Studie ist wiederholt dafür kritisiert worden, daß lediglich 199 von 310 Patientinnen randomisiert wurden und nur 184 Patientinnen in die primäre Auswertung eingingen, während die restlichen Patientinnen aus verschiedenen Gründen aus der Studie ausschieden. Auffallend ist dabei vor allem der hohe Anteil von Patientinnen, bei denen eine Protokollverletzung auftrat. Außerdem erhielten 10 der 83 Patientinnen im konventionellen Therapiearm eine HDCT, während bei 11 Patientinnen im HDCT-Arm lediglich eine konventionell zytostatische Therapie durchgeführt wurde oder auf eine Chemotherapie ganz verzichtet wurde. Es ist deshalb nicht auszuschließen, daß dies einen Einfluß auf die Studienergebnisse gehabt haben kann. Nichtsdestotrotz bleibt letztendlich trotz der Mängel der Studie die Tatsache bestehen, daß sich in der Studie nicht einmal ein Trend, geschweige denn ein signifikanter Überlebensvorteil zugunsten der HDCT zeigte.

Im Gegensatz zu der o.a. Studie kamen drei weitere Studien, die eine Konsolidierungs-HDCT mit mehreren Zyklen konventioneller Chemotherapien verglichen, zu partiell unterschiedlichen Ergebnissen. Die Induktionsbehandlung bestand jeweils aus einer Anthrazyklin- und/oder Taxan-haltigen Chemotherapie. Zwei der 3 Studien mußten allerdings wegen Rekrutierungsschwierigkeiten vorzeitig beendet werden und sind aufgrund der geringen Patientenzahl nicht statistisch aussagekräftig genug, um kleinere Unterschiede aufzuzeigen. Trotzdem ging in allen 3 Studien die

HDCT mit einem signifikant längeren Progressionsfreien Überleben einher.

So konnte in der PEGASE 04 Studie über den Beobachtungszeitraum von 5 Jahren hinweg ein signifikanter Vorteil im Progressionsfreien Überleben für die Patientinnen im HDCT-Arm gezeigt werden (31, 32), der mit einem Überlebensvorteil von nahezu 2 Jahren einherging. Auch in der IB-DIS-Studie, die 2 verschiedene HDCT-Zyklen zur Konsolidierung einsetzte, konnte ein signifikanter Vorteil der HDCT im Progressionsfreien Überleben nachgewiesen werden, der sich allerdings nicht in einem Überlebensvorteil manifestierte.

In der kanadischen NCIC Studie zeigte sich nach einer medianen Nachbeobachtungszeit von knapp 2 Jahren ein signifikanter Vorteil der Hochdosis-Patientinnen hinsichtlich des Progressionsfreien Überlebens. Das Gesamtüberleben, das den primären Endpunkt der Studie darstellt, war zu diesem Zeitpunkt jedoch in beiden Behandlungsarmen vergleichbar (33). Neben der kurzen Nachbeobachtungszeit ist bei der Beurteilung der Studie zu berücksichtigen, daß Patientinnen mit Hormonrezeptor-positiven Tumoren nach Beendigung der Chemotherapie eine antihormonelle Erhaltungstherapie erhielten, und daß bei Patientinnen mit isolierten Weichteil- oder Knochenmetastasen eine zusätzliche lokale Bestrahlung durchgeführt wurde. Auffallend ist auch eine relativ hohe Anzahl therapie-assoziierter Todesfälle (7 Patientinnen), die alle im Hochdosisarm auftraten. Weitere Follow-up Daten müssen abgewartet werden, bevor klare Schlußfolgerungen gezogen werden können.

Im Gegensatz zu den vorgenannten Studien wurde im Kontrollarm der PEGASE 03 Studie nach der konventionellen Anthrazyklin-haltigen Induktionstherapie keine weitere Therapie durchgeführt, während im zweiten Arm eine HDCT mit Cyclophosphamid und Thiotepa erfolgte (34, 35). Durch die HDCT konnte der Anteil der Patientinnen mit kompletter Remission signifikant erhöht werden. Nach einer medianen Nachbeobachtungszeit von 4 Jahren zeigte sich ein signifikanter Vorteil im progressionsfreien Überleben zugunsten der Hochdosisgruppe. Dieser führte jedoch nicht zu einem signifikanten Unterschied im Gesamtüberleben.

8.3.2. Frühe Intensivierung vs konventionelle Chemotherapie

Lediglich eine Studie verfolgte bisher den Ansatz der frühen Intensivierung d.h. einer HDCT ohne vorgeschaltete Induktionsbehandlung. Das Studienkonzept sah zunächst einen Vergleich einer Doppel-HDCT mit einer konventionellen Behandlung mit 6-9 Zyklen Adriamycin und Paclitaxel vor. Patientinnen mit kompletter Remission nach der Erstlinienbehandlung waren zudem bei erneuter Progression für einen Wechsel zu der jeweiligen anderen Behandlungsmodalität vorgesehen (36).

Trotz eines Trends zu einer höheren Ansprechrate zugunsten der mit HDCT-behandelten Patientinnen konnten letztendlich keine signifikanten Unterschiede im progressionsfreien Überleben und im Gesamtüberleben nachgewiesen werden. Die statistische Aussagekraft der Studie ist allerdings eingeschränkt, da die ursprünglichen Rekrutierungsvorgaben nicht erfüllt werden konnten. Die HDCT war insgesamt relativ gut verträglich, ging aber, wie erwartet, mit signifikant mehr akuten Nebenwirkungen einher.

8.3.3. Konsolidierungs-HDCT vs HDCT bei erneuter Progression

Zwei weitere Studien untersuchten den günstigsten Zeitpunkt einer HDCT. In beiden Studien erhielten die Patientinnen zunächst eine konventionelle Chemotherapie. Danach wurde bei einem Teil der Patientinnen unmittelbar anschließend eine konsolidierende HDCT durchgeführt, während bei den restlichen Patientinnen zunächst abgewartet und die HDCT erst bei erneuter Progression eingesetzt wurde. Beide Studien wurden kritisiert, weil sie keine einheitliche konventionelle Chemotherapie für die Patientinnen, die nach der initialen HDCT erneut progredient sind, festlegen. Zudem ist ihre statistische Aussagekraft aufgrund der geringen Patientenzahl eingeschränkt. Nichtsdestotrotz unterstreichen die beiden Studien, daß der Zeitpunkt, zu dem eine HDCT durchgeführt wird, eine wesentliche Rolle spielen kann.

Die erste Studie umfaßte lediglich Patientinnen, die sich nach der Induktionschemotherapie in einer kompletten Remission befanden (37). Obwohl die Konsolidierungschemotherapie ein statistisch signifikant längeres Progressionsfreies Überleben erbrachte, war das Gesamtüberleben bei den Patientinnen höher, bei denen die HDCT erst bei erneuter Progression eingesetzt wurde.

Die zweite Studie war für hormonrefraktäre oder -unempfindliche Patientinnen geplant, bei denen ausschließlich eine Knochenmetastasierung vorlag (38). Voraussetzung für die Randomisierung war eine stabile Krankheitsausdehnung oder eine objektive Remission nach der konventionellen Induktionstherapie. Alle Knochenmetastasen wurden nach Ende der Chemotherapie nachbestrahlt. Nach einem medianen Follow-Up von 4,9 Jahren zeigten die Patientinnen mit früher Konsolidierungs-HDCT auch in dieser Studie ein längeres progressionsfreies Überleben. Das Gesamtüberleben war jedoch in beiden Gruppen identisch.

8.3.4. Cochrane Metaanalyse

Die Ergebnisse der randomisierten Studien wurden vor kurzem in einer Metaanalyse zusammengefaßt, die 438 Patientinnen im HDCT-Arm und 412 Patientinnen in der Vergleichsgruppe berücksichtigte (39). Die Analyse bestätigte, daß die HDCT zu einem signifikanten Vorteil im Progressionsfreien Überleben führte (1-Jahres PFS RR 1,76, 95 % KI 1.40-2.20; 5-Jahres PFS RR 2.84, 95 % KI 1.07-7.50), konnte aber keinen Überlebensvorteil nachweisen. Bei 15 Therapieassoziierten Todesfällen im HDCT-Arm und 2 Todesfällen in der Beobachtungsgruppe ergab sich zudem ein signifikant höheres Therapierisiko für die HDCT (RR 4.07, 95 % KI 1.39-11.88). Insgesamt kann somit auch in der Metaanalyse kein klarer Vorteil für die HDCT belegt werden.

8.4. Schlußfolgerung

Weder in der adjuvanten noch in der palliativen Behandlungssituation konnte die HDCT die hohen Erwartungen erfüllen. Für beide Behandlungssituationen konnte insbesondere kein Überlebensvorteil gezeigt werden. Zahlreiche Studien belegen zwar, daß in der adjuvanten Behandlungssituation die Dosisintensität im konventionellen Dosisbereich eine relevante Rolle spielt. Ob aber außerhalb eines umschriebenen Bereichs eine weitergehende Steigerung der Dosisintensität zu einer Verbesserung der Ergebnisse führen kann, muß anhand der bisherigen Daten zur HDCT in Frage gestellt werden.

Dabei scheint sich vor allem abzuzeichnen, daß eine späte Intensivierung allenfalls einen geringen therapeutischen Vorteil gegenüber konventionellen Therapieverfahren bringt. Dies ist möglicherweise zumindest teilweise darauf zurückzuführen, daß unter der konventionellen Induktionstherapie bereits Resistenzen entstehen können, die durch eine nachfolgende Intensivierung nicht mehr durchbrochen werden können.

Vor diesem Hintergrund könnte theoretisch der frühzeitige Einsatz der HDCT, bei dem sich der Tumor eventuell noch in einem Chemosensitiveren Stadium befindet, günstiger sein. Das Konzept der frühen Intensivierung kann derzeit jedoch nicht ausreichend beurteilt werden, da nur wenige Daten aus randomisierten Studien vorliegen. Auch verschiedene andere Fragestellungen wie z.B. der Einsatz anderer Zytostatika oder sequentielle bzw. Tandem-HDCT-Konzepte sind nicht ausreichend untersucht. Mehrere Studien zeigen zudem, daß auch alternative Ansätze für die Steigerung der Dosisintensität zu viel versprechenden Ergebnissen führen können (25, 24, 40).

Weitere Auswertungen müssen sich deshalb auch mit der Frage befassen, inwiefern Subkollektive definiert werden können, die möglicherweise am ehesten einen Vorteil durch eine HDCT erfahren. Die Ergebnisse der niederländischen Studie deuten z.B. darauf hin, daß insbesondere jüngere Frauen, Patientinnen mit mindestens 10 befallenen Lymphknoten sowie Patientinnen mit HER2/neu-negativen Tumoren von einer adjuvanten HDCT profitieren. Da jedoch die Aussagekraft einzelner Studien durch ihre geringe Fallzahl deutlich eingeschränkt ist, sollten solche Analysen insbesondere im Rahmen von Metaanalysen durchgeführt werden.

Solange keine eindeutige Überlegenheit gegenüber den bestmöglichen konventionellen Therapien nachgewiesen werden kann, sollte der Einsatz der HDCT in Anbetracht der erhöhten Morbidität und Mortalität letztendlich randomisierten Studien vorbehalten sein. Dabei muß möglicherweise auch die Frage gestellt werden, inwiefern die HDCT noch zeitgemäß ist. Es ist nach wie vor unklar, ob durch eine alleinige Dosissteigerung der gegenwärtig eingesetzten Substanzen ausgeprägte Resistenzen durchbrochen werden können. Die Dosierungen der meisten Zytostatika können nur in einem begrenzten Umfang erhöht werden, wohingegen u.U. weitergehende Steigerungen notwendig wären. Demgegenüber lassen Neuentwicklungen insbesondere auf den Gebieten der Molekularbiologie, der Signaltransduktion oder der Immunologie zielgerichtetere Therapien in eine erreichbare Nähe rücken. Ob dabei die HDCT in der Zukunft einen Stellenwert erhalten kann bleibt abzuwarten.

8.5. Literatur

1. Division of Cancer Prevention und Control: State Laws Relating to Breast Cancer: Legislative Summary January 1949 to May 2000. Atlanta, GA, U.S. Department of Health und Human Services, Centers for Disease Control und Prevention; http://www.cdc.gov/cancer/nbccedp/bccpdfs/BCLaws.pdf

2. Weiss RB, Rifkin RM, Stewart FM, Theriault RL, Williams LA, Herman AA, Beveridge RA. High-dose chemotherapy for high-risk primary breast cancer: an on-site review of the Bezwoda study. Lancet 2000; 355:999-1003.

3. Weiss RB, Gill GG und Hudis CA. An On-Site Audit of the South African Trial of High-Dose Chemotherapy for Metastatic Breast Cancer und Associated Publications. J Clin Oncology 2001: 19 (11): 2771-2777

4. Journal of Clinical Oncology, J Clin Oncology 2001: 19 (11): 2973

5. Greenberg PAC, Hortobagyi G, Smith T, et al: Long-term follow-up of patients with complete remission following combination chemotherapy for metastatic breast cancer. J Clin Oncol 1996; 14: 2197-205.

6. Fossati R, Confalonieri C, Torri V, et al. Cytotoxic und hormonal treatment for metastatic breast cancer: a systematic review of published rundomized trials involving 31510 women. J Clin Oncol 1998; 16: 3439–60.

7. Peters WP, Shpall EJ, Jones RB et al. High- Dose Combination Alkylating Agents with Bone Marrow support as initial treatment for metastatic breast cancer. J Clin Oncol 1988; 6: 1368-76.

8. Siena S, Bregni M, Brundo B et al. Circulation of CD34+ hemopoetic stem cells in the peripheral blood of high-dose cyclophosphamide-treated patients: enhancement by intravenous recombinant human granulocyte-macrophage colony-stimulating factor. Blood 1989; 74(6): 1905-14.

9. Early Breast Cancer Trialists' Collaborative Group: Effects of adjuvant tamoxifen und of cytotoxic therapy on mortality in early breast cancer: An overview of 61 rundomized trials among 28,896 women. N Engl J Med 1998; 319:1681-92.

10. Early Breast Cancer Trialists' Collaborative Group: Polychemotherapy for early breast cancer: an overview of the randomised trials. Lancet 1998; 352: 930-42.

11. Peters W, Ross M, Vredenburgh J et al. High-dose chemotherapy und autologous bone marrow support as consolidation after standard-dose adjuvant therapy for high-risk primary breast cancer. J Clin Oncol 1993; 11: 1132–43.

12. Hortobagyi GN, Buzdar AU, Theriault RL et al. Randomized trial of high-dose chemotherapy und blood cell autografts for high-risk primary breast carcinoma. J Natl Cancer Inst 2000; 92: 225–33.

13. Tokuda Y, Tajima T, Narabayashi M, et al. randomized phase III study of high-dose chemotherapy (hdc) with autologous stem cell support as consolidation in high-risk postoperative breast cancer: japan clinical oncology group (JCOG9208). Proc. Am. Soc. Clin Oncol 2001; #148.

14. Roche HH, Pouillart P, Meyer N, et al. Adjuvant High Dose Chemotherapy (HDC) Improves Early Outcome for High Risk (N>7) Breast Cancer Patients: The Pegase 01 Trial. Proc. Am. Soc. Clin Oncol 2001; #102

15. Tallman MS, Gray R, Robert NJ, et al. Conventional adjuvant chemotherapy with or without high-dose chemotherapy and autologous stem-cell transplantation in high-risk breast cancer. N Engl J Med. 2003 Jul 3; 349(1):17-26.

16. Rodenhuis S, Richel DJ, Van der Wall E, et al. Randomised trial of high-dose chemotherapy and haemopoietic progenitor-cell support in operable breast cancer with extensive axillary lymph-node involvement. Lancet. 1998; 352(9127): 515-21.

17. Rodenhuis S, Bontenbal M, Beex LVAM, et al. High-dose chemotherapy with hematopoietic stem-cell rescue for high-risk breast cancer. the New England Journal of Medicine 2003;349(1):7{15.

18. Zander AR, Kröger N, Schmoor C, et al High-dose chemotherapy with autologous hematopoietic stem-cell support compared with standard-dose chemotherapy in breast cancer patients with 10 or more positive lymph nodes: first results of a randomized trial. J Clin Oncol. 2004;22(12):2273-83

19. Coombes RC, Howell A, Emson M, et al. High dose chemotherapy and autologous stem cell transplantation as adjuvant therapy for primary breast cancer patients with four or more lymph nodes involved: long-term results of an international randomised trial. Ann Oncol. 2005;16(5):726-34.

20. Leonard RC, Lind M, Twelves C, et al. Conventional adjuvant chemotherapy versus single-cycle, autograft-supported, high-dose, late-intensification chemotherapy in high-risk breast cancer patients: a randomized trial. J Natl Cancer Inst. 2004;96(14):1076-83.

21. Basser R, O'Neill A, Martinelli G, et al. Randomized trial comparing up-front, multi-cycle dose-intensive chemotherapy (CT) versus standard dose CT in women with high-risk stage 2 or 3 breast cancer (BC): First results from IBCSG Trial 15-95. Proc Am Soc Clin Oncol 2003; 22: Abstract 20

22. Nitz UA, Frick M, Mohrmann S, et al. Tandem high-dose chemotherapy versus dose-dense conventional chemotherapy for patients with high risk breast cancer: Interim results from a multicenter phase III trial. Proc Am Soc Clin Oncol 2003; 22: Abstract 3344

23. Gianni A, Bonadonna G. Five-Year Results Of The Randomized Clinical Trial Comparing Stundard Versus High-Dose Myeloablative Chemotherapy In The Adjuvant Treatment Of Breast Cancer With > 3 Positive Nodes (LN+). Proc. Am. Soc. Clin Oncol 2001; #80

24. Peters WP, Rosner G, Vredenburgh J, et al. Prospective, randomized comparison of high-dose chemotherapy with stem-cell support versus intermediate-dose chemotherapy after surgery and adjuvant chemotherapy in women with high-risk primary breast cancer: a report of CALGB 9082, SWOG 9114, and NCIC MA-13. J Clin Oncol. 2005;23(10):2191-200

25. Bergh J, Wiklund T, Erikstein B, et al. Tailored fluorouracil, epirubicin, and cyclophosphamide compared with marrow-supported high-dose chemotherapy as adjuvant treatment for high-risk breast cancer: a randomised trial. Lancet 2000; 356:1384-91.

26. Gianni A, Bonadonna G. Five-Year Results Of The Randomized Clinical Trial Comparing Stundard Versus High-Dose Myeloablative Chemotherapy In The Adjuvant Treatment Of Breast Cancer With > 3 Positive Nodes (LN+). Proc. Am. Soc. Clin Oncol 2001; #80

27. Farquhar C, Marjoribanks J, Basser R, Lethaby A. High dose chemotherapy and autologous bone marrow or stem cell transplantation versus conventional chemotherapy for women with early poor prognosis breast cancer. *The Cochrane Database of Systematic Revi*ews 2005, Issue 3, 2005.

28. Stadtmauer EA, O'Neill A, Goldstein LJ, et al. Conventional-Dose Chemotherapy Compared with High-Dose Chemotherapy plus Autologous Hematopoetic Stem-Cell Transplantation for Metastatic Breast Cancer. N. Engl. J. Med 2000; 324 (15):1069-76.

29. Stadtmauer EA, O'Neill A, Goldstein LJ, et al. Conventional-dose chemotherapy compared with high-dose chemotherapy plus autologous stemm-cell transplantation for metastatic breast cancer: 5-year update of the "Philadelphia" Trial (PBT-1). Proc Am Soc Clin Oncol 2002; 21:#169

30. Daly MB, Goldstein LJ, Topolsky D, et al. Quality of Life Experience in Women Randomized to High-Dose Chemotherapy (HDC) und Stem Cell Support (SCT) or Stundard Dose Chemotherapy for Responding Metastatic Breast Cancer in Philadelphia Intergroup Study (PBT-1). Proc. Am. Soc. Clin. Oncol. 2000; 19: #327

31. Lotz J, Cure H, Janvier M, et al: Intensive therapy and autograft of hematopoetic stem cells in treating metastatic breast cancer: results of the national programme PEGASE 04. Hematol Cell Ther 41: 71-74, 1999.

32. Lotz JP, CurÈ H, Janvier M, Asselain B, Morvan F, Legros M, et al. High dose chemotherapy with haematopoietic stem cell transplantation for metastatic breast cancer patients: final results of the French multicentric randomised CMA/PEGASE 04 protocol. Eur J Cancer. 2005;41(1):71-80

33. Crump M, Gluck S, Stewart D, et al. A Randomized Trial Of High-Dose Chemotherapy With Autologous Peripheral Blood Stem Cell Support Compared To Standard Therapy In Women With Metastatic Breast Cancer: A National Cancer Institute Of Canada (NCIC) Clinical Trials Group Study. Proc. Am. Soc. Clin Oncol 2001; #82.

34. Biron P, Durand M, Roche H, et al. High dose Thiotepa, cyclophosphamide and stem cell transplantation after 4 FEC 100 compared with 4 FEC alone allowed a better disease free survival but the same overall survival in first line chemotherapy for metastatic breast cancer: Results of the PEGASE 03 French Protocole. Proc Am Soc Clin Oncol 2002; 21:#168

35. Roche H, Viens P, Biron, Lotz JP, Asselain B. High-dose chemotherapy for breast cancer: the French PEGASE experience. Cancer Control 2003;10(1):42{47.

36. Schmid P, Schippinger W, Nitsch T, Huebner G, Kreienberg R, Schultze W, Hausmaninger H, Wischnewsky MB, Possinger K. Up front tandem high-dose chemotherapy compared to standard chemotherapy with doxorubicin and paclitaxel in metastatic breast cancer: results of a randomized trial. J Clin Oncol 2005; 23(3):432-440

37. Peters WP, Jones RB, Vredenburgh J et al. A large prospective randomized trial of high-dose combination alkylating agents (CPB) with autologous cellular support (ABMS) as consolidation for patients with metastatic breast cancer achieving komplette Remission after intensive doxorubicin-based induction therapy. Proc Am Soc Clin Oncol 1996; 15: 121.

38. Madan B, Broadwater G, Rubin P, Edwards J, et al. Improved Survival With Consolidation High-Dose Cyclophosphamide, Cisplatin Und Carmustine (Hd-Cpb) Compared With Observation In Women With Metastatic Breast Cancer (Mbc) Und Only Bone Metastases Treated With Induction Adriamycin, 5-Fluorouracil Und Methotrexate (Afm): A Phase III Prospective Rundomized Comparative Trial. Proc. Am. Soc. Clin. Oncol. 2000; 19: #184

39. Farquhar C, Marjoribanks J, Basser R, Hetrick S, Lethaby A. High dose chemotherapy and autologous bone marrow or stem cell transplantation versus conventional chemotherapy for women with metastatic breast cancer. *The Cochrane Database of Systematic Reviews* 2005, Issue 3.

40. Citron ML, Berry DA, Cirrincione C, et al: Randomized trial of dose-dense versus conventionally scheduled and sequential versus concurrent combination chemotherapy as postoperative adjuvant treatment of node-positive primary breast cancer: First report of Intergroup Trial C9741/Cancer and Leukemia Group B Trial 9741. J Clin Oncol 21:1431-1439, 2003

Behandlung von chemotherapie-induzierten Nebenwirkungen - Begleittherapien

9. Behandlung von chemotherapieinduzierten Nebenwirkungen - Begleittherapien

Anmerkung

Die nachfolgend im Text und in den Tabellen aufgeführten Medikamente stellen eine Auswahl aus dem auf dem Markt befindlichen Medikamentenspektrum dar und erheben keinen Anspruch auf Vollständigkeit. Substanzgleiche Generika können statt der erwähnten Medikamente ebenfalls verordnet werden.

9.1. Antiemetische Behandlung

Eine der wesentlichen Komplikationen einer Polychemotherapie stellt das Auftreten von Übelkeit und Erbrechen dar. Durch den Wasser- und Elektrolytverlust führt anhaltendes Erbrechen zu Gewichtsabnahme und Anorexie, so daß man auch vom **ANE-Syndrom** (Anorexie, Nausea, Erbrechen) spricht. Dieses kann differentialdiagnostisch durch organische Ursachen wie Störungen im Gastrointestinaltrakt (Stenosen, mechanischer oder paralytischer Ileus, Störungen der Cholerese, Enteritis) sowie durch zentralnervöse Störungen (Hirnödem, Hirnmetastasen, zentraler und peripherer Schwindel) ausgelöst werden. Ferner sind metabolische Ursachen, insbesondere Hyperkalzämie und Hypokaliämie, Störungen des Säure-Basen-Haushaltes sowie Störungen der Leber-, Nieren- und Nebennierenfunktion differentialdiagnostisch abzuwägen.

> Das zytostatikainduzierte Erbrechen äußert sich entweder
> - akut toxisch innerhalb der ersten 24 Stunden nach Applikation
> - verzögert d.h. später als 24 Stunden nach Applikation oder
> - antizipatorisch in Folge einer klassischen Konditionierung bei negativen Erfahrungen mit vorangegangenen Chemotherapien

Erbrechen wird vom Brechzentrum ausgelöst, das am Boden des 4. Ventrikels dem Nucleus tractus solitarii benachbart ist. Es wird einerseits direkt von viszeralen afferenten Nervenfasern oder benachbarten Chemorezeptoren in der Area postrema beeinflußt. In der Region können reichlich Neurorezeptoren für Serotonin, Dopamin und Opiate nachgewiesen werden, die entweder direkt durch Zytostatikaeinwirkungen oder indirekt über die entsprechenden Liganden aktiviert werden.

Die indirekte Aktivierung geschieht zumeist durch Freisetzung von Serotonin aus den enterochromaffinen Zellen des Dünndarms und wird über spezifische Serotonin-(5-HT3)-Rezeptoren vermittelt. Zusätzlich spielen Dopamin-D2-Rezeptoren und Opiatrezeptoren bei der Übertragung des Brechreflexes eine Rolle.

Für die Therapie ist die klinische Ausprägung des chemotherapieinduzierten Erbrechens relevant. Das emetogene Potential von Zytostatika wird nach Hesketh (1997) in 5 Klassen eingeteilt (☞ Tab. 9.1).

- Dabei bedeutet ein hohes emetogenes Potential (Grad 5), daß z.B. mehr als 90 % der behandelten Patientinnen bei Dosierungen von Cisplatin über 50 mg/m^2 unter Erbrechen leiden, wenn keine Antiemetika gegeben werden
- Bei Gabe von Vinca-Alkaloiden (Grad 1) dagegen liegt die Quote von Patientinnen mit Erbrechen unter 10 %

Der überwiegende Teil der Zytostatika führt zu **akutem Erbrechen**, nach Gabe von Cisplatin, Carboplatin, Cyclophosphamid und Mitomycin ist jedoch auch mit **verzögertem Erbrechen** zu rechnen. Besonders ausgeprägt ist dieses nach Gabe von Cisplatin, wo bis zu 90 % der Patienten bis zu 120 Stunden nach Therapieende unter der Emesis leiden. Bei nicht-cisplatinhaltigen Medikamenten liegt die Häufigkeit des verzögerten Erbrechens bei maximal 20 % in einem Zeitraum von 24-42 Stunden nach Medikamentengabe.

■ Therapie

▶ Substanzklassen

Für die Behandlung der Emesis benutzt man heute Medikamente aus verschiedenen Substanzklassen (☞ Tab. 9.2), die an unterschiedlichen Stellen in den Pathomechanismus eingreifen. Die größte Bedeutung haben hier 5-HT3-Rezeptorantagonisten erlangt, die zusammen mit den Benzamiden die höchste antiemetogene Potenz besitzen. Eine mittlere antiemetische Wirksamkeit wird den Phenothiazinen, den Butyrophenonen und Kortikoste-

9.1. Antiemetische Behandlung

Grad	Häufigkeit	Medikament	Dosierung
5	>90 %	• Cisplatin	≥ 50 mg/m^2
4	60-90 %	• Cisplatin	< 50 mg/m^2
		• Carboplatin	
		• Cyclophosphamid	> 750 mg/m^2
		• Doxorubicin	> 60 mg/m^2
		• Methotrexat	> 1000 mg/m^2
3	30-60 %	• Cyclophosphamid	< 750 mg/m^2
		• Doxorubicin	20-60 mg/m^2
		• Epirubicin	90 mg/m^2
		• Ifosfamid	
		• Methotrexat	< 1000 mg/m^2
		• Mitoxantron	<15 mg/m^2
2	10-30 %	• Docetaxel	• Etoposid
		• 5-Fluorouracil	<1000 mg/m^2
		• Gemcitabin • Mitomycin • Paclitaxel	
		• Topotecan	
1	< 10 %	• Bleomycin • Chlorambucil • Treosulfan	
		• Vincristin • Vinblastin • Vinorelbin	

Tab. 9.1: Emetogenes Potential der für die gynäkologische Onkologie relevanten Zytostatika (Hesketh 1997).

roiden zugeordnet, eine geringe eigene antiemetische Wirksamkeit den Antihistaminika, Anticholinergika und Benzodiazepinen. Letztere werden entweder zur Wirkungssteigerung mit stark antiemetogen wirksamen Substanzen eingesetzt oder aber zur Verminderung von Nebenwirkungen.

Die entscheidende Verbesserung der antiemetischen Therapien in den letzten Jahren wurde durch die Entwicklung der 5-HT3-Rezeptorantagonisten erzielt, die in oral und intravenös wirksamen Applikationsformen zur Verfügung stehen. Wichtig ist, daß die Substanzen ausreichend, möglichst nur einmal am Tag und möglichst oral gegeben werden, da die orale Gabe der i.v.-Applikation ebenbürtig zu sein scheint. Die unterschiedlichen Dosierungen der einzelnen Substanzen beruhen auf der unterschiedlichen Rezeptorbindung. Mit dem Ziel einer äquieffektiven Dosierung werden daher geringere Mengen von Granisetron als von Tropisetron, Ondansetron und Dolasetron benötigt.

Das Nebenwirkungsspektrum der Antiemetika unterscheidet sich in den erwähnten Substanzklassen und ist abhängig von der individuellen Disposition der Patienten. So werden extrapyramidale Beschwerden nach Benzamiden oder Neuroleptika vorzüglich bei jüngeren Patienten auftreten, während gastrointestinale Probleme vornehmlich bei älteren Patienten nach Gabe von 5-HT3-Rezeptorantagonisten beobachtet werden.

Generika	Handelsname	Applikation	Dosierung	Tageskosten (Euro)
1. 5-HT3-Antagonisten				
Dolasetron	Anemet®	p.o.	200 mg alle 24h	36,07
		i.v.	100 mg alle 24h	33,77
Granisetron	Kevatril®	i.v.	3 mg alle 24h	36,27
			3 mg alle 8h	108,81
Ondansetron	Zofran Zydis®	lingual	8 mg alle 8h	70,44
	Zofran®	p.o.	8 mg alle 8h	70,44
	Zofran®	i.v.	8 mg alle 8h	117,39
Tropisetron	Navoban®	p.o.	5 mg alle 24h	32,81
		i.v.	5 mg alle 24h	36,70
2. Dopaminantagonisten/Benzamide				
Alizaprid	Vergentan®	p.o.	50-100 mg alle 8h	4,19/8,37
Metoclopramid-HCl	Paspertin®	p.o.	10-20 mg alle 4h	0,92/2,26
		i.v.	3 x 2ml (10 mg)	1,71
3. Glukokortikoide				
Dexamethason	Fortecortin®	i.v.	3 x 4-8 mg/d	4,84/6,20
		p.o.	3 x 4-8 mg/d	5,93/10,09
Methylprednisolon	Urbason®	p.o.	40 mg vor Beginn	4,09
4. Benzodiazepine				
Diazepam	Valium®	p.o.	25-5 mg alle 8h	0,27/0,53
		i.v.	10 mg vor Beginn	1,28
	Valiquid®	Tropfen	3 x 10 gtt/d	0,49
Lorazepam	Tavor®	p.o.	1-2 mg alle 12h	0,43/0,64
	Tavor® p.i.	i.v.	2 mg alle 12 h	2,36
5. Antihistaminika				
Dimenhydrinat	Vomex®	rektal	3 x 1 50 mg/d	2,40
		i.v.	3 x 1 -2Amp. (62 mg)/d	8,28/1 6,55
Meclozin	Peremesin®	rektal	1-2 x 50 mg alle 12h	2,42/4,83
6. Neuroleptika: Phenothiazine				
Levomepromazin	Neurocil®	Tropfen	4 x 10 gtt/d	0,33
		p.o.	25 mg alle 6h	0,72
		i.v, i.m.	25 mg alle 6h	5,26
Promethazin	Atosil®	p.o.	25 mg alle 6h	0,66
Triflupromazin	Psyquil®	rektal	2 x 10 mg/d	2,20
		p.o.	3 x 10-25 mg/d	0,62/1,29
		i.v.	3-4 x 10 mg/d	4,74/6,32
7. Neuroleptika: Butyrophenone				
Domperidon	Motilium®	Tropfen	3 x 20-40 gtt/d	1,78/3,56
		p.o.	3 x 1 0-20 mg/d	1,76/3,52
Haloperidol	HaldoI-Janssen®	p.o.	3 x 1-2 mg/d	0,31/0,55

Tab. 9.2: Medikamente zur antiemetischen Therapie (Rote Liste 2001).

▶ **Grundsätze antiemetischer Therapie**

> Die Grundsätze antiemetischer Therapie sind durch Empfehlungen der Konsensuskonferenz (Perugia 1998) vereinheitlicht worden. Die Behandlung kann aus einer Monosubstanz oder aus einer Kombination von mehreren antiemetischen Substanzen bestehen. Bei der Verabreichung von Kombinationen sollten folgende Regeln gelten:
> - Prophylaxe vor Therapie, so daß Übelkeit oder gar Erbrechen *a priori* verhindert werden
> - Kombination wirksamer Einzelsubstanzen, von denen optimale Dosierung, zeitgerechte Verabreichung und wirksamste Applikationsform ausreichend bekannt sind
> - Ausnutzung von Kombinationen mit synergistischer Wirkung und/oder Reduktion der Nebenwirkung von Monosubstanzen
> - Vermeidung sich gegenseitig verstärkender Nebenwirkung von Monosubstanzen

Prophylaktisch soll die antiemetische Therapie 30 Minuten vor Gabe des ersten Zytostatikums erfolgen. Sie sollte in festgesetzten Intervallen bis zu 3 Tage über die Beendigung der Chemotherapie hinaus fortgeführt werden. Mögliche Nebenwirkungen sollten mit den Patienten besprochen und Behandlungsvorschläge erläutert werden (z.B. bei Obstipation nach 5-HT3-Rezeptorantagonisten prophylaktische Gabe von Laxanzien). Extrapyramidale Symptome nach Benzamiden können mit Biperiden (Akineton®) behandelt werden.

Verzögertes Erbrechen kann häufig mit einer Kombination von Metoclopramid und Dexamethason behandelt werden. Dieses Konzept ist preisgünstiger als die Kombination eines 5-HT3-Rezeptorantagonisten mit Dexamethason.

Antizipatorisches Erbrechen sollte möglichst durch eine ausreichende Dosis und den frühzeitigen Einsatz von Antiemetika vor der ersten Zytostatikagabe verhindert werden. Tritt es dennoch auf, können neben verhaltenstherapeutischen Ansätzen auch eine medikamentöse Therapie mit Lorazepam am Abend vor Therapiebeginn (1-2 mg p.o.) empfohlen werden.

▶ **Stufenplan der antiemetischen Therapie**

Gemäß des emetogenen Potentials der verwendeten Zytostatika bietet sich ein Stufenplan der antiemetischen Therapie an:

Bei gering emetogenen Zytostatika (Grad II) wird ein ausreichender Schutz häufig durch Benzamide oder durch ihre Kombination mit Kortikosteroiden erreicht.

Bei mäßig emetogenen Zytostatika kann die wiederholte hochdosierte Gabe eines Kortikosteroids (z.B. Dexamethason 8 mg 30 min *vor* und 4 mg oral oder i.v. *bei* Beginn sowie alle 6 Stunden *nach* Chemotherapie für 24 Stunden) für viele Patienten ausreichend sein. Kommt es dennoch zur Emesis, wird man die Kombination mit einem 5-HT3-Rezeptorantagonisten wählen. Bei Versagen auch dieser Kombination kann als drittes ein Benzamid hinzugefügt werden.

Stark emetogene Zytostatika machen den intensiven Einsatz von Antiemetika notwendig, so daß in der Regel ein 5-HT3-Rezeptorantagonist und ein Kortikosteroid eingesetzt werden sollten. Treten dennoch Beschwerden auf, werden der Therapie schrittweise ein Dopaminantagonist wie Metoclopramid und ein Benzodiazepin hinzugefügt.

9.2. Behandlung chemotherapieinduzierter Leukopenien mit hämatopoetischen Wachstumsfaktoren

Zytostatika, Strahlentherapie und immunsuppressive Therapien greifen die Neubildung und Funktion von Blutzellen an. Die daraus folgende Anämie, Leukozytopenie und/oder Thrombozytopenie sind der Boden für eine erhöhte Infektanfälligkeit und eine verstärkte Blutungsneigung. Die Symptome verstärken sich bei intensiver vorangegangener Therapie und bei einer durch die maligne Erkrankung verursachten Knochenmarkinsuffizienz.

Bei einem therapieinduzierten Mangel an Blutzellen reagiert der Organismus mit einem Anstieg von hämatopoetischen Wachstumsfaktoren. Die Proliferation und Differenzierung pluripotenter hämatopoetischer Stammzellen im Knochenmark sowie die Funktion der reifen Stammzellen wird gesteigert. Einige der Wachstumsfaktoren können gentechnologisch rekombinant hergestellt werden.

> Derzeit sind
> - der Granulozyten-Kolonie-stimulierende Faktor (G-CSF)
> - der Granulozyten-Makrophagen-Kolonie-stimulierende Faktor (GM-CSF) und
> - Erythropoetin (Epo)
>
> für die Behandlung zugelassen.

Darüber hinaus werden weitere Wachstumsfaktoren wie der Stammzellfaktor (CSF) und Faktoren der Thrombopoese (Thrombopoetin, Interleukine IL-1 IL-3 IL-4, IL-6. IL-11 und IL-12) klinisch geprüft.

Die rekombinante DNS-Technik erlaubt nach Isolierung der entsprechenden Gene die biotechnologische Herstellung von G-CSF und GM-CSF in E. coli-Bakterien und eukaryontischen Zellen. Die rekombinanten Produkte sind im Gegensatz zu ihrer physiologischen Form nicht glykolysiert. Derzeit sind nichtglykolysierte G-CSF als Filgrastim (Neupogen®, Amgen-Roche) und GM-CSF als Molgramostim (Leucomax®, Sandoz-Essex) auf dem Markt. Werden die hämatopoetischen Wachstumsfaktoren in Hefe- oder Säugetierzellen hergestellt, erhält man die glykolysierten Produkte, deren Wirkungsstärke *in vitro* und *in vivo* im Vergleich zu den Molekülen aus *E. coli* verändert sein kann. Hier ist derzeit glykolysiertes G-CSF als Lenograstim (Granocyte®, Aventis) verfügbar (☞ Tab. 9.3).

G-CSF stimuliert die Proliferation und Differenzierung von Vorläuferzellen der Granulozyten im Knochenmark. Die Generationszeit für die Neutrophilenvorstufen im Knochenmark wird verkürzt und die Freisetzung der Neutrophilen aus der Knochenmarksreserve beschleunigt. Es resultiert eine Erhöhung der Neutrophilen und in weniger ausgeprägter Form der Monozyten und Lymphozyten.

Unter GM-CSF proliferieren die pluripotenten Stammzellen in Richtung auf Neutrophile, Eosinophile und Monozyten. Die Produktion reifer Neutrophiler wird verdoppelt und ihre Überlebenszeit durch Hemmung der Apoptose verlängert. Dadurch kann die Zirkulationshalbwertszeit von 8 auf 48 Stunden gesteigert werden. Möglicherweise wird jedoch die gerichtete Migration von Neutrophilen unter GM-CSF bei lokaler Entzündung reduziert.

G-CSF (Filgrastim und Lenograstim) sind nach Herstellerangaben zugelassen für die Verkürzung der Dauer von Neutropenien sowie zur Verminderung der Häufigkeit neutropenischen Fiebers bei solchen Patienten, die wegen einer nichtmyeloischen malignen Erkrankung mit myelosuppressiven Chemotherapien behandelt werden, ferner zur Verkürzung der Dauer von Neutropenien bei Patienten, die eine myeloablative Behandlung mit anschließender Knochenmarkstransplantation erhalten, sowie zur Mobilisierung autologer Blutstammzellen ins periphere Blut. Filgrastim ist darüber hinaus zugelassen bei schweren kongenitalen, zyklischen und idiopathischen Neutropenien mit Granulozytenzahlen von < 500 µl und einer Vorgeschichte von schwerwiegenden und wiederkehrenden Infektionen.

G-CSF sollte bei malignen Erkrankungen myeloischen Ursprungs nur mit besonderer Vorsicht eingesetzt werden, da die Möglichkeit eines myeloischen Tumorwachstums derzeit nicht ausgeschlossen werden kann.

GM-CSF (Molgramostim) ist dagegen nur zugelassen zur Reduktion des Infektionsrisikos bei neutropenischen Patienten, die mit üblichen Dosen einer myelotoxischen Therapie behandelt werden. Auch hier ist die Verwendung bei malignen myeloischen Grunderkrankungen kontraindiziert.

Sowohl die American Society of Clinical Oncology (ASCO 1994) als auch die Arbeitsgemeinschaft Supportivtherapie der Deutschen Krebsgesellschaft (Link 1994) haben die Indikation und Verwendung von Wachstumsfaktoren in Anwen-

Generika	Handelsname	Applikation	Dosierung	Tageskosten (Euro)
Filgrastim	Neupogen® 30	s.c., i.v.	5 µg/kg KG/d	192,70
Lenograstim	Granocyte® 34	s.c., i.v.	150 µg/m² KOF/d	178,55
Molgramostim	Leucomax® 300	s.c., i.v.	5 µg/kg KG/d	180,72

Tab. 9.3: Koloniestimulierende Faktoren (Rote Liste 2001).

dungsempfehlungen festgelegt. Hierbei ist die prophylaktische Verwendung von G-CSF und GM-CSF zur Verkürzung einer zytostatikainduzierten Neutropenie die wichtigste Indikation. Bei der Indikationsstellung müssen individuelle Risikofaktoren (Lyman 1993) beachtet werden. Bei soliden Tumoren ist das Risiko für verlängerte Neutropenien grundsätzlich geringer als bei leukämischen Erkrankungen. Erhöhte Risiken bestehen jedoch bei höherem Alter > 60 Jahren, bei großer Tumorlast, bei ausgeprägter Komorbidität, reduziertem Allgemeinzustand, während des 1. Chemotherapiezyklus, bei Zyklusintervallen von < 4 Wochen, bei hoher Zytostatikadosis, Verwendung stark myelotoxischer Substanzen, Kombinationstherapien sowie bei Sekundärheilungen und hoher Schleimhauttoxizität.

> Allgemein wird ein unterster Wert von 500 Neutrophilen/µl als eine noch tolerable Neutropenie akzeptiert. Zwischen 500 und 1.000 Neutrophilen/µl besteht allerdings bereits ein erhöhtes Infektionsrisiko.

Die Indikationen für die Verwendung von G-CSF oder GM-CSF werden in 5 Kategorien klassifiziert (Link 1994).

> Für die Verwendung beim Mammakarzinom und bei der Therapie von gynäkologischen Tumoren ergeben sich danach akzeptable Indikationen (Klasse II) für die initiale Prophylaxe nach intensiver myelotoxischer zytostatischer Chemotherapie mit einer erwarteten Neutropeniedauer (< 500/µl) von mindestens 7 Tagen.

Möglicherweise sinnvolle Indikationen (Klasse III) bestehen in einer initialen Prophylaxe nach mäßig myelotoxischer zytostatischer Chemotherapie mit einer erwarteten Neutropeniedauer (< 500/µl) von 5-7 Tagen und dem Vorliegen o.g. Hochrisikofaktoren. Ferner wäre danach eine sekundäre Prophylaxe nach zytostatischer Therapie indiziert, wenn nach dem ersten Kurs eine Neutropenie (< 500/µl) von länger als 5 Tagen aufgetreten ist.

Eine theoretische, nicht ausreichend untersuchte Indikation (Klasse IV) besteht für Protokolle mit einer Dosiserhöhung der zytostatischen Chemotherapie ohne Stammzelltransplantation, zur Prophylaxe der Neutropenie während der Strahlentherapie, bei schweren nicht neutropenischen Infektionen sowie bei Wundheilungsstörungen.

Keine Indikation für die Verwendung (Klasse V) stellt ein erwarteter Tiefstwert der Neutrophilen nach Chemotherapie von > 500/µl dar.

In der gynäkologischen Onkologie ergeben sich danach überwiegend Klasse III-Indikationen. Grundsätzlich ist zu unterscheiden zwischen einer initialen Prophylaxe, die häufig bei dosisintensivierten und intervallverkürzten Therapieprotokollen mit in die Planung eingesetzt wird. Dies berücksichtigt die Erfahrung, daß ein besonderes Risiko für verlängerte Neutropenien und damit auch von schweren Begleitinfektionen nach dem 1. Therapiezyklus besteht.

In der Praxis häufiger ist jedoch die Indikationsstellung zur sekundären Prophylaxe nach zytostatischer Chemotherapie, wenn nach dem 1. Kurs eine Neutropeniedauer von mehr als 5 Tagen beobachtet wurde.

Der Erfolg von zytostatischen Standardtherapien wird kompromittiert durch Dosisanpassungen und Intervallverlängerungen. Es ist üblich geworden, daraus Dosisintensitäten zu errechnen und die Qualität der durchgeführten Chemotherapie an der Einhaltung solcher Dosisintensitäten festzumachen. Eine retrospektive Analyse der Bonadonna-Studie zur adjuvanten Therapie des Mammakarzinoms hat z.B. gezeigt, daß eine Unterschreitung einer Dosisintensität von 85 % gegenüber dem geplanten Protokoll eine erhebliche Beeinträchtigung des Therapieerfolges mit sich bringt.

Im Umkehrschluß wird vermutet, daß eine Verkürzung der Neutropeniedauer und eine Vermeidung dadurch indizierter Komorbiditäten die o.e. Therapiemodifikationen verhindert und dadurch zu einer besseren Effizienz der Therapie unter Verwendung von hämatopoetischen Wachstumsfaktoren führt. Bislang liegt jedoch noch kein Beweis durch eine kontrollierte prospektive Studie vor, die einen solchen indirekten Effekt von G-CSF oder GM-CSF belegen würde.

Während Filgrastim (5 µg) und Molgramostim (5-10 µg) bezogen auf Kilogramm Körpergewicht und Therapietag dosiert werden (☞ Tab. 9.3), erfolgt die Dosierung bei Lenograstim bezogen auf die Körperoberfläche (150 µg/m^2).

Die Therapie beginnt entweder nach über 5 Tage anhaltender Neutropenie oder aber prophylaktisch frühestens 24 Stunden nach dem Ende der Chemotherapie. Unklar ist noch, ob ein gleichwertiges Therapieergebnis bei Therapiebeginn am 4. - 6. Tag nach Chemotherapie erzielt werden kann. Die Therapiedauer richtet sich nach dem Vorliegen von Komplikationen. Sie sollte abgesetzt werden, wenn an 2 aufeinander folgenden Tagen mindestens 500 Neutrophile/µl erreicht sind und keine schwere Infektion vorliegt.

Besteht dagegen ein Infekt, sollten mindestens 1.500 Neutrophile/µl erreicht sein, bevor die Zufuhr des Wachstumsfaktors beendet werden kann.

9.3. Antibiotische Therapie bei neutropenischem Fieber - Richtlinien für die Behandlung von febrilen Neutropenien

Die Paul-Ehrlich-Gesellschaft (Meyer, 1992) hat für die Behandlung von neutropenischen Patienten im Zustand nach Chemotherapie allgemeine Richtlinien formuliert.

Danach sollten die Patienten grundsätzlich über die Notwendigkeit einer medizinischen Versorgung bei Fieber und niedrigen oder fallenden Granulozyten unterrichtet sein. Möglichst sollten die Patienten täglich untersucht und beurteilt werden.

> Da das Fieber häufig einziges Infektionszeichen ist, sollte bereits bei oral gemessenen Temperaturen über 38,0 °C eine mikrobiologische Diagnostik, Kulturen aus Blut, Urin, verdächtigen Stellen und Katheterlumina erfolgen. Bei neutropenischen Patienten unter 1.000/µl und Fieber mehr als 38,3 °C einmalig oder aber mehr als 38,0 °C für mindestens 1 Stunde oder 2x aufeinanderfolgend oral gemessen sollte eine empirische Therapie mit Breitspektrumantibiotika, die gegen *Pseudomonas aeruginosa* und *Staphylococcus aureus* wirksam sein müssen, begonnen werden.

Hierbei sollte die Resistenzlage der Klinikkeime beachtet und die Therapie je nach Kulturergebnis und Antibiogramm ergänzt, das antibakterielle Wirkspektrum jedoch nicht eingeengt werden. Bei fehlendem Ansprechen nach 72 Stunden sollte man die Therapie ebenfalls ergänzen und mit einer antimykotischen Therapie kombinieren. Auch bei Lungeninfiltraten und Fieber empfiehlt sich eine zusätzliche antimykotische Therapie. Eine zweite oder gar weitere Infektionen sollten ausgeschlossen werden.

Die empirische antibiotische und antimykotische Therapie sollte bei persistierender Neutropenie von mehr als 1 Woche insbesondere bei andauerndem Fieber fortgesetzt werden. Bei Hochrisikopatienten kann die Therapie abgesetzt werden, wenn die Neutrophilen 1.000/µl übersteigen und 5-7 Tage Fieberfreiheit besteht. Bei Patienten mit mittlerem Risiko kann die Therapie 2 Tage nach Regeneration der Neutrophilen abgesetzt werden.

Langzeittherapien sind indiziert bei persistierenden Infektionsherden wie z.B. einer Candidiasis von Leber und Milz.

Bei Patienten mit Fieber unklarer mikrobieller Ursache und mittlerem bis hohem Risiko (Link 1999) erfolgt die **Initialtherapie mit Acylaminopenicillinen und Aminoglykosiden** oder aber einem **Cephalosporin der 3. oder 4. Generation und Aminoglykosiden**. Verwendet werden können auch Monotherapien mit Ceftazidin, Cefepim, Piperacillin mit Tazobaktam oder Carbapeneme. Bei primären oder sekundären Therapieversagern können die Substanzen aus der 3. Behandlungsgruppe (Carbapeneme etc.) sowie Glykopeptide eingesetzt werden. Nach Vortherapie mit Carbapenemen bleibt die Möglichkeit einer Nachbehandlung mit Glycopeptiden und Chinolon. Einen Auszug zu Medikamenten dieser Substanzklassen gibt Tabelle 9.4.

Die **antimykotische Therapie** sollte in der Regel mit **Amphotericin B** oder **Fluconazol** erfolgen.

Bei Patienten mit Lungeninfiltraten sollte die antibiotische Therapie immer mit einem Antimykotikum (Amphotericin B) kombiniert werden. Nach Regeneration der Granulopoese und Entfieberung kann bei klinisch ausreichenden Hinweisen auf eine mykotische Genese die antimykotische Therapie alleine fortgeführt oder ggf. auch auf ein orales Präparat (Itraconazol) umgesetzt werden.

Substanzklasse	Generika	Handelsname	Applikation	Dosierung	Tageskosten (Euro)
Acylaminopenicilline	Mezlocillin	Mezlocillin-curasan®	i.v.	3 x 2-4g/d	38,37/72,41
	Piperacillin	Piperacillin-ratio®	i.v.	3 x 2-4g/d	47,38/91,75
	Tazobaktam	Tazobac®	i.v.	3 x 4,5g/d	121,55
Aminoglycoside	Gentamicin	Refobacin®	i.v.	2-3 x 40 mg/d	7, 38/11,07
	Streptomycin	Streptomycin-Fato®l	i.v.	1g/d	3,63
	Tobramycin	Gernebcin®	i.v.	2-3 mg/kg KG/d	21,73
	Amikacin	Biklin®	i.v.	15 mg/kg KG/d	89,64
Cephalosporine	Ceftazidim	Fortum®	i.v.	3 x 2 g/d	157,51
	Cefepim	Maxipime®	i.v.	3 x 2 g/d	159,97
Carbapeneme	Imipenem	Zienam®	i.v.	3 x 1 g/d	174,75
Glykopeptide	Vancomycin	z.B. Vancomycin-ratiopharm®	i.v.	2 x 1 g/d	128,64
	Teicoplanin	Targocid®	i.v.	400 mg/d	131,96
Chinolone	Ciprofloxazin	Ciprobay®	i.v.	3 x 400 mg/d	179,92
	Ofloxazin	Tanvid®	i.v.	2 x 200 mg/d	83,32
Antimykotika	Amphotericin B	Amphotericin B®	i.v.	0,1-1 mg/kg KG/d	39,49
	Fluconazol	Diflucan®		400 mg/d	91,17
	Itraconazol	Sempera® Kapseln	p.o.	100 mg/d	5,1

Tab. 9.4: Antibiotika/-mykotika zur Therapie des neutropenischen Fiebers (Rote Liste 2001).

9.4. Behandlung von therapie- und tumorbedingten Anämien

Die tumorbedingten Anämien werden mit der Krankheitsgruppe der Anämien chronischer Erkrankungen zusammengefasst und sind durch folgende Merkmale charakterisiert:

- verminderte Eisenutilisation
- reduzierte Empfindlichkeit des Erythrons gegenüber Erythropoetin
- relativen Erythropoetinmangel
- verkürzte Lebensdauer der Erythrozyten

Es sind in der Regel normozytische und normochrome bis geringfügig hypochrome Anämien mit Hämoglobinwerten zwischen 7 und 11 Gramm pro 100 ml, die mit beträchtlicher Symptomatik einhergehen können. Ein gestörter Eisenmetabolismus, der sich in verminderter Konzentration des Serumeisens bei gleichzeitig normalem oder übervolltem Eisendepot im Knochenmark zeigt, ist häufig nachzuweisen. Der natürliche Erythropoetin-Serumspiegel ist gegenüber den Normalwerten dabei meist erhöht, gemessen am Grad der Anämie aber in seinem Anstieg zu gering. Die Reaktion erythropoetischer Stammzellen auf den Proliferationsstimulus durch Erythropoetin ist herabgesetzt.

Zytostatische Chemotherapie und Strahlentherapie führen vielfach zur direkten Schädigung und damit Proliferationshemmung erythropoetischer Stammzellen. Zytostatika können die endogene Erythropoetinproduktion einschränken und so zusätzlich hemmend wirken.

Da viele Tumorerkrankungen erst im höheren Lebensalter auftreten, besteht bei einem Teil der Patienten eine Komorbidität durch eingeschränkte Funktion des Herzkreislaufsystems. Mit der Anämie gehen dann ausgeprägte klinische Symptome wie Müdigkeit, Leistungsabfall, depressive Verstimmung ("Fatigue-Syndrom") bis zu schwerer cardialer Dekompensation und respiratorischer Insuffizienz einher.

Therapeutisch stehen die Verabreichung von Erythrozytenkonzentraten und andererseits die Substitution von Erythropoetin zur Verfügung. Bei Bluttransfusionen besteht ein breites Spektrum von medizinischen Risiken, von denen seitens der Patienten das Infektionsrisiko durch Übertragung von Viren, insbesondere Hepatitis und HIV neben der Übertragung von Bakterien, Plasmodien und anderen Krankheitserregern am besten bekannt ist. Daneben gibt es Risiken durch die Volumenüberlastung des Kreislaufes, durch Eisenüberladung bis zu sekundärer Hämochromatose sowie immunologische Risiken, von denen die allergischen Reaktionen gegen Serumkomponenten ebenfalls weithin bekannt sind. Aus diesen Gründen lehnen immer mehr Patienten die Verabreichung von Bluttransfusionen ab.

■ Erythropoetin

Dadurch gewinnt die Behandlung mit Erythropoetin an Bedeutung. Genauso wie natürliches Erythropoetin induziert das rekombinante Proliferation, Differenzierung und Ausreifung der erythroiden Vorläuferzellen und verzögert die Apoptose erythroider Stammzellen.

> Rekombinantes Erythropoetin wird s.c. appliziert, da hiermit ein günstigeres pharmakokinetisches Profil erzielt und damit eine bessere biologische Wirkung als bei intravenöser Anwendung erreicht werden kann. Initial werden 150 IE/kg Körpergewicht (ca. 10.000 IE, Tageskosten 190,24 Euro) 3 x pro Woche gegeben. Sollte nach drei Wochen noch kein Behandlungserfolg erkennbar sein, ist eine Dosissteigerung auf 300 IE/kg Körpergewicht ratsam.

Die Erfolgsraten einer Erythropoetinbehandlung sind von der Tumorerkrankung abhängig, bei Ovarialkarzinomen ist mit 50 %, bei Mammakarzinomen mit 42 % Ansprechrate zu rechnen (Ludwig, 1999).

Die Behandlung wird von den meisten Patienten ohne Nebenwirkungen toleriert. An Nebenwirkungen wird noch am häufigsten (ca. 15 %) über Schmerzempfindungen bzw. Erythembildung im Bereich der Injektionsstelle geklagt. In einigen Fällen wurde eine verstärkte Ödemneigung und ein vermehrtes Auftreten von Durchfällen berichtet. Ein Ansprechen auf Erythropoetin läßt sich durch Kontrolle der Retikulozytenzahl und des Hämoglobinwertes vorhersagen (Cazzola 1995, Henry 1995). Steigen die Retikulozyten um 40.000/µl bei Patienten unter Chemotherapie spätestens nach 4 Wochen und wird ein Anstieg des Hämoglobinwertes von 1 g/100 ml in der gleichen Zeit erzielt, so ist eine Fortsetzung der Therapie sinnvoll. Patienten mit Anstiegen der Retikulozytenzahlen und Hämoglobinwerten unterhalb dieser Marge haben eine geringe Erfolgschance und die Weiterführung der im übrigen kostenintensiven Therapie kann ihnen erspart werden.

9.5. Das Problem: Alopezie

Vor allem Frauen verbinden mit einer therapieinduzierten Alopezie eine Stigmatisierung, die das Körpergefühl und damit auch das Bewußtsein der Wirkung des eigenen Körpers und letztlich zwischenmenschliche Beziehungen erheblich beeinträchtigen kann (Wagner 1979). Die Alopezie nach Chemotherapie ist Ausdruck der Proliferationshemmung von mitoseaktiven Zellen des Haarfollikels, die sich durch besonders hohe Teilungsaktivität auszeichnen. Beeinträchtigt ist vor allem die anagene Phase. Da die Wachstumsphase des Haupthaares länger dauert als im Bereich der Augenbrauen und der Extremitäten, manifestiert sich die Schädigung der Haarfollikel am ehesten, häufig schon nach 1-2 Wochen, im Kopfbereich. Vorgeschädigte Follikel treten nach einem therapiefreien Intervall meist von 1-2 Monaten wieder in den Wachstumsprozess ein. Klinisch erscheint das geschädigte Haar stumpf und brüchig, nach Regeneration kann es sich in der Farbe und Struktur geringfügig vom ursprünglichen Zustand unterscheiden, häufig ist es etwas gewellter.

Längst nicht alle Zytostatika verursachen eine Alopezie:

- nahezu vollständig ist diese in der gynäkologischen Onkologie bei Substanzen wie
  - Docetaxel
  - Doxorubicin
  - Epirubicin
  - Etoposid und
  - Paclitaxel
- weniger ausgeprägt bei
  - Cyclophosphamid
  - 5-Fluorouracil
  - Ifosfamid
  - Methotrexat und
  - Vinca-Alkaloiden
- Substanzen wie
  - Cisplatin
  - Carboplatin
  - Gemcitabin und
  - Treosulfan

verursachen im mittleren Dosisbereich so gut wie nie Haarausfall.

Eine Prävention der Alopezie durch eine Begleitmedikation ist bisher nicht möglich. Physikalische Maßnahmen wie mechanische ("Tourniquets") oder thermische Blockung der Blutzirkulation im Bereich der Kopfhaut durch Hypothermie (Kältekappen, Kryogel etc.) haben bisher wenig überzeugende Resultate erbracht (Ron 1997). Potentielle Risiken sind dagegen erkennbar durch die verminderte Blutzirkulation des knöchernen Schädels und der Kopfhaut im Sinne einer Begünstigung von Kalotten- und Kopfhautmetastasen v.a. beim Mammakarzinom. Eine Kontraindikation besteht sicher für Patienten mit bekannten Kälteantikörpern.

Wichtiger erscheint es, die Patienten vor Therapiebeginn über den zu erwartenden Haarverlust aufzuklären und frühzeitig, d.h. bei Therapiebeginn und vor Einsetzen des Haarausfalls mit einem Rezept für eine Perücke zu versehen. Von den Kostenträgern werden Kunsthaarperücken erstattet, die im Übrigen auch als pflegeleicht geschätzt werden. Der kosmetisch häufig bessere Echthaarersatz ist dagegen pflegeintensiv und wird von vielen Krankenkassen nicht finanziert.

9.6. Begleittherapie bei bestimmten zytostatischen Medikamenten

9.6.1. Cisplatin

Dosislimitierende Nebenwirkungen von Cisplatin sind die Nephrotoxizität, Ototoxizität und Neurotoxizität. Die Nephrotoxizität kann durch eine ausreichende Hydratation mit Sicherstellung einer Diurese von mindestens 100 ml/h sowie Elektrolytausgleich sichergestellt werden. Voraussetzung dafür ist eine normale Nierenfunktion, überprüft durch das Serumkreatinin respektive eine Kreatininclearance von > 60 ml/min, Normalwerte für die Serumelektrolyte Kalzium und Magnesium, Ausschluß einer manifesten Harnabflußbehinderung, Ausschluß von Begleiterkrankungen, die eine Hydratation von 2 l/m^2 Körperoberfläche pro Tag verbieten würden (cardiale Dekompensation). Eine ausreichende Urinproduktion von 100-

200 ml pro Stunde sollte gewährleistet sein. Der Einsatz zusätzlicher nephrotoxischer Substanzen wie z.B. Aminoglykoside sollte vermieden werden. Gleichzeitige Bestrahlungen im Nierenbereich erhöhen das Risiko einer Nephrotoxizität. Schwerwiegende Vorschädigungen des Innenohrs und des peripheren Nervensystems sollten prätherapeutisch ausgeschlossen werden.

Überwiegend wird eine intravenöse Prä- und Posthydratation von ca. 1 l/m^2 Körperoberfläche über mindestens 2-3 Stunden Infusiondauer vorgenommen. Bei den in der gynäkologischen Onkologie üblichen Cisplatindosierungen gilt die Gabe von Mannit (z.B. 125 ml als 20 %-ige Lösung) vor der 1. Cisplatingabe zum Start einer forcierten Diurese als obligat. Häufig wird eine 2. Mannit-Applikation 4 Stunden nach Ende der Cisplatintherapie durchgeführt und bei nicht ausreichender Flüssigkeitsausscheidung die Diurese durch Gabe von Schleifendiuretika (z.B. Furosemid 200 mg i.v.) unterstützt.

Ein protektiver Effekt gegenüber Nephrotoxizität und Neurotoxizität ist für Amifostin, ein organisches Thiophosphatpräparat, in einer großen randomisierten Studie beim Ovarialkarzinom gefunden worden (Kemp 1996). Dabei induzierte Amifostin selbst neben häufigem Blutdruckabfall allerdings Übelkeit und Erbrechen, so daß die Gabe von 5-HT3-Antagonisten weiterhin erforderlich war. Eine Verschlechterung der antitumoralen Wirksamkeit der Chemotherapie durch Amifostin hat sich nicht gezeigt.

Andere SH-Gruppen-Spender wie Disulfiram oder Glutathion scheinen einen protektiven Effekt auf die Nephrotoxizität zu haben. Von den o.g. Substanzen ist bisher nur Amifostin offiziell zugelassen worden. Hier verhindern u.a. die erheblichen Therapiekosten (Ethyol, Tageskosten 974,98 Euro bei 910 mg/m^2 KOF/d entsprechend ca 1,5g/d) meist einen zusätzlichen Einsatz der Substanz in der Begleittherapie.

9.6.2. Methotrexat

Aus der pädiatrischen Onkologie und der Hämatologie ist bekannt, daß hohe Serumkonzentrationen von Methotrexat die Dihydrofolatreduktase und damit die Purinsynthese hemmen. Dieser Effekt ist durch die Gabe von Tetrahydrofolsäure antagonisierbar. Die wirksamste Substanz ist das L-Enantiomer der Folinsäure (Leucovorin).

Streng genommen erfordert die Therapie mit Leucovorin die Bestimmung der Methotrexat-Serumspiegel. Die benötigte Folinsäuredosierung kann dann aus der im Serum gemessenen Methotrexat-Konzentration berechnet werden (Sauer und Nüssler 1992).

In der gynäkologischen Onkologie werden Dosierungen von maximal 60 mg /m^2 (Bonadonna-Schema) verwendet, die deutlich unter dem sog. Mittelhochdosisbereich liegen. Eine intravenöse Gabe von Leucovorin ist danach nicht erforderlich. In vielen Kliniken wird Leucovorin nach CMF mit 30 mg per os (2 Tabletten) 24 Stunden nach Methotrexatapplikation verabreicht.

9.6.3. Ifosfamid und Cyclophosphamid

Die Alkylanzien Ifosfamid und Cyclophosphamid gehören zu den Oxazaphosphorinen, deren wesentlichste Komplikation eine akute Urotoxizität ist. Ohne Begleitmedikation findet man häufig bereits während oder gegen Ende der Zytostatikaverabreichung auftretende hämorrhagische Urothelschädigungen, die von einer asymptomatischen Mikrohämaturie bis zu einer bedrohlichen Blasentamponade reichen können.

Eine chronische Urothelschädigung kann durch eine Langzeitbehandlung mit den genannten Substanzen im Sinne einer zunehmenden Blasenfibrose bis hin zur Entstehung eines medikamenteninduzierten Urothelkarzinoms beobachtet werden.

Mesna hat sich im Tierexperiment als wirksame Medikation zur Prophylaxe von Urothelveränderungen unter Alkylanzien erwiesen (9). Als Standardtherapie insbesondere bei Ifosfamid (Urothelschädigungen durch Cyclophosphamid sind eigentlich nur für hochdosierte Therapieprotokolle von mehr als 1 g/m^2 bekannt) wird Mesna als Bolus- oder Kurzinfusion mit 20 Gewichtsprozent der Ifosfamid-Tagesdosis zum Zeitpunkt 0 sowie jeweils nach 4 und 8 Stunden verabreicht. Danach sollte Mesna optimal während 24 Stunden im 4-Stunden-Rhythmus mit jeweils weiteren 20 % der Tagesdosis gegeben werden. Während des Therapietages und der ersten 2 Tage nach der Therapie sollte auf eine gute Hydratation von mindestens 2 Liter Flüssigkeit pro Tag geachtet werden. Mesna sollte nicht mit Cisplatin in der gleichen Infusionslösung gemischt verabreicht werden.

Obgleich eine strenge Indikation zur Verabreichung von Mesna nicht existiert, wird die Substanz auch unter Cyclophosphamidgabe von vielen Therapeuten meistens mit ebenfalls 20 Gewichtsprozent der Gesamtcyclophosphamid-Tagesdosis zum Zeitpunkt 0, 4 und 8 Stunden vorgenommen.

Ifosfamid kann bei höheren Dosierungen eine Encephalopathie auslösen. Das klinische Bild reicht von leicht mnestischen Störungen bis zu epileptischen Anfällen und schwerem Koma. Die Symptome sind nach Absetzen der Therapie voll reversibel. Risikofaktoren sind eine eingeschränkte Nierenfunktion, ein schlechter Allgemeinzustand, niedriges Serumalbumin und das weibliche Geschlecht.

In der Prophylaxe wie auch in der Therapie hat sich Methylenblau (Aeschlimann, 1998) in kasuistischen Beobachtungen als wirksam erwiesen. Empfohlen wird, Methylenblau bei Einsetzen einer Encephalopathie mit einer Dosis von 50 mg langsam i.v. zu verabreichen und die Gabe in 2- bis 4-stündigen Abständen zu wiederholen. Klingt die Encephalopathie ab und soll die Therapie mit Ifosfamid weitergeführt werden, so sollte Methylenblau 3 bis 4 x 50 mg i.v. pro 24 Stunden täglich als Prophylaxe gegen das Wiederauftreten der Encephalopathie verabreicht werden. Sowohl für die Therapie als auch für die Prophylaxe der Ifosfamid- Encephalopathie ist auf eine genügende Glukosezufuhr von 2 Liter 5 %-iger Glukoselösung pro 24 Stunden zu achten.

9.6.4. Begleittherapie bei Taxanen

Seit der klinischen Entwicklung von Taxanen sind häufige und schwere Hypersensitivitätsreaktionen komplizierend bekannt geworden (5). Letztlich ist ihre Ursache ungeklärt. Neben der Substanz selbst kommen prinzipiell auch deren Lösungsmittel u.a. Cremophor als Auslöser bei Taxol in Betracht. Unter Gabe von Paclitaxel werden gelegentlich sehr störende Myalgien und Arthralgien beobachtet. Bei Docetaxel werden häufig erhebliche Wassereinlagerungen berichtet (4), die durch prophylaktische Gabe von Steroiden vermindert werden können. Die Lösungsmittel für Taxane sind nicht kompatibel mit dem Weichmacher DEHP, der in PVC-Flaschen vorkommt. Die Zubereitung, Aufbewahrung und Verabreichung von Taxanen sollte deswegen nur in Glas- oder Propyleninfusionsflaschen bzw. in Polypropylen- oder Polyolefinplastikbeuteln und mit Hilfe von Polyethyleninfusionsbestecken erfolgen.

Bei Gabe von Paclitaxel sind

- eine Prämedikation von 20 mg Dexamethason 12 und 6 Stunden vor der Applikation
- die i.v.-Verabreichung von 2 mg Clemastin 60-30 Minuten vor der Applikation
- die i.v.-Verabreichung von 50 mg Ranitidin oder 300 mg Cimetidin ebenfalls 60 und 30 Minuten vor der Applikation

erforderlich. Myalgien und Arthralgien können durch den Einsatz von nichtsteroidalen Antirheumatika behandelt werden.

Die Prophylaxe vor Therapie mit Docetaxel hat nicht nur die Verhinderung der Hypersensitivitätsreaktion sondern auch die Reduktion von Flüssigkeitsretentionen zum Ziel. Im Vordergrund steht deswegen die Behandlung mit Dexamethason (z.B. d-1 8 mg oral abends, d1 8 mg i.v. 30 min vor Infusion, 8 mg oral abends, d2 2 x 8 mg oral) und über 3 (bis 5) Tage weiterzuführen.

9.7. Literatur

1. Aeschlimann C, Küpfer A, Schefer H, Cerny T (1998) Comparative pharmacokinetics of oral and intravenous ifosfamide/mesna/methylene blue-therapy. The American Society of Pharmacology and Experimental Therapeutics 26: 9

2. ASCO (1994) American Society of Clinical Oncology recommendations for the use of hematopoetic colony-stimulating factors: evidence-based clinical practice guidelines. J.Clin.Oncol.14: 1957-1960

3. Antiemetic Subcommittee of the Multinational Association of Supportiv Care in Cancer (1998) Prevention of chemotherapy- and radiotherapy-induced emesis: results of Perugia Consensus Conference. Ann. Oncol. 9: 811-819

4. Behar A, Pujade-Lauraine E, Maurel A et al. (1997) The pathophysiological mechanism of fluid retention in advanced cancer patients treated with docetaxel, but not receiving corticosteroid comedication. Br. J. Clin. Pharmacol. 43;6: 653-658

5. Bookman MA, Kloth DD, Kover PE et al. (1997) Short-course intravenous prophylaxis for paclitaxel-related hypersensitivity reactions. Ann. Oncol. 8: 611-614

6. Cazzola M, Messinger D, Battistel V et al. (1995) Recombinant human erythropoietin in the anemia associated with multiple myeloma or non-Hodgkin's lymphoma: dose finding and identification of predictors of response. Blood 86: 4446-4453

7. Henry D, Abels R, Larholt K (1995) Prediction of response to recombinant human erythropoietin (r-HuEPO/epoetin-alpha) therapy in cancer patients. Blood 85: 1676-1678 (letter)

8. Hesketh PJ, Kris MG, Grunberg SM, Beck T, Hainsworth JD, Harker G, Aapro MS, Gandara D, Lindley CM (1997): Proposal for Classifying the Acute Emetogenicity of Cancer Chemotherapy, J. Clin. Oncol. 15: 103-109

9. Hildgard P, Pohl J (1990) Oxazaphosphorine toxicity reduction by mesna. Cancer Treat. Rev. 17: 217

10. Kemp G, Rose P, Lurain SJ, et al.(1996) Amifostine pretreatment for protection against cyclophosphamide-induced and cisplatin-induced toxicities: results of a randomized control trial in patients with advanced ovarian cancer. J.Clin.Oncol. 14: 2101-2112

11. Link H, Herrmann F, Welte K, et al. (1994) Rationale Therapie mit G-CSF und GM-CSF. Med. Klin. 89: 429-441

12. Link H (1999) Richtlinien zur Therapie und Prophylaxe von Infektionen, in Schmoll HJ, Höffken K, Possinger K, Kompendium internistische Onkologie 3.Auflage Springer Verlag Berlin etc. (1999), S. 1512 - 1551

13. Ludwig H, Fritz E (1999) Pathogenese und Therapie der therapie- und tumorbedingten Anämie, in Schmoll HJ, Höffken K, Possinger K, Kompendium internistische Onkologie 3.Auflage Springer Verlag Berlin etc. (1999), S. 1576 - 1587

14. Lyman GH, Lyman CG, Sanderson RA, Balducci L (1993) Decision analysis of hematopoetic growth factor use in patients receiving cancer chemotherapy. JNCI 85: 488-493

15. Meyer P, Adam D, Hiddemann W et al. (1992) Interventionstherapie von Infektionen und Fieber unklarer Genese bei neutropenischen Patienten mit malignen hämatologischen Grunderkrankungen. Zeitschrift für antimikrobielle Chemotherapie 10: 1-28

16. Ron IG, Kalmus Y, Kalmus Z, Inbar M, Chaitchik S (1997) Scalp cooling in the prevention of alopecia in patients receiving depilating chemotherapy. Support Cancer Care 5(2): 136-138

17. Sauer HJ, Nüsser V (1992) Antineoplastische Chemotherapie. Chemotherap. J. 4: 135-145

18. Wagner L, Bye MG (1979) Body image in patients experiencing alopecia as a result of cancer chemotherapy. Cancer Nurs 2(5): 365-369

Index

A

Aberdeen-Trial 55
Adriamycin 63
AGO Organgruppe Mamma 35
Alopezie 169
Amenorrhoe, therapieinduzierte 91
Amphotericin B 166
Anämie 168
Anastrozol 101
ANE-Syndrom 160
Anthrazykline 63, 120
Antiaromatasewirkstoffe 100
Antiemetika 161
Antiestrogentherapie 99
Antikörper 125
Antikörpertherapie 132
Aromatasehemmstoffe 101
Atamestan 101
autologe Stammzelltransplantation (PBSCT) 144

B

Bezwoda 144
Bisphosphonate 126
Brunner Score 115

C

Capecitabin 122
Chemoprävention 102
Chemotherapie 118, 119, 121, 123
    adjuvante 62, 78
    dosisintensivierte 73
    first line 119
    postoperative 48
    primäre 57
    second line 125
    third line 125
    Vergleich prä-postoperativ 48
Cisplatin 169
CMF 63, 68
Cyclophosphamid 72, 170

D

DCIS 103
Docetaxel 76, 120
Dosiseskalation 71, 123
Dosisintensität 70
Doxorubicin 63, 64, 120
    Studienübersicht 70
Droloxifen 99
ductales Carcinoma in situ (DCIS) 103, 105, 107
    Molekulargenetik 107
    Therapie 108

E

EBCTCG 77, 88
ECTO-Protokoll 55
endocrine non responsive 89
endocrine responsive 89
EORTC-Klassifikation nach Holland 104
Epirubicin 63, 64, 120
    Studienübersicht 70

Erbrechen 160
Erhaltungstherapie 123
Erythropoetin 168
Estrogenrezeptor 34
Estrogenrezeptoren 107
Exemestan 101

F

Fadrozol 101
Fieber, neutropenisches 166
Filgrastim 164
first line-Chemotherapie 119
FISH 133
Fluconazol 166
Fulvestrant 21

G

G-CSF 23, 164
Gemcitabin 123
Genexpressionsprofile 32
GEPARDO-Studie 57
GEPAR-DUO-Studie 57
GEPAR-TRIO-Studie 58
GM-CSF 164
Goldie-Coldman-Hypothese 70
Gompertzianisches Modell 71
Goserelin 91

H

hämatopoetischen Wachstumsfaktoren 163
HER-2/neu 34, 35, 105
Herceptin 125
Hochdosis-Chemotherapie (HDCT) 144
    adjuvante 146
    bei erneuter Progression 154
    bei metastasiertem Mamma-Ca 151
    Fazit 155
    frühe Intensivierung 154
    späte Intensivierung 151
    Studien 148
    Tolerabilität 146
    vs. dosisintensivierte 149
    vs. konventionelle 149
    vs. sequentielle Therapie 150
Hormonrezeptoren 107
Hormontherapie 22, 88
    adjuvante 34
    primäre 56
5-HT3-Rezeptorantagonisten 160

I

ICI 164.384 99
ICI 182.780 99
Idoxifen 99
Ifosfamid 170
IMPACT-Protokoll 56
Intervallverkürzung 72
Invasionsfaktoren 32

K

Kerngrading nach Lagios 104

L

Lebensqualität 114
Lenograstim 164
Letrozol 101

M

Mammakarzinom
    adjuvante endokrine Theapie 89
    adjuvante Therapie 17, 23, 62
    Anthrazykline bei 63
    Aromatasehemmer 102
    Chemoprävention 102
    Chemotherapie 22, 46
    CMF bei 62
    Epidemiologie 14
    Hochdosis-Chemotherapie 144
    Hormontherapie 88
    Immuntherapie 132
    Konsensusprinzipien 16
    kontralaterales 92
    metastasiertes 21, 97, 151
    nodalnegatives 28
    Prognosefaktoren 28
    sequentielle Therapie 25
    Supportivtherapie 160
    systemische Therapie 114
    Taxane bei 75
    Therapieprinzipien 21
Mesna 170
Methotrexat 170
Mitoxantron 122
Molgramostim 164

N

Norton-Simon-Hypothese 71
NSABP B-15/23-Studien 64
NSABP-B-18-Studie 47
    Ergebnisse 50
NSABP-B-27-Studie 52
    Ergebnisse 54, 58

O

Operation 46
Ovarialkarzinom 38
ovarielle Ablation 90
    bei metastasiertem Mamma-Ca 98

P

p53 106
Paclitaxel 75, 120
PAI-1 32
Plasminogen-Aktivator vom Urokinasetyp 32
Plasminogen-Aktivator-Inhibitor Typ 1 32
Postmenopause 93, 117
prädiktive Faktoren 34
Prämenopause 90, 118
Primärtumor 49
Progesteronrezeptor 34
Prognose 28
Prognosefaktoren 28
    beim DCIS 104

R

Raloxifen 99

S

Sequenzierung 74
S-Phase 33
St. Gallen-Empfehlungen 78
    Risikoeinteilung 90
Strahlentherapie 46
Supportivtherapie 160

T

Tamoxifen 99
    Präventionsstudien 103
TAT-59 99
Taxane 51, 120
    adjuvante Therapie 75
    Begleittherapie 171
    first line-Therapie 121
Therapie
    adjuvante 17, 62
    adjuvante endokrine 89
    antibiotische 166, 167
    antiemetische 162
    antimykotische 166
    chirurgische 46
    endokrine 115, 116
    endokrine des metastasierten Mamma-Ca ...97, 98
    Hochdosis-Chemo- 144
    Hormon- 88
    Immun- 132
    Konsensusprinzipien 16
    medikamentöse 21
    metastasiertes Mamma-Ca 21
    nodal negatives Mamma-Ca 29
    präoperative 46
    primäre 46
    sequentielle 25
    Supportiv- 160
    systemische 114
TLI 33
Toremifen 99
Trastuzumab 125, 132
    Nebenwirkungen 139
    Studienergebnisse 133
Trioxifen 99
TWIST-Analyse 115

U

uPA 32

V

Van Nuys Prognose-Index 104
Van Nuys-Klassifikation nach Silverstein 104
Vinorelbin 123
VNPI 104
Vorozol 101

Z

ZEBRA-Studie 91
Zervixkarzinoms 37
Zindoxifen 99
Zoledronat 126
Zytostatika 161
Zytostatika-Protektiva 125

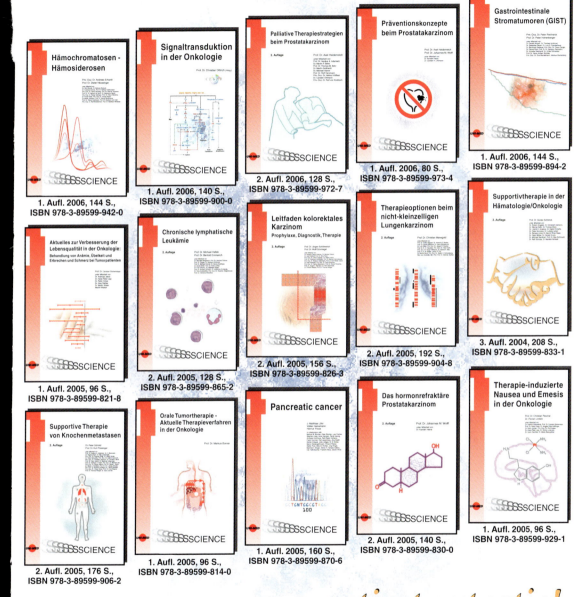

Fachliteratur über Gynäkologie und Geburtshilfe von UNI-MED...

▮▮▮ UNI-MED *SCIENCE* - ▮▮▮

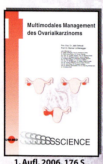

1. Aufl. 2006, 176 S.,
ISBN 978-3-89599-742-6

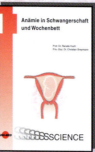

1. Aufl. 2005, 96 S.,
ISBN 978-3-89599-772-3

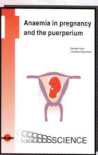

1. Aufl. 2005, 96 S.,
ISBN 978-3-89599-879-9

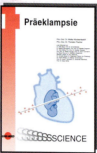

1. Aufl. 2005, 124 S.,
ISBN 978-3-89599-818-8

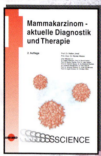

2. Aufl. 2005, 152 S.,
ISBN 978-3-89599-817-1

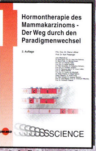

2. Aufl. 2004, 160 S.,
ISBN 978-3-89599-819-5

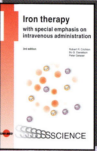

3. Aufl. 2006, 96 S.,
ISBN 978-3-89599-980-2

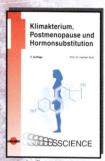

2. Aufl. 2005, 272 S.,
ISBN 978-3-89599-928-4

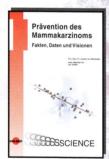

1. Aufl. 2004, 104 S.,
ISBN 978-3-89599-734-1

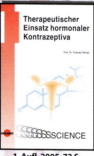

1. Aufl. 2005, 72 S.,
ISBN 978-3-89599-781-5

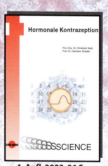

1. Aufl. 2003, 96 S.,
ISBN 978-3-89599-716-7

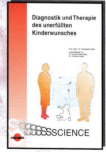

1. Aufl. 2002, 136 S.,
ISBN 978-3-89599-630-6

▮▮▮ Topaktuelle Spezialthemen! ▮▮▮

...völlig komplikationslos!

UNI-MED Verlag AG • Kurfürstenallee 130 • D-28211 Bremen
Telefon: +49/421/2041-300 • Telefax: +49/421/2041-444
e-mail: info@uni-med.de • Internet: www.uni-med.de